本书系国家社科基金重点项目
——建立覆盖城乡的社会保障制度（项目序号 07ASH008）
阶段性研究成果

市场、政府与全民医疗保障

段家喜　著

中国财政经济出版社

图书在版编目（CIP）数据

市场、政府与全民医疗保障／段家喜著. —北京：中国财政经济出版社，2009.4

ISBN 978－7－5095－1545－7

Ⅰ.市…　Ⅱ.段…　Ⅲ.医疗保险－研究－中国　Ⅳ.F842.684

中国版本图书馆CIP数据核字（2009）第053512号

责任编辑：马　真　张冬梅　　　责任校对：胡永立

封面设计：耕　者　　　　　　　版式设计：兰　波

中国财政经济出版社出版

URL：http：//www.cfeph.cn

E－mail：cfeph@cfeph.cn

社址：北京市海淀区阜成路甲28号　邮政编码：100142

发行处电话：88190406　财经书店电话：64033436

北京财经印刷厂印刷　　各地新华书店经销

787×960毫米　16开　21.75印张　361 000字

2009年6月第1版　2009年6月北京第1次印刷

定价：39.00元

ISBN 978－7－5095－1545－7/F·1338

（图书出现印装问题，本社负责调换）

本社质量投诉电话：010－88190744

序言

庹国柱

继《养老保险制度中的政府行为》一书之后，段家喜博士新著的《市场、政府与全民医疗保障》一书又要问世了。阅读这厚厚的书稿，领略字里行间所表达出来的作者有深度和见解独特的观点和论证，我感到由衷的兴奋和喜悦。

近年来，全国上下对于建立覆盖城乡的健康保障制度问题给予了持久的关注和热烈的讨论。最近中央政府公布的“医改方案”征求到公众数以万计的意见和建议，可见民众关注度之高。这本书专题考察和讨论了中国全民医疗保障体系建设问题，它是段家喜博士研究生毕业后，在从事健康保险监管工作实践中的理论研究、思考和总结，也是对我国健康保障制度建立和完善方面发表的一家之言。

（一）

在这本书里，作者主要从自由发展的医疗保障观念、市场与政府关系及其在医疗保障体系中的责任与作用的视角，来讨论研究这一问题的。而自由发展的医疗保障观念与传统的医疗保障观念有明显的区别。传统的医疗保障观念是基于对疾病的治疗与费用的控制，主要注重医疗服务供给的总量及效率的提高。而基于自由发展的医疗保障观念认为，医疗保障的本意在于提升和保障人们免于疾病苦痛的自由和可行能力，在于提高居民对于疾病苦痛的抵抗能力、可行能力及自由度，不仅要注重医疗供给的总量，更要注重其结构与分配，不仅要注重体系的效率，更要注重体系的公平。医疗保障既是目标也是手段，有充分的证据表明，即使收入水平相对较低，一个为全体居民提供医疗保障和教育的国家，实际上可以在全体居民寿命和生活质量上取得非常突出的成就，比如上个世纪五六十年代的中国。

医疗保障是一个十分热点的研究课题。关于医疗保障的研究可谓汗牛充栋，这些研究成果大体可以分为两类：一是已被或逐步被学界、业界甚至决策层接受，并应用于指导实践活动，产生正面效果；二是虽然被接受并应用于指导实践，但由于理论与建议的不正确或不符合实际而产生负面效果。做任何一门学科的研究，研究者都希望能够达到第一类型的境界，我想本书的作者亦不例外。既然有这么多前人的研究，并且这些研究中不乏真知灼见，为什么作者还要做进一步研究呢？原因主要在于医疗保障问题本身的重要性、环境发生了变化，以及研究视角的不同。

近年来关于建立和完善全民医疗保障体系的声音越来越大。这种现象的背后原因是复杂多样的，以笔者陋见，主要有以下几点：

1. 经济的崛起与分享成果的众望。今天的中国正处于一个全新的时代。综合国力和财政负担能力大增，民众关注民生，政府重视民生，但各类民生问题的解决依然困难重重。“看病难、看病贵”就是当前城乡居民反映最强烈的、急需解决的民生问题之一。从综合国力和财政负担能力来看，有条件解决好“看病难、看病贵”等民生问题。在建设社会主义市场经济过程中，我国经济得到快速增长，以等价购买力计算，中国进入世界经济前五强，人们的生活水平显著提高。据统计，2007 年中国国民生产总值达到 24. 66 万亿元，是 1978 年的近 68 倍；人均国民生产总值达到 18665 元，是 1978 年的 50 倍。国民经济与政府财力持续高速增长，为推动包括医疗保障在内的社会保障体系改革提供了物质基础；建立包括医疗保障在内的、覆盖城乡居民的社会保障体系是国民分享经济社会发展成果的重要渠道。应当通过社会保障制度的建设来达到国民福利与国民经济、政府财力同步增长的合理目标。以中国现有的经济发展水平与国家财力，建设一个水平适度的能够覆盖城乡居民的医疗保障体系、解决好“看病难、看病贵”等民生问题，是完全能够做到的。在越来越多的国家已经将医疗保障等社会保障作为公民的一项基本权利，这种理念被越来越多的国人所认识和接受。如何获得包括医疗保障在内的社会保障权，已经成为公民和维护社会公平的一项政治诉求。

2. 全球化。越来越少的国家能够置身于世界经济大趋势之外，全球化市场范围内的劳动力分工趋势实际上已经影响到每一个国家。健康风险、医疗保障制度的建设与改革也不例外。健康风险出现全球风险趋同化的走势，正如经济全球化改变各民族的习惯和生活方式一样，它也使得与那些生活方式相关的各种风险日趋同化。在经济发展过程中，随着生活方式变得越来越城市化以及工作中体力劳动变得越来越少，心血管病、癌症以及糖尿病等非传染性疾病已经迅速在发展中国家蔓延流行。而且全球旅游和经济交流也使流行性疾病的风险在全球范围内趋同化，所有国家都会同等地受到源于一个国家流行性疾病的威胁。医疗保障制度建设与改革也受到来自国际组织及福利国家模式的影响，将医疗保障视作一项基本人权的理念由发达国家向发展中国家蔓延，并为越来越多的发展中国家所接受。全球化不仅会提升发展中国家居民对社会福利和保障的诉求，还会在一定程度上削弱这些国家独立制定社会政策的能力。

3. 市场主导思想的统治地位。改革开放30年，在一定程度上就是以市场经济取代计划经济模式的过程。市场机制已经在经济领域对资源配置起着主导或基础性的作用。包括医疗保障在内的社会保障制度属于社会政策，市场要求在这些政策中进一步发挥作用，这种要求的合理性在于市场往往比政府更有效率。这种要求可以分为两个层次：一是不限制市场作用在这些社会政策实施中的发挥，二是通过社会经济政策鼓励甚至激励市场在其中发挥更大的作用。

4. 对政府能力与效率的怀疑。20世纪各国社会保障制度所面临的困难与挑战，使得部分人对其失去信心，特别是较年轻的一代，普遍对政府是否有能力、高效率地解决医疗保障问题信心不足。但医疗保障体系的建设与改革依然离不开政府的作用。

5. “看病难、看病贵”问题的突出性。从现状来看，“看病难、看病贵”依然是当前社会各界普遍关心的民生问题之一。1978年国际劳工组织（ILO）通过的第67号国际公约，呼吁各国政府为达到2000年“人人享有医疗”的目标而努力；1997年1月15日中国政府承诺于2000年基本实现“人人享有初级卫生保健”。但时至今日，问题依然没有得到有效和满意的解决，甚至可能在某种程度上还恶化了。中国在20世纪80年代经济发展取得的成就是引人注目的，但在经济快速增长以后，无论从预期寿命，还是从婴儿死亡率来看，进步却比不上韩国、斯里兰卡和印度，80年代中期死亡率甚至有所上升。直到1999年以后，中国的人口死亡率才普遍下降到6.5‰以下，而这个数字仍然高于改革开放初期的水平。中国人平均预期寿命虽然有所提高，但中国农村居民的预期寿命比城市居民低6岁，而中国最富和最穷的省市（北京和贵州）

居民预期寿命之间相差10岁。为此，2006年8月，国务院启动由16个部委组成的工作小组，专项研究医疗卫生体制改革问题。

6. 医疗保障制度是解决“看病难、看病贵”问题的瓶颈。“看病难、看病贵”的理论解释就是人民群众医疗卫生服务的可及性差。医疗卫生服务的可及性包括两个方面的内涵：一是物理上的可及性，即人民群众就医的方便程度，常用离最近医疗机构的距离或时间表示；二是经济上的可及性，即人民群众就医的支付能力，通常从人民群众个人的现金支付能力和享受医疗保险覆盖水平两个方面来考察。从物理上的可及性来看，问题似乎并不大，我国卫生服务资源总体不短缺，主要是结构及利用效率方面的问题。2006年我国每千人口的执业医师数和护士数分别为1.54和1.10；中国每千人口的执业医师数（不包括乡村医生）已经超过实行全民医疗保障的泰国、土耳其和中国台湾地区，与新加坡、墨西哥和韩国相当①。只有每千人口的护士数明显低于其他国家。城市82%、农村61%的住户，1公里之内或10分钟内就可到达最近的医疗机构。但存在卫生资源城乡差异大，以及利用率不高等问题。第三次国家卫生调查结果表明，城市街道卫生院床位利用率从1997年的65.9%下降到2002年的39.2%。问题主要集中在经济可及性上。在改革过程中，个人支付的比例不断上升，到2006年我国个人卫生支出占卫生总费用的比例为49.3%，个人支出的比例远高于同期发达国家的水平。

医疗保障制度在整个医药卫生体制中处于重要的地位，但中国医疗保障体系存在保障水平低及制度不健全等问题。此次深化医药卫生体制改革将医疗保障制度改革作为四大专题之一来考虑，在未来框架中，将医疗保障制度作为“四梁八柱”中的一根“梁”来建设。但我们可以看出，第一，对于医疗保障体系在医药卫生体制中的地位，以及医疗保障体系改革对于保证医药卫生体制改革有效且成功的重要意义，认识是不足的。更多的笔墨集中于公共筹资、医疗服务体系改革、医疗卫生付费机制的改革等内容上。第二，对于完善全民医疗保障体系的细节问题讨论不足，更多的笔墨在讨论制度框架。其实全民医疗保障体系的制度框架和实质内容大同小异，无非是政府要以低费或免费等救助方式为低收入人群或全体居民提供最基本的医疗卫生服务、政府组织提供收费项目等基本保险为居民提供基本保障、鼓励商业保险发展以提高保障水平。目

① 如果将中国88万乡村医生的一部分计算为执业（助理）医生，那么我国每千人口的执业医生数则接近世界上最富有的国家（如日本和美国等）。

前中国名义上已实现全民医疗保障，但各种制度四分五裂，在这种状况下，如何进行整合和有效衔接，以形成一个有效的系统，理顺社会保险、商业保险以及社会救助之间的关系，是建设全民医疗保障体系过程中急需解决的问题。

对于同一问题，从不同的角度去研究、去看待，就会得出不同的结论，这对于社会政策问题尤其如此。作为出发点的理念和价值判断，对于认识和结论起着重要作用。此外，研究者不同的学术背景以及工作背景也会对其研究结论产生影响。段家喜博士这本书主要是从理顺政府与市场关系的角度，去探索有中国特色的全民医疗保障体系建设之路；以医疗保障体系为思考的平台和载体，专题研究社会保险与商业保险的关系，探讨优化社会保险与商业保险在体系中的作用途径、方式、领域与空间，重点研究政府与市场的关系及其在体系中的地位与作用；在总结和分析现代医疗保障制度中社会保险与商业保险关系的理论基础上，着重研究各国社会医疗保险与商业健康保险的关系及中国实践，最终目的是提出政策建议，积极探索符合中国实际的医疗保障建设和改革之路。由于工作原因，作者作为中国保监会的代表之一参与了 2006 年启动的深化医药卫生体制改革工作，身处这样的重大变革和工作中，他努力去学习医疗保障制度方面的文献，思考在中国这样一个大国，如何为全体居民提供安全、有效、充分的医疗保障。

除了上述背景，我想，还有一些原因也促使作者做该研究：第一，医疗保障是一个非常复杂的问题，这主要源于医疗费用风险本身的复杂性、医疗服务机构介入使得当事人之间关系变得更为复杂。第二，改革是一个持续、永恒的过程，不可能一劳永逸。因为医药卫生体制及医疗保障体系建设问题是非常复杂的，认识有一个不断深化的过程；即使是一个非常好的制度也有效力递减的问题，随着时间的推移，经济社会不断发展，原有制度可能就不能适应新形势的需要，在实施过程中也会产生新的问题，需要去研究、去解决。第三，社会保险与商业保险的关系是研究医疗保障制度改革的重要内容之一。因为在医疗保障体系中，政府与市场、社会保险与商业保险共同发挥作用，形成一个整体，共同抵御疾病风险。研究社会保险与商业保险的关系，有助于我们更好地了解各国不同医疗保障制度运行及绩效，而且对于推动我国医疗保障制度的改革也有重要的指导意义。特别是在中国，正处于经济发展转型、社会关系转型、人口结构转型和政府职能转型的过程之中，如何发挥、协调好政府与市场在经济发展与社会进步（包括促进社会保障体系的完善）方面的作用，是这一时代的根本任务之一，必须全面理解、理顺政府与市场的关系与作用，具体到医疗保障体系，就是要理顺社会保险与商业保险的关系。只有理顺了社会保险与商业保险的关系才能有效保证医疗保障体系的高效持续运行。

（二）

段家喜博士在写这本书的时候，有四个不同的身份：医药卫生体制改革的参与者、商业健康保险的监管者、社会公众，以及作为中国社会科学院博士后流动站的研究人员。读者会发现，这本书的讨论有多种不同视角，因为他不断地在这四种角色和身份中去转换、去换位思考中国医疗保障制度改革问题。

任何研究的目的都是从个性中寻求共性的东西，并将其结论应用于实践并指导实践。本书研究医疗保障制度中社会保险与商业保险的关系，其目的在于：探索在社会主义市场经济条件下，如何才能更好地促进社会保险与商业保险形成良性互动的关系，适应经济社会发展和政治人口变化的客观要求，促进医疗保障制度的科学持续发展，提高医疗保障制度服务医药卫生体制改革的能力，提升医疗保障制度应对疾病风险的能力。为此，作者在本书中重点思考和研究了以下几个问题：

1. 国际上医疗费用支出是一个什么样的水平，中国处于什么样的位置？讨论医疗费用快速上涨的原因，及其与医疗保障制度的关系。

2. 总体考察国际健康水平，分析健康不公平问题的现状与根源，及其与医疗保障、交换权利的关系。

3. 医疗保障制度的本质与内含是什么？医疗保障制度有什么样的特征？

4. 医疗保障制度中的市场作用及其失灵，以及对于失灵的解决方法。

5. 医疗保障制度中政府的行为与作用。

6. 在医疗保障制度中，社会保险与商业保险的关系是什么样的？其理论基础是什么？而在实践中又做了哪些探索？有哪些经验和教训？

7. 以国际的视角，依政府在医疗保障制度中的地位与作用如何将各国医疗保障制度进行分类？不同类别的医疗保障制度发展有哪些经验与教训？对于中国有什么样的借鉴意义？

8. 中国医疗保障制度历史发展的经验与教训是什么？如何评价改革的成就与不足？

9. 中国医疗保障制度改革的背景是什么？什么是理想的医疗保障制度模式？

10. 中国医疗保障制度改革应该向何处去？又如何去？

通过研究分析，在本书中形成以下观点和结论：

1. 首创式地提出基于自由的医疗保障观念，认为医疗保障既是手段又是目标，这对于更充分地认识建设全民医疗保障体系的意义，以及校正改革的方向和目标，具有重要的意义。

2. 进一步比较分析了中国医疗费用水平及其在国际中的地位，实证分析了医疗总费用快速上涨的原因。得出医疗费用支出与健康状况并非必然联系的观点，健康状况既取决于一国医疗卫生资源的投入，也取决于其结构。

3. 总结分析了健康不公平问题，指出中国健康不公平问题的严重性。

4. 首创式地提出健康交换权利的概念，并分析了健康、医疗保障与交换权利的关系，分析了影响个人交换权利的因素。首次提出将医疗保障划分为政府保障、市场保障和个体（家庭）保障三个层次。

5. 系统总结了医疗保障的市场特征（或市场失灵），包括外部性、信息不对称以及利益博弈。比较全面地分析了利益集团对医疗保障政策及市场的影响，首次引入并构建委托代理模型对医疗保障市场中保险机构与医疗机构的关系，进行博弈分析。

6. 系统梳理了医疗保障中政府的作用，提出医疗保障体系中政府的作用主要包括制度设计、经营管理、财政扶助以及监督管理四个方面，并从国际的角度系统分析了这四种作用的形式及内含。

7. 基于政府与市场关系的视角，讨论了医疗保障体系中社会保险与商业保险的关系，将这种关系归纳为竞争替代、互补合作与协调渗透三种类型，实证分析了中国大陆、中国台湾以及拉美国家的经验，并进行了案例分析。

8. 首创式地以政府在医疗保障体系中的作用程度作为划分医疗保障模式的标准，并将各国医疗保障划分为政府包揽型、政府主导型和政府补缺型三种模式，认为这三种模式的理论依据分别是福利国家主义、国家干预主义以及经济自由主义及有限政府干预理论，比较分析了不同模式的特点及绩效，并分析了决定一国医疗保障制度模式的因素，包括：经济发展水平、经济体制、文化理念以及历史沿革。

9. 系统分析了中国医疗保障体系改革的背景，包括国际背景、历史背景、经济背景、人口背景以及社会文化背景。首次提出风险社会化、改革政治化等概念，并分析了不同背景对医疗保障体系建设与改革的影响。

10. 提出多层次、覆盖全民、有效衔接的医疗保障体系改革目标，并首创式地提出“三步走”战略，以实现从覆盖到衔接的改革目标，提出从城乡覆盖到城乡衔接，再到城乡和谐的全民医疗保障体系改革路径与措施，并对改革措施的可行性进行了论证。

11. 进一步强调商业健康保险是我国医疗保障体系的重要组成部分，在医疗保障体系的不同层面可以发挥重要作用。坚持政府主导下的市场化发展方向和改革理论，并对商业健康保险作用的途径与方式进行了分析，包括：在基本医疗保障层面，商业健康保险提供技术支持和管理服务，提高医疗保障体系的运行效率；在基本医疗保障以上层面，商业健康保险发挥主导作用，提供更灵活的保险产品和更高的保障程度，有效弥补基本医疗保障的供给不足，健全和完善了医疗保障体系。

我之所以不厌其烦地介绍作者写这本书的背景并罗列书里的主要成果，是想给有兴趣的读者一个阅读提示。当然这其中我归纳和评价得是否恰当，有待读者的判断和裁决。

（三）

段家喜曾经是我的学生，而且是最优秀的学生之一。20 世纪 90 年代，他在西北农业大学经贸学院经济管理专业读本科期间，就是全校少有的连续四年获得“优秀学生”称号并获一等奖学金的学生之一。本来当时作为学院院长的我，并不认识这个学生，但是一个偶然的机会，使我不仅认识了这位学生，而且从那以后我们有了至今 14 年的深厚的师生情谊，我很欣赏这个学生坚强的个性以及刻苦好学的精神。在他工作两年之后，考入我现在供职的首都经济贸易大学金融学院学习，跟我一起研究保险，先后读完硕士和博士，2005 年获得博士学位。

段家喜是一位对经济学、保险学有特殊兴趣和极高悟性的年轻学者，又是一位事业心、责任心很强且具有坚韧和刻苦精神的青年。他硕士毕业后从 2000 年起就开始了其保险监管的职业生涯。与有些同事不同的是，他总是善于对工作中遇到的问题进行梳理和思考，也乐于不断进行理论探索。他利用业余时间作为主要成员之一，参与了我所主持的国家社科基金课题《我国农村社会保障问题研究》、《建立覆盖城乡的社会保障制度研究》和国家自然科学基金课题《农业保险与农村社会保障制度的建设与宏观管理研究》、中国保监会“十一五”规划课题《保险业新增长点的培育和开发研究》、北京市保监局委托研究课题《北京市补充医疗保险研究》、寿险公司委托研究项目《寿险公司县域保险发展战略》等，写出了几十万字的研究报告，同时也在保险和金融类学术期刊上发表了数十篇论文，有的论文还被人大报刊复印资料《金融与保险》转载。在此期间他结合自己所从事的养老保险的监管工作实际，完成了他的27万字的博士学位论文《养老保险制度中的政府行为研究》，这篇论文受到国内著名专家的肯定和好评。在读博期间，因其出色的研究成果和学习成绩，第一位获得了学院一等“保罗（Dr. Paul McCormick）奖学金”。

对于任何一个人来说，每天24小时，一年365天都是一样的，段家喜在出色做好公职工作之余，做了这么多的研究，写作了这么多论文，他需要多大毅力，需要付出多大代价是可想而知的。但我想，对于一位有事业心、又勤于和善于思考的青年文员来说，这种辛劳就是一种乐趣和享受。其实，就我所接触和认识的保险监管部门的同仁中，这样的青年文员还有很多。从他们身上我看到了中国保险业和保险监管工作的勃勃生机。

在这本专著出版之际，说了这么多感想，表达自己高兴的心情，也表示对段家喜新学术成果的祝贺，是以为序。

2009年2月20日于北京

（庹国柱：中国著名农业保险专家，首都经济贸易大学教授、博士生导师）

目录

第一章

卫生筹资与资源

做任何事情首先面临的就是经济资源问题，否则就成了“巧妇难为无米之炊”。要为居民提供充分有效的医疗保障，首要问题是卫生筹资与卫生资源投入，然后才是效率问题，即如何使得同样多的卫生资源投入发挥更大的作用，提供更好、更充分的保障。从卫生资源筹集及分配的角度来看，医疗保障或卫生服务保障包括三个层面：一是筹集足够的用于医疗服务或卫生的经济资源；二是将这些经济资源转化为有效的医疗服务供给；三是将医疗服务供给公平而有效地分配给需要的人。卫生资源投入是决定一国医疗服务供给水平的重要因素，是物质基础，是前提。在许多发展中国家，特别是中低收入国家，医疗卫生资源投入不足是制约其医疗卫生保障体系发挥作用的重要因素。但卫生资源投入并非医疗服务供给水平的唯一决定因素，医疗服务的公平与效率很大程度上还取决于卫生资源投入分配的结构及效率。从世界各国医疗卫生保障的情况比较来看，没有足够的证据表明，医疗卫生资源投入越多，其医疗保障的效果就越好。反面的例子不少，例如，美国的卫生投入，无论是从人均医疗卫生费用，还是从医疗卫生费用占 GDP 的比重，均在全球处于前列，但其医疗保障体系却受到诸多批评。但这并不能否认，医疗卫生资源投入对于保证体系发挥有效作用的重要性。

当前对于中国医疗保障及医疗卫生的批评首先往往是投入不足，尤其认为政府投入不足是体系保障能力不足的重要原因。但中国在医疗卫生及保障领域究竟应该投入多少的资源，答案还是很不清楚的。同样，对于政府在总投入中的合理比重，也存在争议，医疗卫生主管部门、社会保险经办部门总希望政府多投入点，而财政部门则认为，政府投入并非免费午餐。确定中国医疗卫生资源的投入水平以及政府的责任，需要将中国的医疗卫生及医疗保障投入放在全球的背景下进行比较，不仅要与世界平均水平相比较，更要与经济社会发展水平相当的国家相比较。

目前主要用医疗总费用，包括医疗总费用占 GDP 的比重和人均医疗费用等指标来分析评估经济资源在医疗卫生领域的投入，来比较不同国家在医疗卫生领域投入的水平，并用不同途径的投入（如政府与个人、公共与非公共等）在医疗总费用中的占比来评判不同途径在医疗卫生领域中的作用。医疗服务供给水平则主要是从实物供给水平来比较医疗服务机构、医疗服务人员及其使用状况。本章主要从费用及实物两个方面考察中国卫生资源投入及服务供给状况，并进行了国际比较，在此基础上，进一步分析医疗服务与医疗保障、健康状况等的关系。

第一节
中国医疗费用水平及其国际比较

一、医疗总费用的总体情况

医疗总费用是指一个国家用于医疗卫生保健服务所消耗的资金总量。反映医疗总费用水平及其变动情况的指标主要有两个：医疗总费用占 GDP 的比重、人均医疗总费用。

（一）医疗费用占 GDP 的比重

这一指标主要反映一定时期国家对卫生事业的资金投入力度，以及政府和全社会对卫生及居民健康的重视程度。中国这样一个人口众多、政策向关注民生转型的国家，面临医疗卫生资源短缺问题，控制好医疗费用的不合理增长，将有限的医疗卫生资源用于有效的医疗保障，是改革努力的方向之一。2003 年中国医疗费用占 GDP 的比重为 5.6%，在全球这一指标的排名中列第 100

位；在同等经济发展水平的国家中，这一比例为中等偏上，比印度、埃及要高点。这一指标比1990年（当时为4%）增长了近2个百分点，高于同时期澳大利亚、加拿大、法国、日本和英国的增长幅度。

从全球范围来看，医疗费用占GDP比重这一指标呈现以下特点：

1. 同一时期各国医疗费用占GDP的比重水平不一。如表1-1所示，这一指标最低在3%左右（如2003年伊拉克这一指标为2.7%），最高为美国（2003年达到15.2%）。对2003年全球192个国家的比较分析发现，该指标在5%以下的有66个国家，占总数的34%；在5%~9%之间的有99个国家，占总数的52%；在9%以上的国家有27个，占总数的14%。总体而言，经济越发达的国家，医疗费用占GDP的比重会越高，但例外的情况比较多。例如，2003年柬埔寨的经济发展很低，人均GDP 303美元，但医疗费用占GDP的比重高达10.9%，远高于日本、卢森堡等发达国家，接近德国和瑞士等社会福利国家的水平；2003年科威特的人均GDP高达16571美元，而其医疗费用占GDP的比重仅为3.5%，与许多欠发达国家的水平相当。

表1-1　部分国家医疗支出占GDP比重及人均医疗支出（2003）

国家	A	B	C	国家	A	B	C	国家	A	B	C
阿富汗	6.5	11	169	马尔代夫	6.2	136	2194	科威特	3.5	580	16571
柬埔寨	10.9	33	303	秘鲁	4.4	98	2227	以色列	8.9	1514	17011
孟加拉国	3.4	14	412	马其顿	7.1	161	2268	新西兰	8.1	1618	19975
越南	5.4	26	481	泰国	3.3	76	2303	西班牙	7.7	1541	20013
苏丹	4.3	21	488	保加利亚	7.5	191	2547	新加坡	4.5	964	21422
蒙古	6.7	33	493	罗马尼亚	6.1	159	2607	意大利	8.4	2139	25464
巴基斯坦	2.4	13	542	巴西	7.6	212	2789	澳大利亚	9.5	2519	26516
印度	4.8	27	563	古巴	7.3	211	2890	加拿大	9.9	2669	26960
尼加拉瓜	7.7	60	779	俄罗斯	5.6	167	2982	德国	11.1	3204	28865
伊拉克	2.7	23	852	土耳其	7.6	257	3382	法国	10.1	2981	29515
斯里兰卡	3.5	31	886	阿根廷	8.9	305	3427	比利时	9.4	2796	29745
玻利维亚	6.7	61	910	马来西亚	3.8	163	4289	英国	8.0	2428	30350
亚美尼亚	6.0	55	917	智利	6.1	282	4623	芬兰	7.4	2307	31176

续表

国家	A	B	C	国家	A	B	C	国家	A	B	C
埃及	5.8	55	948	拉脱维亚	6.4	301	4703	奥地利	7.5	2358	31440
印度尼西亚	3.1	30	968	波兰	6.5	354	5446	荷兰	9.8	3088	31510
菲律宾	3.2	31	969	黎巴嫩	10.2	573	5618	瑞典	9.4	3149	33500
乌克兰	5.7	60	1053	墨西哥	6.2	372	6000	日本	7.9	2662	33696
中国	5.6	61	1089	匈牙利	8.4	684	8143	冰岛	10.5	3821	36390
叙利亚	5.1	59	1157	捷克	7.5	667	8893	美国	15.2	5711	37572
哥伦比亚	7.6	138	1816	韩国	5.6	705	12589	爱尔兰	7.3	2860	39178
约旦	9.4	177	1883	文莱	3.5	466	13314	丹麦	9.0	3534	39267
塞黑	9.6	181	1885	葡萄牙	9.6	1348	14042	瑞士	11.5	5035	43783
伊朗	6.5	131	2015	缅甸	2.8	394	14071	挪威	10.3	4976	48311
危地马拉	5.4	112	2074	希腊	9.9	1556	15717	卢森堡	6.8	4112	60471

资料来源：《2007 中国卫生统计年鉴》。

注：A 为医疗总费用占 GDP 的比重；B 为人均卫生费用（美元）；C 为人均 GDP（美元）。

2. 医疗费用占 GDP 的比重与经济发展之间并不呈现明显的相关关系。如图 1－1 所示，从医疗费用占 GDP 的比重与人均 GDP 之间的相关关系图形来看，两者之间并不存在明显的相关关系，在同一经济发展水平上，医疗费用占 GDP 的比重差异非常大，在人均 GDP 不到 500 美元的国家，有的医疗费用占 GDP 的比重高达 10% 以上，有的不到 3%；同样，对于人均 GDP 超过 3 万美元的国家，医疗费用占 GDP 的比重大部分在 8% ~10% 左右，但也有的国家不到 3%。

3. 同一国家医疗费用占 GDP 的比重在不断增长。这说明随着经济发展，居民对医疗服务及保障的需求会加快增长，医疗费用的增长速度一般都高于国民经济的增长速度。如表 1－2 所示，1980 年到 2003 年间，主要发达国家医疗费用占 GDP 的比重均有程度不同的增长，增长最快的是美国，增加了 6.5 个百分点，接近翻了一倍；其他 5 个国家也都增加了 2 ~3 个百分点。但对于两者之间的因果关系有待于进一步分析与论证，是因为经济发展了，而导致政府、社会与个人有更大的能力或资源投入于医疗卫生领域？还是由于人们医疗

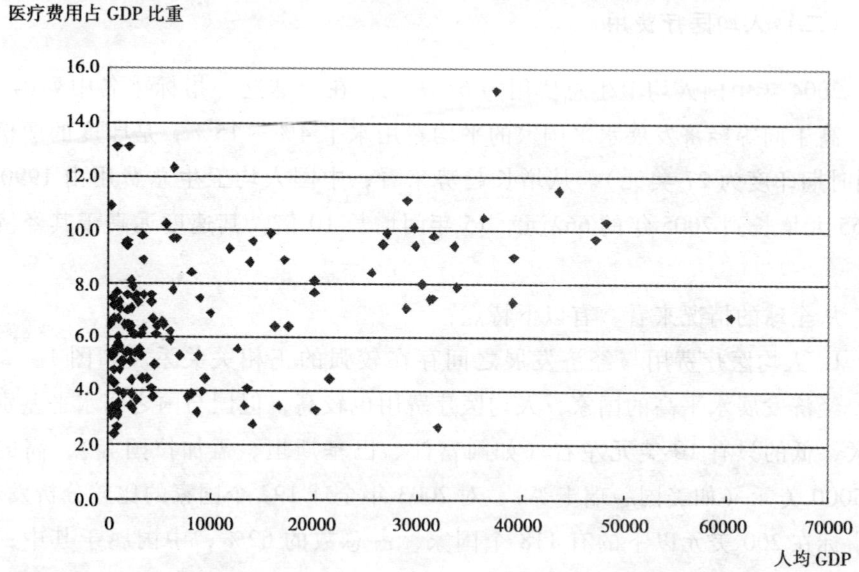

图 1－1　医疗费用占 GDP 比重与人均 GDP 关系图

保障需求的快速增长，对于卫生资源投入形成巨大的需求压力，或是与经济发展或富裕有关的疾病的蔓延，导致了更多疾病需要治疗，或治疗同样的疾病需要投入更多的资源？很显然，前者是主动的，而后者是被动的，两者的出发点与效果存在差异。

表 1－2　　主要发达国家医疗费用占 GDP 的比重变化情况表

年份／国家	医疗费用占 GDP 的比重（%）			
	1980	1990	2000	2003
澳大利亚	7.0	7.8	8.3	9.5
加拿大	7.1	9.0	9.1	9.9
法国	7.4	8.6	9.5	10.1
日本	6.5	5.9	7.8	7.9
英国	5.6	6.0	7.3	8.0
美国	8.7	11.9	13.0	15.2

注：2000 年的数据来源于 *OECD Health Data*，2001，2002Edition，转引自丁继红、朱铭来："试论我国医疗保险制度改革与医疗费用增长的有关控制"，《南开经济》2004 年第 4 期；2003 年的数据资料来源于《2007 中国卫生统计年鉴》。

（二）人均医疗费用

2004 年中国人均卫生总费用为 61 美元，在全球这一指标排名中列第 119 位，高于同等经济发展水平国家的平均费用水平 4% ~15%，是印度的两倍多（同时期印度为 27 美元）。从增长趋势来看，中国人均卫生总费用由 1990 年的 65 元增长到 2005 年的 662 元，15 年间增长 10 倍，其速度远高于其经济发展。

从全球的情况来看，有以下特点：

1. 人均医疗费用与经济发展之间存在较强的正相关关系。如图 1－2 所示，经济发展水平高的国家，人均医疗费用也较高，但国与国之间水平差别非常大，低的只有 10 美元左右（如阿富汗、巴基斯坦、孟加拉国等），高的超过 5000 美元（如美国、瑞士等）。对 2003 年全球 192 个国家的比较分析发现，该指标在 200 美元以下的有 118 个国家，占总数的 62%，中国属于其中；在 200 ~1000 美元之间的有 43 个国家，占总数的 22%；在 1000 美元以上的国家有 31 个，占总数的 16%。由此可见，医疗卫生资源在全球的分配也存在严重的不均衡问题，全球医疗卫生资源集中在发达国家，如美国的卫生总费用就占全球卫生总费用的 40% 以上。而大部分发展中国家则面临医学生物技术、医药产品及其相关服务落后等问题，医疗卫生资源不足。尤其是对于人均卫生费用低于 200 美元的国家，医疗卫生保障可能会在总量上就面临卫生经费与资源的严重短缺，而在短缺的背景下分配不公平往往更加严重，由此进一步加剧其短缺程度。这些国家的大部分居民，特别是中低收入居民，在对抗疾

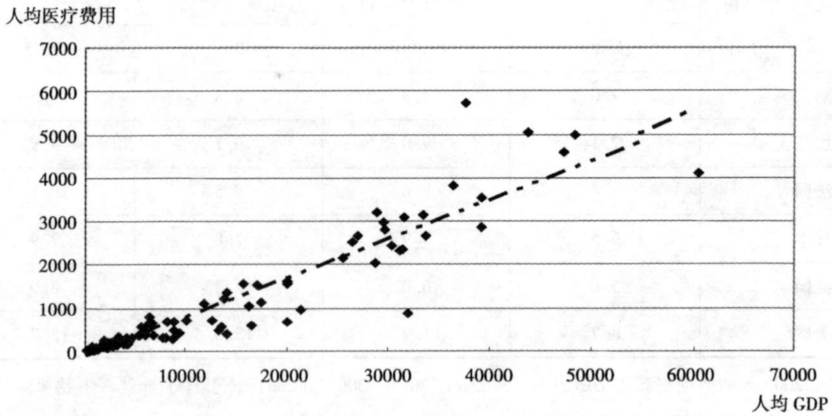

图 1－2 人均医疗费用与人均 GDP 关系图

病风险方面表现出脆弱与无助，表现出可行能力低下及不自由。例如，在贫穷国家每年会有大量人口死于饮水的不卫生，而这一现象在发达国家几乎是骇人听闻！

2. 人均医疗费用呈现较快增长的态势。表 1－3 列示了同一国家不同时期的医疗费用变动情况，在所选 6 个发达国家中，1990～2003 年间，人均医疗费用均增长 1000 美元以上，日本、英国和美国则增长一倍以上。而 1960～1985 年间，6 国人均医疗费用增长均超过 10 倍，其中日本则由人均卫生费用 26 美元增长到 820 美元，增长近 40 倍，而这一时期正值日本经济快速增长时期。

表 1－3　　主要发达国家人均医疗费用变化情况表　　（单位：美元）

国家 \ 年份	1960	1970	1980	1985	1990	1995	2000	2003
澳大利亚	87	—	658	985	1300	1765	2211	2519
加拿大	109	260	710	1193	1676	2114	2535	2669
法国	—	—	—	—	1517	1980	2349	2981
日本	26	130	522	820	1083	1631	2012	2662
英国	74	144	444	669	972	1315	1763	2428
美国	144	349	1058	1759	2739	3703	4631	5711

注：2000 年的数据来源于 *OECD Health Data*，2001，2002Edition，转引自丁继红、朱铭来："试论我国医疗保险制度改革与医疗费用增长的有关控制"，《南开经济》2004 年第 4 期；2003 年的数据资料来源于《2007 中国卫生统计年鉴》。

二、医疗总费用结构及其变化

医疗总费用结构主要是分析不同责任主体和方式分担医疗费用的水平，包括公共与非公共卫生支出的比重，政府、社会与个人的支出水平等。这可以在一定程度上评判不同责任主体和方式在医疗卫生领域的地位和作用。医疗费用结构取决于一国卫生制度及医疗保障模式，由于不同责任主体或方式之间不是竞争的关系，不同主体医疗费用投入在医疗总费用中的占比往往表现为被动的结果。我们仅依靠个人医疗费用支出水平来判断市场化的程度，就可能会产生错误的结论。中国卫生及医疗保障改革过程中，由于政府的缺位，越来越多的居民被排除在政府医疗保障项目之外，他们只能通过现金支付的方式来享有医疗服务。显然中国非公共卫生支出的比重较高，并不能说明中国政府在力推医疗卫生和保障的市场化。同理，政府占比过高也并不必然意味着政府作用得到有效发挥，例如，在中国计划经济时期，医疗费用几乎由政府包揽，但体系的效率是低下的，市场没有发挥作用，或者无法、无能力自主购买医疗服务。

（一）公共卫生支出与非公共卫生支出

公共卫生支出包括各级政府在卫生支出方面的预算、国际组织和非政府组织在卫生方面的捐赠以及社会保险等各类强制性健康保险基金等；非公共卫生支出（个人卫生支出）是指家庭直接卫生支出、个人保险、非营利机构对家庭的卫生支出、私营企业直接的卫生服务支付等。公共卫生支出与非公共卫生支出占卫生总费用的比重存在此消彼长的关系，是评价一国公共或社会（包括政府）与个人对医疗费用分担的水平，也在一定程度上反映了政府（尤其是政府预算卫生支出）负担医疗费用的水平，及其在医疗卫生体制中的地位与作用。公共卫生支出占卫生总费用的比重高，表明该国政府或政府提供的社会医疗保险在医疗卫生资源配置中占主导或核心地位，居民在消费医疗服务时直接感觉上不会觉得贵，但实际上公共卫生支出所需要的经费最终还是来自于居民（包括税和费）。公共卫生支出占卫生总费用的比重，取决于经济发展水平、医药卫生体制、医疗保障制度以及政府在其中的作用等多方面因素。

中国公共卫生支出占卫生总费用的比重相对较低，2003 年为 36.2%，在全球排名第 162 位，低于中低收入国家 2000 年的水平，但比新加坡（36.1%）、越南（27.8%）和印度（24.8%）等国家要高。

从全球的范围来看，《2004 年世界发展报告》给出了不同经济发展水平国家公共卫生支出占卫生总费用比重的平均水平①，2000 年全世界公共卫生支出占卫生总费用的比重平均水平为 58.1%，高收入国家为 58.8%，中等收入国家为 50.8%，中低收入国家为 38.3%，低收入国家为 25.6%。

如图 1－3，通过对 2003 年各国公共卫生支出占卫生总费用比重的分析发现，该指标与经济发展水平没有直接的关联关系，两者之间的散点图非常发

① 参见《2004 年世界发展报告：让服务惠及穷人》，中国财政经济出版社 2003 年版，第 256 页。

散，没有明显的规律，同一经济发展水平的国家，该指标差异非常大。在该指标超过 80% 的 34 个国家中，人均 GDP 超过 1 万美元的国家有 9 个，大部分为福利国家，如英国、瑞典、卢森堡、日本等，此外有 7 个国家的人均 GDP 还不足 1000 美元，属于中低收入国家，甚至低收入国家，如朝鲜。大部分国家这一指标在 40% ~80% 之间（有 118 个国家），占总数的 61.4%。

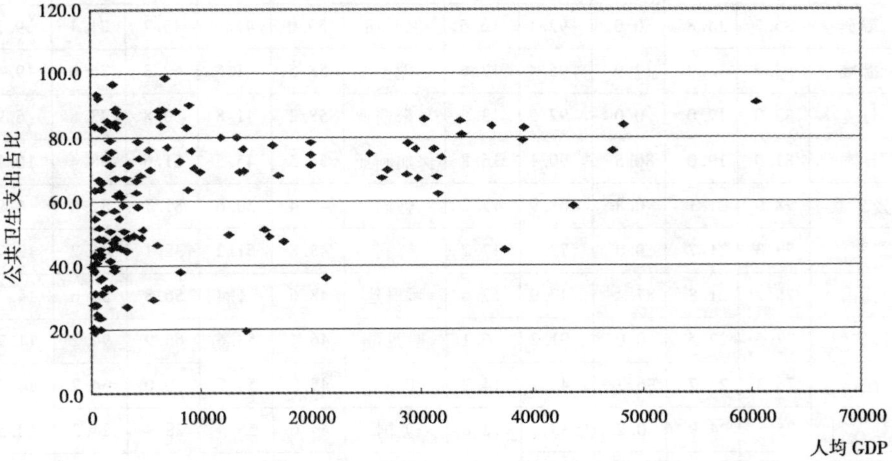

图 1 - 3　经济发展水平（人均 GDP）与公共卫生支出占比散点图

（二）政府、社会和个人卫生支出

首先看政府预算在医疗卫生方面的支出（如表 1 - 4 所示）。政府卫生支出占财政支出的比重反映政府财政对医疗卫生的重视程度。2003 年政府卫生支出占财政支出的比重超过 15% 的国家有 29 个，大部分为经济发达国家，其中美国为 18.5%，位列全球第 11 位，西方福利国家中只有瑞士（19.4%）比其稍高，德国（17.6%）、日本（16.8%）、加拿大（16.7%）、英国（15.8%）均比其稍低，这表明美国政府对卫生服务及医疗保障问题是非常重视的，而且将注意力放在低收入等弱势群体上。大部分国家（有 138 个）在 6% ~15% 之间，6% 以下只有 25 个国家，均为中低收入国家。中国政府卫生支出占财政支出的比重为 9.7%，在 192 个国家中列第 105 位，高于俄罗斯（9.3%）、韩国（8.9%）、新加坡（7.7%）、印度（3.9%）等国，这表明中国在提高卫生资源效率和调动市场等各种资源加大卫生服务方面的投入积极性等方面需进一步努力。

表 1－4　　部分国家卫生总费用及结构情况表（2003 年）　　（单位：%）

国家	A	B	C	D	E	国家	A	B	C	D	E
朝鲜	91.2	8.8	0.0	100	7.3	比利时	67.2	32.8	88.4	66.6	12.4
卢森堡	90.8	9.2	88.1	77.3	13.7	罗马尼亚	62.9	37.1	85.8	90.4	10.9
捷克	90.0	10.0	85.4	83.9	12.7	荷兰	62.4	37.6	93.0	20.8	12.4
英国	85.7	14.3	0.0	76.7	15.8	泰国	61.6	38.4	32.0	74.8	13.6
瑞典	85.2	14.8	0.0	92.1	13.6	俄罗斯	59.0	41.0	43.7	71.1	9.3
挪威	83.7	16.3	17.9	95.4	17.6	瑞士	58.5	41.5	69.3	76.0	19.4
丹麦	83.0	17.0	0.0	92.5	13.5	马来西亚	58.2	41.8	0.8	73.8	6.9
日本	81.0	19.0	80.5	90.1	16.8	保加利亚	54.5	45.5	51.6	98.4	10.1
爱尔兰	78.9	21.1	0.8	61.9	17.2	韩国	49.4	50.6	81.7	82.8	8.9
新西兰	78.3	21.7	0.0	72.1	17.2	智利	48.8	51.2	32.1	46.2	12.7
德国	78.2	21.8	87.4	47.9	17.6	阿根廷	48.6	51.4	56.8	55.6	14.7
科威特	77.5	22.5	0.0	91.2	6.1	墨西哥	46.4	53.6	66.9	94.2	11.7
法国	76.3	23.7	96.7	42.2	14.2	巴西	45.3	54.7	0.0	64.2	10.3
意大利	75.1	24.9	0.2	83.3	12.8	美国	44.6	55.4	28.4	24.3	18.5
匈牙利	72.4	27.6	83.4	88.9	12.1	菲律宾	43.7	56.3	21.8	78.2	5.9
西班牙	71.3	28.7	7.0	82.0	13.7	南非	38.6	61.4	4.6	17.1	10.2
加拿大	69.9	30.1	2.1	49.6	16.7	中非	38.6	61.4	…	95.3	12.4
波兰	69.9	30.1	86.0	87.8	9.8	中国	36.2	63.8	53.4	87.6	9.7
葡萄牙	69.7	30.3	6.5	95.7	14.1	新加坡	36.1	63.9	21.5	97.1	7.7
以色列	68.2	31.8	61.9	89.1	11.4	越南	27.8	72.2	16.6	74.2	5.6
奥地利	67.6	32.4	65.8	59.2	10.0	巴基斯坦	27.7	72.3	53.3	98.0	2.6
澳大利亚	67.5	32.5	0.0	67.8	17.7	印度	24.8	75.2	4.2	97.0	3.9

资料来源：《2007 中国卫生统计年鉴》。

注：A 为公共卫生支出占比（%）；B 为非公共卫生支出占比（%）；C 为社会保障卫生支出占公共卫生支出的比重（%）；D 为个人现金支出占非公共卫生支出的比重（%）；E 为政府卫生支出占财政支出的比重（%）。

其次看社会保障在医疗卫生中的作用。用社会保障卫生支出占公共卫生支出的比重来反映其相对作用。由于在国际统计比较时，将英国等实施全民卫生保障制度的国家不视为社会保障制度来统计，这些国家社会保障卫生支出占公共卫生支出的比例为0。由此这一指标比较高的国家通常是一些实施社会保险制度的国家，如法国（96.7%）、德国（87.4%）、韩国（81.7%）、日本（80.5%）等；此外有些国家由于战争（如伊拉克、东帝汶）或经济欠发达（如中非、布隆迪）等原因，可能没有建立任何保障制度，因此社会保障几乎不在医疗卫生体系中发挥作用。中国这一指标为53.4%，美国为28.4%。

最后再看个人在医疗卫生方面的负担。大部分国家个人现金卫生支出占非公共卫生支出的比重非常高，说明商业保险等社会化的风险分散机制在卫生支出中的作用比较小。在192个国家中，个人现金卫生支出占非公共卫生支出比重为100%的国家有44个，另有117个国家这一指标为60%~100%之间，美国（24.3%）、法国（42.2%）、德国（47.9%）、加拿大（49.6%）等国这一指标相对较低，说明这些国家商业健康保险发展相对发达，在体系中发挥一定的作用。中国这一指标为87.6%，说明在中国个人现金支付医疗费用是非常普遍的方式。

反映个人医疗负担的另一指标是个人现金卫生支出在卫生总费用中的比重。由于国际数据的缺乏，不能对各国情况进行横向比较分析，只能对中国的情况做纵向分析。如表1-5所示，中国卫生总费用中政府预算卫生支出、社会卫生支出的比例不断缩小，到2001年降到历史最低点，2002年以后才略有回升。而个人卫生开支占卫生总费用的比重则一路攀升，由1978年的20.4%上升到2001年60%的水平，2005年依然高达52.2%，2006年略有下降（为49.3%）。社会卫生开支占卫生总费用的比重基本保持在30%左右的水平。这表明，一方面个人在卫生支出方面的负担不断加重；另一方面利用市场化或社会化机制来提供医疗保障的程度比较小。这都会制约卫生资源投入的保障作用，因为利用市场化或社会化机制会放大卫生资源投入的保障作用。

表1-5　　　　中国卫生总费用及结构情况表

年份	卫生总费用（亿元）				卫生总费用构成（%）			人均卫生费用（元）			卫生总费用占GDP比重（%）
	合计	政府预算卫生支出	社会卫生支出	个人现金卫生支出	政府预算卫生支出	社会卫生支出	个人现金卫生支出	合计	城市	农村	
1978	110.21	35.44	52.25	22.52	32.2	47.4	20.4				3.02
1980	143.23	51.91	60.97	30.35	36.2	42.6	21.2				3.15
1985	279.00	107.65	91.96	79.39	38.6	33.0	28.5				3.09
1990	747.39	187.28	293.10	267.01	25.1	39.2	35.7	65.4	158.8	38.8	4.00

续表

年份	卫生总费用（亿元）				卫生总费用构成（%）			人均卫生费用（元）			卫生总费用占GDP比重（%）
	合计	政府预算卫生支出	社会卫生支出	个人现金卫生支出	政府预算卫生支出	社会卫生支出	个人现金卫生支出	合计	城市	农村	
1995	2155.13	387.34	767.81	999.98	18.0	35.6	46.4	177.9	401.3	112.9	3.54
1998	3678.72	590.06	1071.03	2017.63	16.0	29.1	54.8	294.9	625.9	194.6	4.36
2000	4586.63	709.52	1171.94	2705.17	15.5	25.6	59.0	361.9	812.9	214.9	4.62
2001	5025.93	800.61	1211.43	3013.89	15.9	24.1	60.0	393.9	841.2	244.8	4.58
2002	5790.03	908.51	1539.38	3342.14	15.7	26.6	57.7	450.7	987.1	259.3	4.81
2003	6594.70	1127.54	1788.50	3678.66	17.1	27.1	55.8	509.5	1108.9	274.7	4.85
2004	7595.71	1299.01	2225.35	4071.35	17.1	29.3	53.6	583.9	1261.9	301.6	4.75
2005	8668.19	1560.80	2586.41	4520.98	18.0	29.8	52.2	662.3	1122.8	318.5	4.73
2006	9843	1778.9	3210.9	4853.5	18.1	32.6	49.3	749	1145.1	442.4	4.67

资料来源：《2007中国卫生统计年鉴》；卫生统计公报。2001年起卫生总费用不含高等医学教育经费。政府预算支出是指各级政府财政用于医疗卫生事业的财政预算拨款；社会卫生支出是指政府预算外以及各类机构对于医疗卫生事业的支出；个人卫生支出主要指城乡居民自付的医疗费用。

三、投入与绩效

医疗总费用说明一国在健康保障方面投入的卫生资源状况，但并非卫生资源投入越多，其健康状况或健康保障水平就越好。一方面，资源总体是紧缺的，并且有机会成本，这一点对于发展中国家尤其显得意义重大。发达国家政府组织的资源会更多地用于公共服务和促进社会进步等方面，而欠发达国家政府组织的资源则会更多用于扩大生产和发展经济上。但这并不意味着发展中国家甚至贫困国家就无法解决好群众医疗及健康保障的问题。社会发展并不一定与经济增长同步，一些很贫穷的国家也建立了覆盖全民的医疗保障制度，有效地解决了“看病难、看病贵”以及健康公平的问题。而有些很富裕的国家却依然在医疗保障等社会发展领域相对比较落后。一个国家能否建立全民医疗保障制度等社会福利制度，不是、至少不完全是经济增长和能力的问题，很多时候政府意愿和制度起到关键作用。另一方面个人医疗服务需求具有无限性的特点，个人生病时希望得到更多的、更好的医疗服务，而有时有些服务是没有必要的，或者是过度的。从这个角度来看，也并非享受越多越好的医疗服务，就越有利于保证或提高健康水平。

建设和改革医疗保障制度，需要付出改革成本和运行成本，发展中国家同样有条件加快医疗保障制度改革。对于发展中国家而言，政府可以通过强制制度变迁加快医疗保障制度建设，其原因在于相对成本。对于这一点，美籍印度学者、诺贝尔经济学奖获得者阿马迪亚·森给出了贫穷国家也可以发展社会福利的原因。他认为，决定一个国家是否可以投入和建立社会福利制度是相对费用的问题，而不是绝对费用的问题。与富国相比，一个穷国拥有更少的财政收入和经济产出，但是穷国的生活水平也远远低于富裕国家。同样一项福利制度，按照本国的实际价格水平和购买力，穷国用比富裕国家少得多的钱就能建立起来。而富裕国家虽然有钱，但是其绝对花费也高得惊人。例如，在德国，贫困居民每月至少从社会福利局领取345欧元（约合人民币3450元）才能保持最低限度的生活水平而不致挨饿受冻，而中国大城市的低保线为200元～300元人民币；在赞比亚的农村，只需要每月资助5欧元左右就可让极端贫困的农民不致挨饿，保证他们每天至少吃两顿。这些论述同样适用于医疗保障问题，同样疾病的治疗在不同经济发展水平的国家或地区所需支付的价格和成本是不同的。

另一方面，投入与绩效在很多的时候并非成正比关系，制度起到关键作用。无论是医疗卫生资源的投入总体水平，还是政府对医疗卫生事业的投入，以及医疗保障体系建设的水平，中国在全球均处于中等偏下的水平，但绩效处于非常落后的位置。如表1－6所示，根据WHO（2004）提供的数据计算，2001年中国的公共投入份额为37.2%，而83个中等发展国家的简单平均值为57.0%，6个人口大国的平均值为39.0%。2000年世界卫生组织发布的《世界卫生报告》表明，在191个成员国中，中国卫生系统的总体绩效居第144位，而卫生负担的公平性被排在第188位，也就是排在倒数第4位。从这个意义上说，中国在医疗卫生方面的投入与产出是不成比例的，效率是低下的。今后包括政府在内的社会各界需要加大医疗卫生方面的资源投入，更需要提高效率——在保证公平基础上的效率。

表 1-6　2001 年中等发展国家在卫生方面的公共投入情况

国　　家	人文发展排位	卫生总费用占 GDP 的百分比（%）	公共投入占卫生总费用的百分比（%）
俄罗斯	8	5.4	68.2
巴西	10	7.6	41.6
中国	47	5.5	37.2
印度尼西亚	55	2.4	25.1
印度	70	5.1	17.9
孟加拉	82	3.5	44.2
6 个中等发展中人口大国的平均值		5.0	39.0
83 个中等发展中国家的平均值		5.0	57.0

注：各国的人文发展指数排序是指在 83 个中等发展中国家中的位置。

资料来源：根据 WHO（2004）和 UNDP（2004）有关数据计算。

卫生费用居高不下并不能与卫生体制效率低下划上等号；反过来，卫生总费用低也不一定意味着卫生体制效率就高，具体情况还需要作具体分析。因此，对于中国政府医疗卫生投入占卫生总费用的比例下降这一事实，其批评可能是不当的。一方面，2001 年中国在卫生中的公共投入份额虽然低于社会经济发展水平相当的国家的平均数，不过，很接近 6 个人口大国的平均值；另一方面，政府医疗卫生投入占卫生总费用的比例下降，并不能直接得到政府作用必然下降的结论，有一种可能是，政府更好地激励了非公共资源在医疗服务和医疗保障方面的投入。而且这是经济转型国家的必然现象，以前政府包揽一切，现在要发挥好市场的作用，政府就会逐步退出某些领域，这必然导致政府投入在卫生总费用中的比重下降，关键是看公平性是不是提高了，制度的效率是不是提高了。

第二节

中国医疗卫生设施状况及其分布

同样的经济资源投入，在不同国家会形成不同的医疗卫生设施供给，并产生不同的医疗服务水平。

一、医疗卫生设施总量状况

（一）卫生机构总数

2007年末中国卫生机构总数为29.9万个，比上年减少1.0万个；与上年比较，医院、社区卫生服务中心（站）、妇幼保健院（所、站）、门诊部数略有增加；诊所（卫生所、医务室、护理站）数减少1.5万个。

（二）医疗机构床位数

2007年末，中国医疗机构有床位370.1万张，与上年比较，医疗机构床位增加18.9万张，其中：医院床位增加11.4万张，卫生院床位增加5.3万张。每千人口医院卫生院床位数由2006年的2.53张增加到2007年的2.63张。

（三）卫生人力总量

卫生人力总量即卫生人员总数与乡村医生和卫生员数之和。2007年末，中国卫生人员总数为590.4万人，乡村医生和卫生员总数为91.4万人。与上年比较，卫生人员增加28.4万人（增长5.1%）；乡村医生和卫生员减少4.6万人[①]。2007年末，医疗机构卫生人员556.8万人，其中：卫生技术人员454.5万人，执业（助理）医师191.5万人、注册护士152.4万人。疾病预防控制中心卫生人员19.6万人，其中：卫生技术人员14.8万人。

总体而言，中国的卫生资源在全球范围内处于中等偏下的位置，资源供求矛盾比较大。中国每千人口医师、护士和病床数在全球均处于较低的水平，每千人口医师数为1.2，仅高于埃及、印度、尼日利亚、南非和泰国等；每千人口护士数为1.1，仅高于印度、墨西哥和尼日利亚等；每千人口病床数为2.2，仅高于印度、墨西哥和尼日利亚等。

---

① 调整统计口径是卫生人员增加的原因之一，2007年起返聘本单位半年以上的人员列入卫生人员中。

二、医疗卫生设施使用状况

（一）医疗机构门诊服务

2007年中国各类医疗机构（不包括诊所、卫生所、医务室和村卫生室，下同）诊疗人次数为28.42亿次，其中：医院16.37亿次，占57.6%；卫生院7.87亿次，占27.7%；其他医疗机构4.18亿次，占14.7%。与上年比较，医疗机构诊疗人次数增加3.96亿次，其中，医院增加1.66亿次，卫生院增加0.62亿次。2007年中国居民到医疗机构平均就诊2.2次。

（二）医疗机构住院服务

2007年中国医疗机构入院人数9828万人，其中：医院6487万人，占66.0%；卫生院2700万人，占27.5%；其他医疗机构641万人，占6.5%。与上年比较，医疗机构入院人数增加1922万人，其中，医院增加925万人，卫生院增加842万人。2007年中国居民年住院率为7.54%。

（三）医生工作负荷

据卫生部门综合医院统计，2007年医生人均每天担负诊疗人次为6.0人次，比上年增加0.5人次；医生人均每天担负住院床日为2.0日，比上年增加0.3日。不同级别医院医生工作负荷有所不同，卫生部属的医疗机构医生工作负荷明显要高于其他医疗机构。

（四）病床使用

2007年全国医疗机构病床使用率为70.9%，其中：医院78.3%，卫生院48.5%。与上年比较，医疗机构病床使用率提高6.0个百分点，医院提高5.9个百分点，卫生院提高9.1个百分点。2007年，医疗机构出院者平均住院日为8.9日，其中：医院10.8日，卫生院4.8日。与上年比较，医疗机构出院者平均住院日缩短0.3日，医院和卫生院出院者平均住院日基本持平。

（五）医疗服务质量

2007年，医院入院与出院诊断符合率为97.0%，住院手术前后诊断符合率为96.9%，病理检查与临床诊断符合率为85.6%，医院感染率为1.3%，无菌手术甲级愈合率为95.1%，无菌手术感染率为1.0%。

三、医疗资源分布不均衡

中国医疗卫生资源分布不均衡主要表现在城乡医疗卫生资源分布不均衡及不同经济发展地区的分布不均衡。

（一）城乡医疗资源分布不均衡

当前我国的卫生资源主要集中在城市地区，农村卫生资源相对较为缺乏，医疗卫生领域的高新技术、先进设备和优秀人才基本集中在大城市大医院，农村乡镇卫生院数量相对不足，条件差、设备少、水平低，农村缺医少药的局面还没有根本扭转（关志强，2007）。在医疗卫生资源总量不足的背景下，城乡医疗资源分布不均衡会进一步加剧资源的稀缺性，并影响卫生资源的使用效果。

1. 从人均卫生设施来看①，乡镇医疗机构数量、病床数以及卫生技术人员明显低于城市水平。如图1-4所示，2007年中国农村人均卫生资源的拥有量不到城市人均拥有量的一半，有的甚至不足1/3（如每千人口护师数）。乡镇卫生院床位数要比医院少得多，2007年29.0万个注册医疗机构（不含村卫生室）中，医院2.0万个，社区卫生服务中心（站）2.7万个，乡镇卫生院4.0万个。虽然乡镇卫生院的绝对数量要多，但规模都很小。2007年，医院床位267.5万张，占总数的72.3%，卫生院床位76.3万张，占总数的20.6%。

2. 从人均医疗保健支出来看，如图1-5所示，1990年以来，城乡居民人均医疗保健支出的差距在不断拉大，到2002年，城镇居民人均医疗保健支出与农村居民的比例达到最高，为4.14倍，此后，这一比例虽有所下降，但2006年依然保持3.24倍的水平。

---

① 杨红燕对城乡卫生资源的不公平做了数量分析后认为，中国城乡卫生服务供给呈现出明显的二元性特征，并通过计算得出，1998年中国病床、卫生技术人员、卫师及卫士等卫生资源配置的基尼系数分别为0.353、0.376、0.456和0.315，这表明城乡卫生资源处于不公平状态，尤其是高级技术人员卫师的分配，已经非常不公平。“我国城乡居民健康公平性研究”，《财经科学》（成都）2007年第3期。

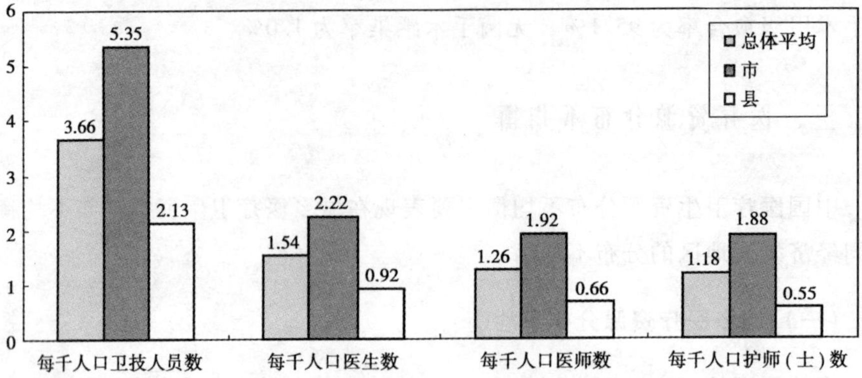

图 1-4　2007 年城乡居民人均卫生资源拥有量对照图

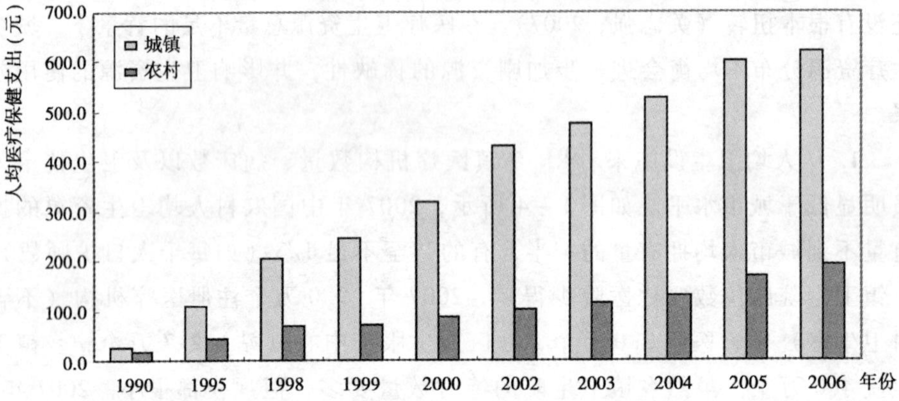

图 1-5　城乡居民人均医疗保健支出对照图

3. 从距离的可及性来看，城市居民比农村居民更容易获得及时治疗。如图 1-6 所示，大约 40% 的农村居民要到 1 公里以外的诊所就诊，而城市居民则有 80% 以上可以在不到 1 公里的医疗机构就诊。

（二）区域医疗资源分布不均衡

中国财政对卫生事业的投入以地方财政为主，2006 年财政支出中卫生事业费 1320.23 亿元，其中地方财政支出 1296 亿元，占 98.16%；中央财政 24.23 亿元。由于各地经济发展水平与财政承担能力不同，这种以地方财政投入为主的卫生事业费投入机制直接导致各地卫生事业费的不均衡。

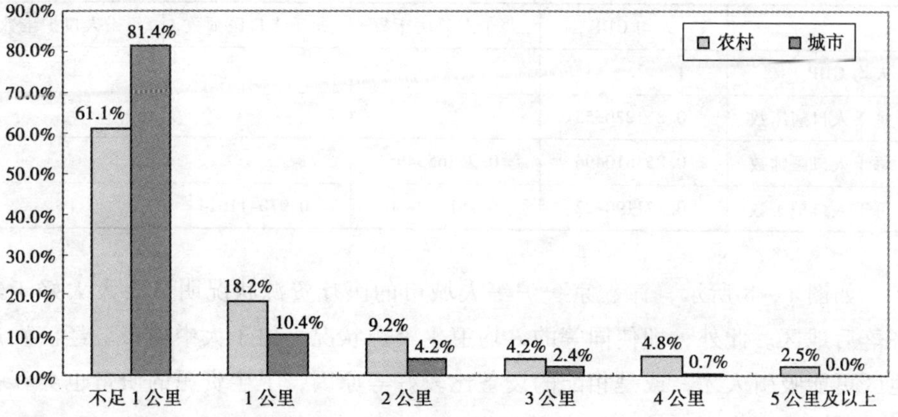

图1－6　城乡医疗服务距离可及性比较

如图1－7所示，人均卫生经费财政支出与经济发展水平（人均GDP）有很强的正相关关系，经济发展水平高的地方，人均卫生经费投入就高。最高的（北京，559元）是最低的（湖南，55元）的10倍。这种差距比经济发展水平的差距还要大（湖南与北京人均GDP相差不到5倍）。

图1－7　中国地方财政人均卫生经费支出与人均GDP关系

从卫生设施在不同经济发展水平地区的分布来看，如表1－7所示，每千人口病床数、医师数、护士数等反映卫生设施状况的指标与人均GDP（反映经济发展水平）的指标之间存在较强的正相关关系，经济发展较好的地区，医疗设施会相对丰富些；而经济欠发达地区则医疗设施会显得更加缺乏。

表 1-7　　医疗资源与人均 GDP 相关关系表

	人均 GDP	每千人口病床数	每千人口医师数	每千人口护士数
人均 GDP	1			
每千人口病床数	0.851220553	1		
每千人口医师数	0.853810496	0.963653496	1	
每千人口护士数	0.871190422	0.951032456	0.970411014	1

如图 1-8 所示，津、京、沪等大城市的医疗资源状况明显要大大好于经济落后地区。此外，即使同等的人均卫生资源状况，由于大中城市、经济发达地区更能吸引人才，或是相配的设备比较好等原因，卫生资源的质量也会存在较大的差异。

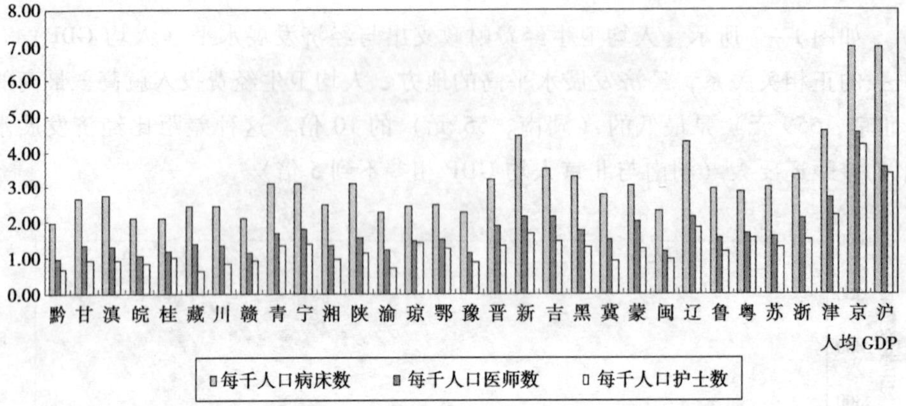

图 1-8　各地区医疗资源状况

医疗资源分布不均衡会加剧卫生资源的短缺程度，导致不同地区、不同阶层居民利用医疗服务设施的程度不同，并影响居民健康的公平性。

四、医疗服务并非高度市场化

许多学者认为，改革失败源于市场化导向。国务院发展研究中心的研究报告就断言，“问题的根源在于商业化、市场化的走向违背了医疗卫生事业发展的基本规律”。卫生部原部长高强也持有类似的观点：“医疗卫生机构不能变成追求经济利益的场所；坚持由政府承担公共卫生和维护居民健康权益的责任”。持这种观点的人首先有一个判断的前提，就是中国的医疗服务已经市场化，并以医疗服务机构的数量分布来说明中国医疗服务的市场程度。在此基础上还有一个理念就是“市场解决不好医疗卫生保障问题”，甚至即使是在政府主导下也如此。

这两种理念与判断均是错误的。一国医疗服务或医疗体制是否已经市场化，主要体现在两方面：一是改革的措施是不是将体系推向市场化，使得市场在体系中发挥越来越大的作用；二是改革的结果是不是导致了市场在体系中占主导地位，对于经济转型国家而言，这包括为市场发挥作用腾出足够的发展空间，也包括在政府发挥作用的领域和项目引入市场机制。

如图 1－9 所示，2007 年国有性质的医疗服务机构数在总数中只占 29%，而私营性质的医疗服务机构则占到 49%，似乎以此可以得出“非国有医疗服务机构占主导地位”和“医疗服务市场化”的结论。但现实情况远不能得出这样的结论，目前中国医疗卫生与保障领域市场发挥作用的领域与空间是不足的，而不是过度。

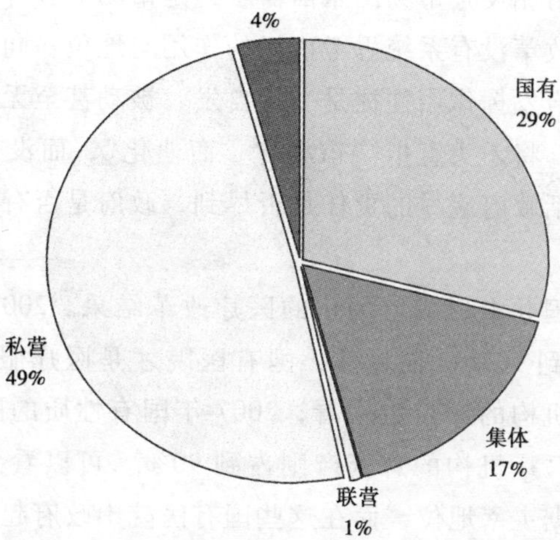

图 1－9　2007 年各类卫生机构数的比重

首先，中国医疗卫生领域的改革措施并非市场化的措施。在判断医疗服务是否市场化之前，有必要弄清到底什么是“市场化”。市场化是指由市场机制在调节资源配置中起到基础性作用和主导性作用，既表示这样的过程，也表示这样的结果。市场机制主要包括三个方面——竞争机制、供求机制和价格机制。医疗服务的市场化，应当是指通过众多医院之间、病人之间的自由竞争形成供求关系，从而决定价格，再由价格来调节医疗资源的配置。在澄清市场化的概念之后，我们简要回顾医疗卫生领域的改革。20世纪80年代时任卫生部部长的钱忠信提出“要运用经济手段管理卫生事业”。不久卫生部开展了“五定一奖”改革，并开始尝试对医院“定额补助、经济核算、考核奖惩”；基本上模仿国企改革的模式，扩大医院自主权。所有这些改革被归结为“给政策不给钱”。这些改革在很大程度上是对政府缺位的临时补救，并最终形成了牢固的利益链。不可否认，在中国经济社会转型过程中，尤其是在社会主义市场经济建设过程中，医疗卫生与保障领域的政府行为有所退，也有所进；政府行为调整过程中，市场机制有了些发挥作用的平台与机会。例如在医疗卫生服务领域，公有制医疗服务体系之外，私人医疗服务开始出现、扩张并竞争；医疗服务及药品价格逐步放开；医疗卫生机构从追求公益向追求经济效益蜕变等。在医疗卫生筹资领域，由政府包揽向三方共担过渡。甚至在农村，医疗卫生和保障曾一度几乎完全转变为私人产品，政府几乎完全退出，完全由市场和私人处理。但检讨这些改革和历史可以发现，中国医药卫生体制领域，不是市场的东西多了，而恰恰相反是市场的东西少了，是市场等各种社会资源没有在体系中发挥好作用。改革没有系统思考市场的作用与地位，同时存在政府失责与缺位，市场替代政府发挥作用往往是一种自发、被动甚至无序的结果。当医改失败或面临压力时，将矛头直指“市场化、商业化”，而没有深入地去检讨政府本身的行为，包括政府应尽的责任是否尽到，政府是否有效激励市场机制和社会资源发挥作用。

其次，目前中国并未形成市场化的医疗改革结果。2007年国有性质的医院数量在总数中占到90%，很显然，国有医院才是医疗服务的主要提供者；从不同性质的医疗机构的床位数来看，2007年国有性质的医疗服务床位数占84%；国有性质的医疗机构的总资产则占到90%。可以看到国有医院在医疗服务体系中依然占据主宰地位，而在这些国有医院中政府起到主导作用，市场机制没有得到较好的发挥。

笔者支持医疗卫生服务和保障市场化改革，即政府主导下的市场化改革。各国经验表明，完全市场化——完全由市场机制来调节医疗卫生服务和保障资源的配置与分配，并不能全面有效地解决好医疗卫生服务和保障的可及性与公平性问题。政府主导下的市场化改革首先要明确政府的作用空间、领域及职责。仅仅认识到医疗体制中的“政府主导”是远远不够的。事实上，在全世界范围内，医疗卫生事业都是靠政府主导的同时让市场发挥作用。在此基础上，还要厘清政府与市场的责任边界，即要明确哪些事该政府做，哪些事该交给市场？政府管多少？应该怎么管？如果在“政府主导”的名义下，让政府大包大揽，比如阻止社会资源进入，让政府主导筹资、主办医疗机构、统管医疗机构的人、财、物，则无异于倒退回过去的计划体制。其次要发挥市场机制作用。在政府承担责任的领域，要在保证公平的基础上，引入市场机制提高效率；而在政府不承担责任的领域，要创造条件激励市场机制发挥主导、基础性作用，并加强监管，追求效率基础上的公平。

第三节 相关关系及实证分析

增加医疗卫生资源投入的根本目标是提高居民的健康水平，提高居民在防范疾病风险方面的可行能力。世界卫生组织认为，任何一个卫生体制都有三个基本目标：一是改善其服务人口的健康；二是满足人民的期望；三是提供健康保障，防止因病致贫。从全球的情况来看，无论是主动的投入还是被动地增加，各国在医疗卫生领域投入的经济资源以及服务设施处于不断增长之中，医疗费用开支的持续高速增长是过去几十年世界各国（特别是发达国家）普遍出现的现象，增长的幅度通常超过了经济增长的幅度。医疗费用增长的原因既有医疗技术进步、需求水平不断提高以及通货膨胀等因素，也有道德风险等因素，其中收入的增长是引起医疗费用上涨的关键因素。

一、医疗费用支出与健康状况关联分析

医疗卫生资源投入是健康水平产出的重要因素，总体而言，健康水平会随着医疗卫生支出的增加而提高，如发达国家的健康状况通常要好于发展中国家。但有关研究表明①，健康状况不仅取决于医疗卫生投入量，同时还取决于

① 参见陈之楚、吴静瀛：“提升中国医疗保障水平与公平性研究”，《现代财经》（天津财经大学学报）2007年第1期。

卫生资源的利用效率。陈之楚、吴静瀛对40个国家进行针对健康状况的分层聚类分析表明，各国健康水平并非确切与医疗卫生投入量呈同步提升关系，即医疗卫生资源投资和人民健康状况并非成正相关。医疗卫生资源投入较高的国家可能会由于资源配置及其他原因，未能达到相应的健康水平。而医疗卫生资源投入较低的国家，通过科学高效的制度安排，也可以使本国居民健康水平大幅提高，达到甚至超过医疗费用投入较高国家的人民健康水平。

中国卫生支出处于较低水平，而用期望寿命、婴儿死亡率和孕产妇死亡率这三个健康指标判断的健康水平处于较高的水平。由此可见，在医疗卫生领域，并非资源投入越多健康产出水平就会越高。这个结论与2000年世界卫生组织对各国卫生系统业绩进行测量及排序的结论基本一致，如表1－8所示，在191个国家中，中国人均卫生费用排第139位，健康水平排第81位，而卫生筹资的公平性排188位。这种排名也反映了医疗费用投入与健康水平可能会存在背离，解释这种背离的理由在于制度运行效率。

表1－8　部分人口大国的卫生体系评价指标的排名比较

国家	人口（亿）	健康水平	人均卫生费用	筹资公平性	健康水平绩效	卫生系统绩效
中国	12.7	81	139	188	61	144
美国	2.8	32	1	54	72	37
俄罗斯	1.5	91	75	185	127	130
印度	10.0	134	133	42	118	112
印度尼西亚	2.1	103	154	73	90	92
巴西	1.7	111	54	189	78	125
巴基斯坦	1.5	124	142	62	85	122
孟加拉国	1.3	140	144	51	103	88
尼日利亚	1.1	163	176	180	175	187

资料来源：卫生部统计信息中心编：《卫生改革专题调查研究——第三次国家卫生服务调查社会学评估报告》。

二、医疗费用的增长与医疗保障制度的关系分析

医疗保障体系为医疗费用风险提供分担和保障机制，医疗保障制度的建立，提升了群众对医疗服务的需求水平和支付能力，医疗保障制度与医疗费用

的增长之间，可能会是一种良性的互动关系，也可能会是一种恶性的循环关系。对于具体国家而言，医疗保障制度的建立是有利于控制医疗费用的不合理增长，还是反而会助长医疗费用的上涨，还应作具体分析。分析医疗费用的增长与医疗保障制度的关系，应考虑以下几方面的因素：

第一，医疗保障制度的建立与实施，提升了居民抵抗疾病风险和对医疗服务的购买能力，客观上会加大对医疗服务的需求水平，推动医疗费用的正常上涨。在医疗保障制度下，投保人通过预付费而获得医疗保障，经办机构对消费者的医疗服务和费用提供一定程度和比例的补偿，缩小了疾病（尤其是重大疾病）来临时对投保人的财务影响，进而提升消费者的购买能力和收入预算水平。

如图 1－10 所示，每一个消费者都能在预算约束下实现效用的最大化。Y1 为无医疗保障情况下的收入预算约束，消费者享受医疗保障后，其预算约束线将外移到 Y2（外移的幅度取决于保障的水平与程度），在新的预算约束下消费者实现新效用最大化，对医疗服务的消费由 Q1 提升到 Q2，进而增加医疗费用。对于这种效应，社会保险的影响要大于商业保险的影响，其原因在于：大多数国家社会保险采取国家、单位和个人三方缴保费甚至个人免缴保费的方式，保障程度相对较高。而商业保险采取自愿投保、足额缴保费的方式，因此社会保险对收入预算的影响程度要高于商业保险，或者说，对于个人而言，花同样的钱，参加社会医疗保险通常能比参加商业保险得到更多的保障。而且在许多国家或某些项目，个人甚至可以不需直接付费就能获得社会医疗保险的保障。这一点在中国新型农村合作医疗试点中得到验证，卫生部发布的《2005 新型农村合作医疗试点调查报告》[①] 称，新型农村合作医疗的开展减轻了参合农民的医疗服务支出负担，有助于提高参合农民的医疗服务利用水平。2005 年参合农民通过合作医疗补偿后，次均自付住院费用低于未参合农民 12% 左右；参合农民门诊及住院服务利用水平均高于未参合农民，参合农民的两周就诊率和疾病损伤住院率分别为 21.9% 和 3.4%，均高于未参合农民的水平，参合农民应住院未住院率为 34.2%，比未参合农民低 7.4 个百分点，尤其是提高了低收入家庭对基本医疗服务的利用水平，缩小了不同收入组对医疗服务利用的差距。

---

① 参见卫生部统计信息中心著：《中国新型农村合作医疗进展及其效果研究》中国人民大学出版社 2007 年版。

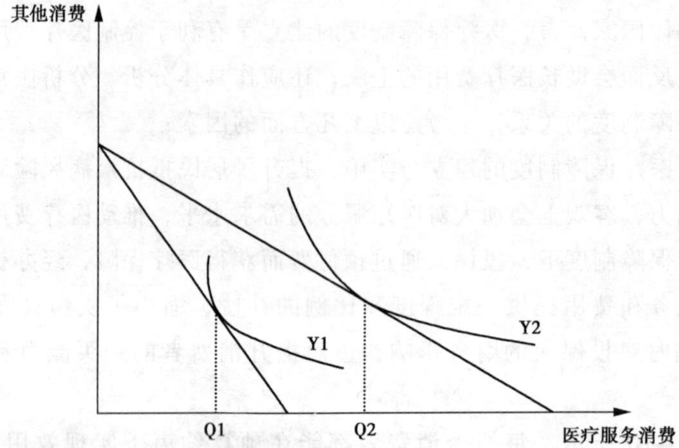

注：由于医疗保障制度中第三方付款的存在，提升了消费者的购买和消费能力，消费者的预算线从 Y1 外移至 Y2，消费量由 Q1 扩大到 Q2，提高的幅度取决于医疗保障的保障水平与程度。

图 1－10　医疗保障制度对医疗服务需求的影响

第二，医疗保障制度的建立与实施，引入第三方付费机制，如果监管不到位，会形成反向激励机制，加剧道德风险，推动医疗费用的不合理上涨。医疗保障制度建立的初衷是分散疾病风险，减少因医疗费用开支过大而造成的家庭生活水平的不稳定。无论是社会保险还是商业保险，医疗保险基金最终是由全体消费者自己负担，但由于第三方付款机制的存在，容易造成“医疗免费”或“搭便车”的问题，引起或刺激消费者过度消费医疗服务，从而引起医疗费用的不合理上涨。根据劳动与社会保障部统计，1993 年全国公费、劳保医疗费总额为 415 亿元，制度改革后，仅过两年，1995 年全国公费、劳保医疗费总额为 653. 8 亿元。把它与 1978 年总支出 27 亿元比，17 年间增长竟达 24. 2 倍，年均增长 1. 4 倍。1995 年中国医疗卫生总费用 2155 亿元，到 1998 年为 3678 亿元，2007 年则达到 10966 亿元。在新型农村合作医疗方面，由于大部分地区还是按服务项目付费，参合人口的次均费用高于未参合人口，如阑尾炎手术住院费用，在按服务项目付费地区，参合农民平均花为 2272 元，比未参合农民高 40%；在有费用控制措施的地区两者的花费相当。又如，在台湾地区实施全民保健制度的初期，医疗费用上涨速度很快，医疗费用支出难以得到有效控制，医疗费用支出占 GDP 的比重由 1994 年的 4. 93% 上升为 1995 年的 5. 27%，到 2003 年则高达 6. 26%。有研究认为，20 世纪 60 年代美国以医疗照顾和医疗救助为代表的社会医疗保障项目的出现，导致了医疗资源的过度消费，导致卫生费用急剧上涨，美国卫生总费用由1960年的271亿美元增加到1970年743亿美元，增长了两倍多；从1966年到1970年，医疗照顾支出由16亿美元增加到71亿美元，增长3.4倍；医疗救助由13亿美元增加到53亿美元，增长3倍多。这都说明医疗保障制度（尤其是社会保险项目）的反向激励作用。

第三，医疗保障制度的建立与实施，由于经办机构的引入会在一定程度上改变医患之间的地位，应加强对医疗服务机构的监督，并控制医疗费用开支的不合理上涨。医疗服务是一种缺乏需求弹性的产品，医疗服务需求和消费不会因为价格的上涨而发生明显的变化，而且医患之间存在非常明显的信息不对称问题，通常患者对自身疾病情况、用药范围及医疗效果知之甚少，几乎完全依赖医生来决定治疗方案及用药的种类与数量。这种格局就有可能使得医生或医院出于自身利益最大化的考虑而尽可能多开药、开贵药、多检查，或者延长住院时间，从而导致医疗费用的不合理上涨和医疗资源的浪费。医疗保障制度建立后，经办机构（包括社保部门和商业公司）的介入可以在一定程度上改变医疗服务需求者在信息不对称上的不利地位，经办机构建立有效的激励机制和约束机制，采取有效的管理手段和付费方式，以影响供方行为，并对“不合理用药、不合理检查、提高服务价格”等现象进行检查，控制医疗费用，从而监督医疗服务提供者自觉约束自己的行为。卫生部发布的《2005新型农村合作医疗试点调查报告》称，新型农村合作医疗实施后，部分地区采取单病种付费、限额付费、定额补偿、总额付费等支付方式对控制住院费用上涨发挥了较好作用。

三、医疗总费用快速上涨的原因

医疗总费用持续高速增长影响各国医疗保障体系，甚至影响医药卫生体制的可持续发展，进而成为医药卫生体制改革中备受关注的焦点。但对此，目前无论是理论界还是实务界存在一些似是而非的看法。有人认为医疗费用的上涨是医药卫生体制以及医疗保障体系改革的主要原因，严格控制医疗费用的上涨是医疗保障体系的主要任务。从中国医疗保障体系改革的实践来看，改革的目标更加关注对医疗费用的控制，一定程度上偏离了保障劳动者或居民身体健康和提高居民身体素质的根本目标。

对于中国医疗费用快速上涨的因素和根源，王延中、王文清（2007）认为：人口老龄化与老年慢性疾病、居民收入和消费档次的提升、疾病谱的变化、医学科技进步、经济的持续增长、物价上涨、医院劳动力成本上升等因素都会促进医疗费用的上涨，并认为这些是引起医疗费用快速上涨的正常因素。世界银行在《中国卫生模式转换中的长远对策》中认为，卫生总费用及其增长率是下列四大变量的函数：（1）人口因素，即人口总量增长和人口年龄结构的变化引起医疗服务需求变化；（2）流行病学因素，即各类疾病在各年龄段所占比率的上升或下降所引起的医疗服务需求变化；（3）由消费者需求上升（或下降）或医疗服务提供者引发的医疗卫生服务消费赞成的利用率变化；（4）单位成本的变化（上升或下降），包括医疗卫生服务中新技术及新做法的采用或现有某些做法的无效①。以下笔者主要从需求和供给两方面来剖析医疗费用上涨的主要原因。

（一）需求方面的原因

医疗服务和医疗保障需求既是基本的需求，也属于高层次的需求，收入水平是影响医疗服务需求及医疗费用的主要因素。疾病直接关系人的身体及心理健康，甚至生与死，从这个角度来看，它是基本需求；另一方面，医疗服务和医疗保障的收入弹性大于1，根据马斯洛的需求层次理论，这属于更高层次的需求。对于这样一种需求，快速的收入增长将提升人们的医疗服务需求，导致医疗费用不断上涨。

以中国为例，如表1-9所示，从居民医疗保健支出占其消费性支出的比例来看，在收入较低时，农村居民与城镇居民的医疗保障支出的差距不大，如1990年城镇居民人均医疗保健支出250.7元，农村居民为19元，因此医疗保健支出占消费性支出的比例，农村居民（5.1%）反而要高于城镇居民，这表明医疗服务及其支出属于基本需求，因此收入水平都很低时，收入越低，支出比例反而越高。随着收入的增长，居民家庭恩格尔系数出现大幅度的下降（其中城镇居民家庭恩格尔系数从1978年的57.5%下降到2005年的36.7%），居民在食品消费方面的支出比例出现下降的同时，在医疗服务等高层次需求方面的支出明显增加，而且城镇居民在医疗保健方面的投入明显要快于农村居

---

① 参见世界银行中蒙局：《中国卫生模式转换中的长远对策》。转引自赵曼、吕国营著：《社会医疗保险中的道德风险》，中国劳动社会保障出版社2007年版，第28页。

民，到2006年，城镇居民人均医疗保健支出达到620元，占消费性支出的比例达到7.1%，而农村居民的人均水平仅为191元，占比不足7%。从增长的趋势来看，医疗保健属于高层次的需求，收入越高，医疗保健支出占消费性支出的比例会越高。

表1-9 中国城乡居民医疗保健支出及其占消费性支出比例情况表

年份	城镇居民			农村居民		
	人均年消费性支出（元）	人均医疗保健支出（元）	医疗保健支出占消费性支出（%）	人均年消费性支出（元）	人均医疗保健支出（元）	医疗保健支出占消费性支出（%）
1990	1278.9	25.7	2.0	374.7	19.0	5.1
1995	3537.6	110.1	3.1	859.4	42.5	4.9
1998	4331.6	205.2	4.7	1590.3	68.1	4.3
1999	4651.9	245.6	5.3	1577.4	70.0	4.4
2000	4998.0	318.1	6.4	1670.1	87.6	5.2
2002	6029.9	430.1	7.1	1834.3	103.9	5.7
2003	6510.9	476.0	7.3	1943.3	115.7	6.0
2004	7182.1	528.2	7.4	2184.7	130.6	6.0
2005	7942.9	600.9	7.6	2555.4	168.1	6.6
2006	8696.6	620.5	7.1	2829.0	191.5	6.8

资料来源：《2007中国卫生统计年鉴》。

引起医疗费用增长的另一个需求因素是人口，无论是人口总数的持续增长还是人口结构的变化都会加大对医疗服务的需求。在人均医疗费用相近的情况下，人口数量越多，医疗总费用将越大。近百年来，人类的“疾病谱”发生了很大变化，20世纪初威胁人类健康的主要疾病是急性和慢性传染病、营养不良及寄生虫病等，这些疾病与年龄的关联度较小，不同年龄患病的几率差异很小。20世纪50年代以后，上述的疾病得到较好控制，疾病谱最前列的疾病为心血管病、脑血管病、恶性肿瘤以及呼吸系统疾病等，这些疾病与年龄呈现正相关关系，即随着年龄的增长，这些疾病发生的几率呈现增高的趋势。从中国的情况来看，老年人的人均医疗费用明显高于中青年人，疾病谱在城镇已转变为以慢性病和非传染性疾病为主，在农村则处于转变之中。因慢性病和非传染性疾病易侵袭老年人，老年人患病率远高于中青年人，2003 年国家卫生服务调查结果显示（参见表 1－10），中国老年人发病率比中青年人要高 4～7 倍，2003 年 65 岁以上人群两周患病率为 338.3‰，同时期 15～24 岁的为 49.8‰，35～44 岁的为 82.5‰；2003 年 65 岁以上人群的慢性病患病率为 538‰，15～24 岁的为 18‰，35～44 岁的为 117.1‰。人口老龄化①是世界性的趋势，随着这一进程的加快，对医疗服务及医疗保障的需求会增加，医疗费用也会随之上涨。

表 1－10　　不同地区不同年龄居民两周患病率及慢性病患病率

	居民两周患病率（‰）			居民慢性病患病率（‰）		
	合计	城市	农村	合计	城市	农村
两周患病率（‰）	143.0	153.2	139.5			
0～4 岁	133.0	104.2	139.5	6.3	5.3	6.5
5～14 岁	72.2	60.9	74.5	9.6	8.7	9.7
15～24 岁	49.8	40.4	52.4	18.0	14.5	18.9
25～34 岁	82.5	59.5	90.4	58.3	48.9	61.6
35～44 岁	126.2	100.0	135.9	117.1	118.6	116.5
45～54 岁	191.5	163.1	202.6	219.5	261.7	203.1
55～64 岁	251.8	258.1	249.0	362.1	497.1	302.6
65 岁及以上	338.3	396.9	302.1	538.8	777.1	391.7

资料来源：《2007 中国卫生统计年鉴》。

注：两周患病率为调查前两周内患病人数（或例数）与调查人数之比；慢性病患病率是指调查前半年内慢性病患病人数（或例数）与调查人数之比，“慢性病患病”是指：①调查前半年内经过医生诊断明确患有慢性病；②半年以前经医生诊断有慢性病，在调查前半年内时有发作，并采取了治疗措施如服药、理疗等。二者有其一者，即认为患慢性病。

---

① 人口老龄化，是指一个地区（或国家）老年人口增长的趋势。它的指标是老年人口系数，其含义是一个地区 60 岁以上（含 60 岁）或 65 岁以上（含 65 岁，以下同）人口的数量在该地区人口总数中所占的百分数。老年人口系数越大，说明其人口老龄化的程度就越高。联合国对人口年龄类型的划分提出了一套标准，作为判断一个地区或国家是否进入老年社会的一个重要依据。它规定 65 岁以上的人口超过 7% 的国家或地区就称之为人口老年型国家或老年型社会，4%～7% 为成年型社会，4% 以下为年轻型社会。关于我国人口及人口老龄化的情况在本书第七章论述。

城镇化进程的加快也会提升对医疗服务的需求，引起医疗费用的上涨。世界卫生组织的研究报告称，城市化和移民都对疾病模式产生影响，居住在城市的老年人比较富裕，与居住在农村的老年人疾病模式明显不同①。统计数据显示，城镇化与居民的患病情况、医疗行为以及医疗费用水平有一定的相关关系。从患病情况来看，2003 年国家卫生服务调查结果显示，城镇地区与农村地区的疾病谱存在差异，按患病的病种分析，城市居民依次是高血压、急性上呼吸道感染、急性鼻咽炎、急慢性胃肠炎、脑血管病、糖尿病；农村依次是急性上呼吸道感染、急性鼻咽炎、急慢性胃肠炎、高血压、流行性感冒、类风湿性关节炎。从两周患病率来看，54 岁以下的人群，农村地区要略高于城镇地区；而对于 55 岁以上的人群，城镇地区则明显高于农村地区（见表 1－11）。在慢性病患病方面，35 岁以下人群城镇与农村的慢性病患病率相差不大，而 35 岁以上的城镇地区人群的患病率明显高于农村地区，其中城镇地区 65 岁以上人群的慢性病患病率为 777.1‰，高于农村地区近一倍②。从医疗行为来看，2003 年城镇居民年住院率为 4.24‰，要高于农村居民 3.38 ‰的水平③。调查还发现，医生诊断应该住院治疗的患者而没有住院的比例农村地区要高于城镇地区（城镇为 27.8%、农村为 30.3%），因为农村居民受到收入的制约比城镇居民更为严重，而且农村居民就医相对不方便。另外，在发展中国家的贫穷农村地区“土方偏方”治疗或者“小病不治、大病拖”的现象比较普遍，城镇化在一定程度上使部分农村医疗支出货币化。从人均医疗费用来看，城镇居民明显高于农村居民，2005 年中国城镇居民人均卫生费用为 1122.8 元，而同时期农村居民则仅为 318.5 元，不到城镇居民的 1/3。20 世纪后半叶以来各国（特别是发展中国家）普遍经历城镇化的进程。随着城镇化进程的加快，城镇人口的绝对数以及在总人口中的占比都有较大幅度的提高，医疗费用将随之上涨。

---

① 参见联合国卫生合作伙伴小组撰写：《中华人民共和国卫生形势评估》，中国财政经济出版社 2006 年版，第 5 页。

② 其原因是否与城镇地区与农村地区所从事的工作性质有关，还需要进一步研究。农村地区主要从事体力劳动，而城镇地区从事脑力劳动以及职业病的情况可能较多。

③ 但两周就诊率农村地区要高于城镇地区，2003 年农村居民两周就诊率为 13.9%，而城镇居民为 11.8%。造成这一现象的原因，笔者认为，主要有两方面：其一是对医疗及疾病的认识程度不同。农村居民由于知识的贫乏等原因，对于一些常见病通常也是采取就诊的方式；其二是药店等非正规就诊的方便程度不同。城镇居民通常自备一些非处方药或者能够比较方便和自信地购买一些非处方药，来治疗一些常见病。

表 1-11　2006 年与 2003 年 30 种疾病出院者平均住院费（元）

疾病名称（ICD-10）		2006 年	2003 年	疾病名称（ICD-10）		2006 年	2003 年
内科	病毒性肝炎	**6199.5**	6713	外科	结节性甲状腺肿	5091.3	4007
	浸润性肺结核	**3892.1**	4221		急性阑尾炎	2942.1	2447
	急性心肌梗塞	**11401.1**	17905		急性胆囊炎	4595.1	4072
	充血性心力衰竭	**4689.2**	5736		腹股沟疝	3428.2	2439
	细菌性肺炎	3960.5	3466		胃恶性肿瘤	12060.8	11344
	慢性肺源性心脏病	**5490.8**	6402		肺恶性肿瘤	**9599.2**	12299
	急性上消化道出血	**4901.4**	4940		食管恶性肿瘤	11837.2	10841
	原发性肾病综合症	4621.3	4169		心肌梗塞冠状动脉搭桥	**31684.8**	63116
	甲状腺功能亢进	3569.4	2963		膀胱恶性肿瘤	10098.3	9990
	脑出血	7731.6	7679		前列腺增生	7050.6	6387
	脑梗塞	6325.1	6193		颅内损伤	**7008.8**	7528
	再生障碍性贫血	**5672.7**	6270		腰椎间盘突出症	5359.1	4875
	急性白血病	**9049.3**	10942	妇产科	子宫平滑肌瘤	5050.1	4193
儿科	支气管肺炎	1359.2	1233		剖宫产	**3877.8**	4878
	感染性腹泻	1032.8	826	眼科	老年性白内障	4169.1	3410

注：本表系卫生部门综合医院数字。2006 年费用比 2003 年降低的病种已用黑体注明。

资料来源：《2007 中国卫生统计年鉴》。

（二）供给方面的原因

在科技高速发展的时代，高新设备与技术不断涌现，技术进步对医疗费用的影响是复杂的。医疗技术进步的影响至少体现在两方面：一是医疗技术的进步，可以提高医疗服务的技术含量，一些以前不能诊断或治疗的疾病，现在可以被诊断和治疗，这将增加居民在医疗服务方面的支出。例如对艾滋病的诊断与治疗、SARS 的诊断与治疗等；例如在美国，20 世纪 70 年代心脏手术还鲜为人知，但随后普及扩展的速度非常快，在 1976—1986 年，从每年 1.2 万例增加到 26 万例，技术进步推动手术日趋完善，也使得越来越多的人接受此类手术。二是医疗技术的进步将提升医疗服务的可获得性，降低医疗手术的复杂程度，并降低医疗成本。例如心脏搭桥手术在 30 年前可能很难实施或者费用非常昂贵，而现在可能已经成为一种普通而且费用相对较低的手术。笔者通过对 2006 年和 2003 年中国 30 种疾病出院者平均住院费的比较发现（如表 1-11 所示），有 12 种疾病的住院费用出现不同程度的下降，最高的是“心肌梗塞冠状动脉搭桥”疾病的住院费下降31431元，接近一半；另外“急性心肌梗塞”疾病的住院费由2003年的17905元下降为2006年的11401元。剩余18种疾病的住院费用略有增长，但平均增幅不大。这种比较分析的结果否认了此前关于“医疗科技进步单方面促进医疗费用快速上涨”的观点。医疗技术进步既有促进医疗费用快速增长的作用，也有促进医疗资源更合理利用并推动医疗费用下降的作用，最终的作用取决于这两方面的综合效果。此外，有观点认为，医疗技术进步会诱导需求以实现医疗服务供需平衡，从而会产生尽可能多利用先进的技术设备、提高设备使用频率、增加病人的检查量和药品量等，引进医疗费用的不合理增长。

引起医疗费用上涨的另一个供给方面因素是物价上涨。货币纸币化后，现代经济增长一般伴随着持续的物价上涨，物价上涨就是货币贬值的过程，给老百姓的直观感觉就是买什么东西都比以前贵了。医疗服务价格是国民经济物价体系的组成部分，物价上涨推动医疗服务成本的上涨，也就是说，即使享受同样的医疗服务，现在要比过去花更多的钱。据统计，中国2005年的居民消费价格指数为1978年的309%，直观地讲，1978年1000元钱购买的医疗服务，到2005年就得花3090元才能享受到同样的医疗服务。

上面主要分析了引起医疗费用快速上涨的一些正常或客观因素。除此之外，还有一些非正常的或主观因素，也会推动医疗费用的快速上涨。对于中国的情况，王延中、王文清①做了分析和总结，认为引起医疗费用快速上涨的不合理因素主要有：一是医疗、药品市场本身的特殊性决定了医疗机构的优势地位，医生开大处方、重复检查现象严重。也就是说，由于患者处于信息劣势地位而在医患的委托—代理关系的博弈中处于非常不利的地位，往往会产生不合理的诱导需求，导致过度消费医疗服务，增加医疗费用。二是政府定价的药品在成本核算时虚高，自主定价药品存在垄断攀升现象，新药、特药、合资企业自主定价药品价格攀升速度过快。也就是说，在政府监管与医药提供方之间的博弈中，政府处于不利地位或因其他原因而导致监管失效。三是医疗机构投入的过度市场化和行为的过度商业化，直接导致了“以药养医”以及一些市场改革的失败。四是卫生监管不到位、商业贿赂大行其道。五是公费医疗和劳保医疗的制度缺陷导致个人浪费医疗资源现象严重。六是医疗保险覆盖下降，居

① 参见陈佳贵、王延中主编：《中国社会保障发展报告（2007）——转型中的卫生服务与医疗保障》社会科学文献出版社2007年版，第17页。

民预防意识差，小病往往拖成大病。并以调查为佐证，认为中国医疗费用上涨的主要原因是药品在流通领域加价过高。这些分析对于全面认识医疗费用上涨的原因有一定的启发意义。

综上所述，医疗保障制度改革应树立以下认识：一是医疗保障制度改革的首要目标是提高居民的医疗保健福利水平，而不是严格控制医疗费用；二是近年来，医疗费用的上涨主要是正常的因素所引起的；三是控制医疗费用上涨是要控制导致其增长的不合理部分，以提高医疗卫生资源的使用效率。

四、医疗总费用与经济发展关系的实证分析

为进一步分析供给与需求两方面原因对医疗费用增长的影响程度，笔者对2003年全球各国人均卫生费用、人均GDP以及每万人病床数之间的关系进行了数量分析①。用人均卫生费用（Y）表示一国的医疗费用水平指标，用每万人病床数（X1）表示一国的医疗卫生供给状况指标，并用人均GDP（X2）表示一国居民对医疗服务的需求指标。选取有效数据样本容量为141个，利用Eviews软件进行相关关系分析，得到以下相关系数矩阵，如表1－12所示。

表1－12

	人均卫生费用	每万人病床数	人均GDP
人均卫生费用	1		
每万人病床数	0.390778	1	
人均GDP	0.944646	0.379763	1

从表1－12可以看出，人均卫生费用（Y）与每万人病床数（X1）的相关系数为0.3908，相关程度较低；人均卫生费用（Y）与人均GDP（X2）的相关系数为0.9446②，相关程度较高，这说明经济发展水平（人均GDP）或

① 数据参见《2007中国卫生统计年鉴》。笔者对193个国家的数据进行了整理，删除了一些数据不全的样本，最后剩余141个国家的数据样本。人均GDP反映一国居民的收入水平，间接反映其对医疗服务的需求状况。

② 只分析人均GDP与人均卫生费用关系时，有效数据样本数达到190个，对这190个国家数据样本做相关关系分析，得到人均卫生费用（Y）与人均GDP（X2）的相关系数为0.949，比这个分析结果还要好。下面对人均GDP与人均卫生费用做回归分析，用190个国家的大样本数据。

收入水平是影响卫生费用水平的主要因素之一；每万人病床数（X1）与人均GDP（X2）的相关系数为0.3797，相关程度也不高。

下面是人均卫生费用（Y）与每万人病床数（X1）、人均GDP（X2）的散点图如图1－11。

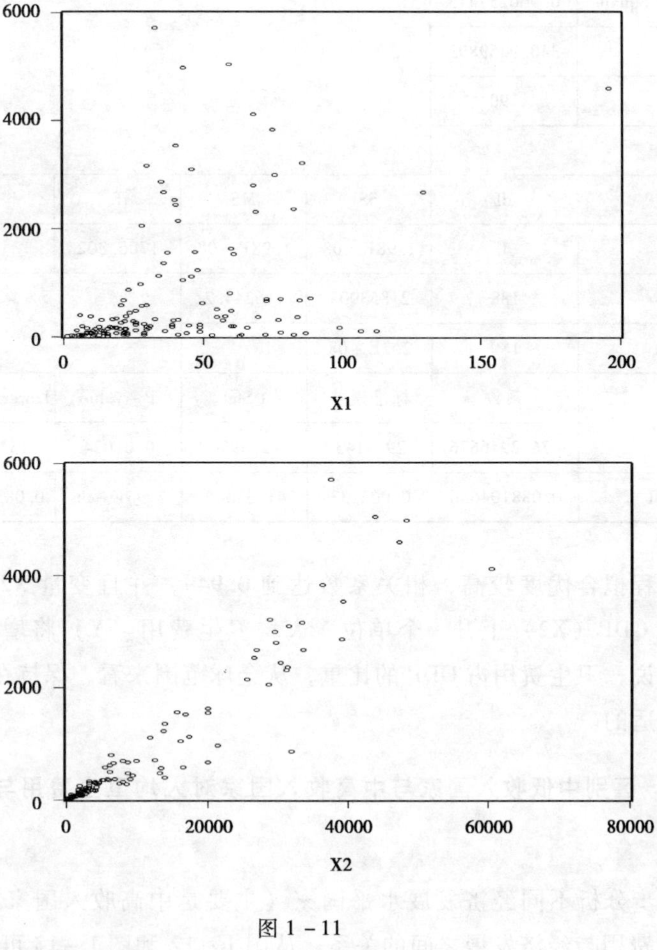

图1－11

（一）对所有国家人均卫生费用与人均GDP的回归分析

从上面两个图形分析，X1与Y的线性或非线性关系均不明显。X2与Y呈现较强的线性关系。为此，以Y为被解释变量（因变量）、X2为解释变量（自变量）做一元回归分析，得到方程及系数如下（如表1－13所示）：

Y ＝ 0.088 × X2 － 76.3

表 1－13

回归统计						
Multiple R	0.949094924					
R Square	0.900781174					
Adjusted R Square	0.900253415					
标准误差	340.9459893					
观测值	190					
方差分析						
	df	SS	MS	F	Significance F	
回归分析	1	1.98E+08	1.98E+08	1706.802	2.93E－96	
残差	188	21853904	116244.2			
总计	189	2.2E+08				
	系数	标准误差	t Stat	P－value	Lower 95%	Upper 95%
Intercept	－76.29466761	29.4143	－2.59379	0.01024	－134.319	－18.2702
X Variable 1	0.088104636	0.002133	41.31346	2.93E－96	0.083898	0.092312

该方程拟合优度较高，相关系数达到 0.949，并且变量 X2 显著不为零。说明人均 GDP（X2）上升一个单位，人均卫生费用（Y）将增长 0.088 个单位。或者说，卫生费用占 GDP 的比重，从全球范围来看，保持在 8.8% 的水平是比较合适的。

（二）区别中低收入国家与中高收入国家对人均卫生费用与人均 GDP 的回归分析

进一步分析不同经济发展水平国家（主要是中高收入国家与中低收入国家）卫生费用与经济发展之间的关系。从图 1－12 和图 1－13 可以看出，中低收入国家（人均 GDP 低于 2000 美元）经济发展与人均卫生费用的散点图，比中高收入国家（人均 GDP 高于 2000 美元）显得更平缓些。这说明在中低收入国家经济增量中用于卫生医疗保障的投入比重，相对中高收入国家为低；或者说，中低收入国家人均卫生费用相对于人均 GDP 的弹性，要比中高收入国家为低，更多的资源需要用于非卫生领域。另外，从图 1－12 可以看出，当人均

GDP接近2000美元时，人均卫生费用相对人均GDP增长态势，比此前显得更陡峭些，即卫生费用占GDP的比重出现较快增长。

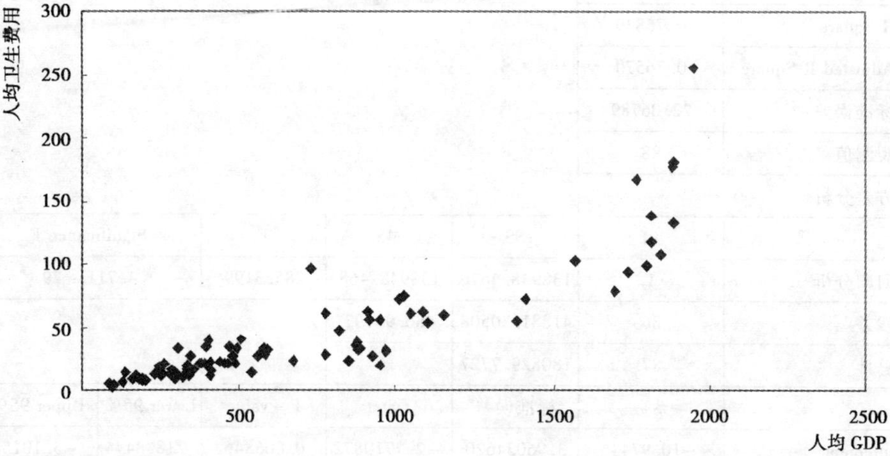

图1-12 人均GDP低于2000美元国家人均GDP与人均卫生费用图

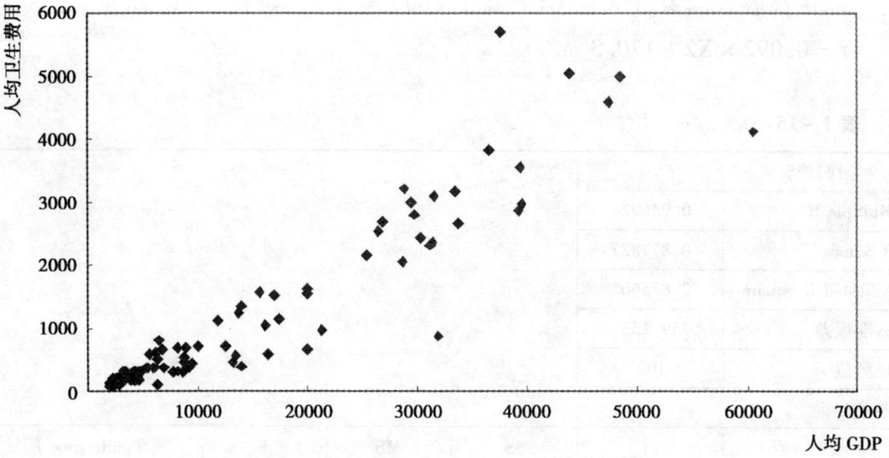

图1-13 人均GDP高于2000美元国家人均GDP与人均卫生费用图

笔者区分人均GDP低于2000美元与高于2000美元的国家，分别做人均卫生费用与人均GDP之间的回归分析，得到结果如下：

1. 中低收入国家（人均GDP低于2000美元），如表1-14所示。

$Y = 0.075 \times X2 - 10.97$

表 1-14

回归统计						
Multiple R	0.87658					
R Square	0.76839					
Adjusted R Square	0.76570					
标准误差	22.06789					
观测值	88					
方差分析						
	df	SS	MS	F	Significance F	
回归分析	1	138948.4676	138948.468	285.3199	4.71E-29	
残差	86	41881.30508	486.99192			
总计	87	180829.7727				
	系数	标准误差	t Stat	P-value	Lower 95%	Upper 95%
Intercept	-10.97446	3.96034620	-2.7710872	0.006846	-18.8474	-3.10156
X Variable 1	0.075050	0.00444310	16.8914139	4.71E-29	0.066218	0.083883

2. 中高收入国家（人均 GDP 高于 2000 美元），如表 1-15 所示。

$Y = 0.092 \times X2 - 170.3$

表 1-15

回归统计						
Multiple R	0.936924					
R Square	0.877827					
Adjusted R Square	0.876605					
标准误差	459.1333					
观测值	102					
方差分析						
	df	SS	MS	F	Significance F	
回归分析	1	1.51E+08	1.51E+08	718.5081	1.89413E-47	
残差	100	21080336	210803.4			
总计	101	1.73E+08				
	系数	标准误差	t Stat	P-value	Lower 95%	Upper 95%
Intercept	-170.308	64.22976	-2.65154	0.009318	-297.738	-42.8777
X Variable 1	0.091547	0.003415	26.805	1.89E-47	0.084771	0.098323

分析结果表明：（1）相对于中高收入国家，中低收入国家人均卫生费用与人均 GDP 之间的相关性要低，前者为 0.93，而后者只有 0.88。这说明中低收入国家对于卫生领域的投入受到经济发展水平之外的因素影响更大。（2）相对于中高收入国家，中低收入国家经济发展水平对人均卫生费用的影响要低。在中高收入国家，人均 GDP 增长 1 个单位，人均卫生费用将增长 0.092 个单位，而在中低收入国家则为 0.075。这说明，在增加卫生投入方面，发展中国家难以、也不能与发达国家攀比。从分析的结论来看，对于中高收入国家卫生总费用占 GDP 的比重保持在 9.2% 为宜，而中低收入国家则在 7.5% 为宜。

以此分析结论来推算中国卫生总费用的水平，2006 年中国人均 GDP 为 15973 亿元，低于人均 GDP 2000 美元的水平，按中低收入水平国家的回归方程来推算，卫生总费用占 GDP 的比重应为 7.5% 左右，2006 年人均卫生费用应在 1100 元左右。而 2006 年中国的实际水平为：卫生总费用占 GDP 的比重为 4.67%；人均卫生总费用为 749 元，其中城市为 145 元，农村为 442.4 元。因此总体而言，中国卫生费用的投入水平相对偏低些，增加医疗卫生资源投入是非常必要的。

第二章

健康、医疗保障与交换权利

健康是发展目标，是人类永远追求的目标之一，也是发展手段。相对于收入、名誉、地位等而言，健康对于个人具有更加特殊的意义。因为在很多时候，健康是拥有财富、名誉、地位的基础，是参加工作改变其经济社会地位的前提，失去健康甚至会影响生命。健康状况与收入改善能力之间存在较强的正相关关系，在中国农村，疾病往往是致贫或返贫的主要原因。

健康的定义是多维的，决定居民健康的因素有很多，包括收入状况、是否存在并支付得起的卫生服务和药品、适当的卫生条件和能否获得清洁水、卫生和相关领域的财政预算、政府的社会政策和国家立法架构，以及医疗保障状况等等。这些因素大致可以划分为两大类：一是国家在健康保障方面的资源总体投入状况；二是健康保障权的分配状况与结构，个人在健康保障资源分配架构中的地位。

疾病是人类挥之不去的阴影，是人类苦难的重要根源之一。人的一生中会面临生、老、病、死、残等种种人身风险。人的一生只面临一次生、一次死，而承受疾病的痛苦次数就很多。疾病直接引起医疗行为和医疗费用。医疗保障是保障和实现健康的重要途径之一，但从各国的情况来看，医疗保障主要是针对疾病风险或医疗费用的保障。因此医疗保障对于已经得了必须治疗的疾病的个体而言，显得更为重要。一个较好的医疗保障制度框架将形成社会化的健康风险或疾病风险的分散与共担机制，有利于提升一国健康保障资源的使用效率及公平性。这里主要从全球健康状况的总体考察入手，讨论健康、医疗保障以及交换权利的关系。

第一节 健康状况的总体考察

本书研究的目标是“探索建立符合中国国情的医疗保障体系，以保障全体居民的健康和医疗费用风险”。讨论的出发点是“居民的健康及医疗费用风险没有得到较好保障”，这一问题包括两个方面：一是健康结果的不公平，二是健康保障过程的不公平。这主要讨论健康及医疗保障体系存在的问题，而且这些问题不仅在中国普遍存在，在发达国家也是普遍存在的。

一、全球健康状况的基本情况

通常用平均期望寿命和婴儿死亡率来反映总体国民健康水平，来比较、评价各国居民健康状况及其改善程度。总体看来，随着经济水平的提高以及医疗卫生投入的增加，这两项指标会得到一定程度的改善，但改善的程度不同，各国之间的差异非常大。从平均期望寿命来看（以男性为例），2004 年最高的为 79 岁（如日本、冰岛等），最低的不到 40 岁（如津巴布韦、安哥拉等）。如图 2－1 所示，期望寿命的改善与经济发展有较强的关联，经济发达国家的男性平均期望寿命在 70～80 岁之间，中低收入国家在 50～70 岁之间，而低收入国家或政治局势混乱的国家在 50 岁以下。在同一经济发展水平上，不同国家的期望寿命也存在很大的差异，如同为中低收入国家的安哥拉男性平均期望寿命只有 38 岁（人均 GDP 为 929 美元），而越南则为 69 岁（人均 GDP 为 481 美元）。而人均 GDP 超过 2 万美元以后，期望寿命基本趋于大体相当的水平。

从 5 岁以下儿童死亡率来看，各国都得到不同的改善，改善程度及现有水平与经济发展水平有一定的关联。如图 2－2 所示，经济越发达的国家，该指标越低，绝大部分发达国家在 10‰以下（有 44 个国家）；另有 47 个国家该指标超过 100‰，绝大部分为低收入国家或政局动荡的国家；人均 GDP 低

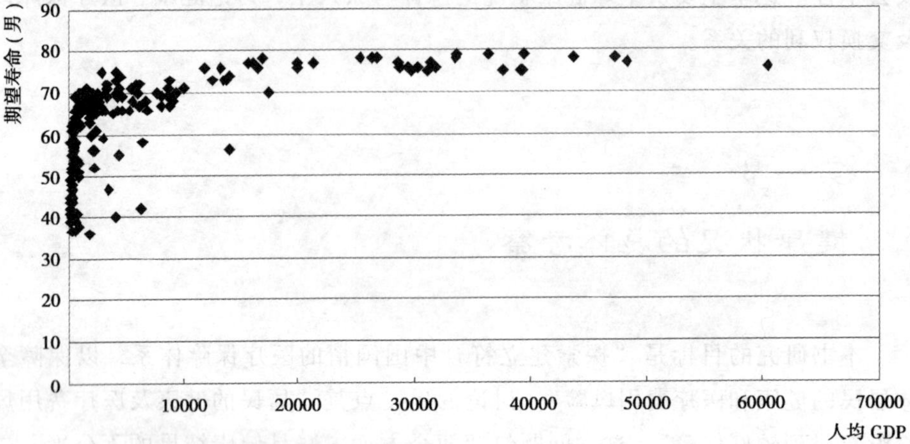

图 2－1　经济发展水平（人均 GDP）与期望寿命（男）散点图

于 500 美元的国家，该指标几乎均在 100‰以上，卫生资源严重短缺是导致这一结果的重要原因；而人均 GDP 超过 2 万美元的国家，该指标普遍在 5‰以下。

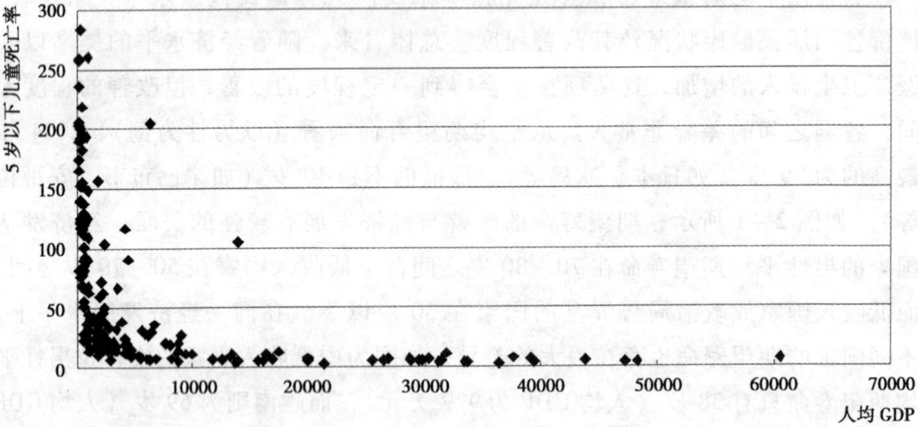

图 2－2　经济发展水平（人均 GDP）与 5 岁以下儿童死亡率散点图

但有一个现象值得进一步研究与关注，从全球范围来看，癌症的死亡率与经济发展水平呈现相反的态势，经济发达国家癌症发生率与死亡率明显要高于发展中国家。经济发展对环境的破坏，及其对人体健康的影响，需要引起高度重视与关注。

二、健康不公平普遍存在

卫生事业发展与健康公平是保障城乡居民健康的两个“车轮”。健康公平具有调节收入、促进社会公平、和谐和稳定发展等方面的作用。维护健康公平，意味着全体居民（无论贫与富）的基本医疗与身心健康得到保障，意味着全体居民对抗疾病实质自由和可行能力上的基本平衡。

无论是穷国还是富国，无论是其总体健康水平高还是低，获得健康的机会都存在着严重的不平等。国际社会对健康公平问题日益重视，世界银行、联合国儿童基金会、泛美卫生组织和世界卫生组织已经把消灭健康不公平作为一个重要的目标，并且已经开始实施一些项目来解决健康不公平问题。报告《中国：医疗卫生、贫困和经济发展》将中国的健康结果不平等归纳为地区差距、城乡差距、农民工与城市人口的差距、性别差距等。从国际的角度来看，健康结果不公平普遍存在，这主要表现为国与国之间、城乡之间以及性别之间健康方面的差距。健康不公平问题在全球范围依然十分突出。2007 年 191 个世界卫生组织成员国的医疗费用支出总额达到 5 万亿美元，其中美国就占了 42%，加上日本、德国、英国、意大利、中国、加拿大、西班牙和巴西，这 10 个国家的医疗费用支出占总额的 77%，其余 181 个国家只占到 23%。期望寿命在日本等发达国家已经达到 80 岁，而在一些经济落后的国家还不到 40 岁。农村地区的婴儿死亡率一直比城市地区要高，而期望寿命则要低，以中国为例，2005 年农村地区的婴儿死亡率为 24.5‰，高出城市地区（9.1‰）一倍以上；2000 年北京地区期望寿命为 76.1 岁，而青海、西藏等地仅为 61 岁左右，相差近 15 岁。

对于造成健康不平等的原因，报告《挑战健康不公平——从理念到行动》[①] 认为主要有以下几点：一是贫穷和脱离社会发展进程。贫穷导致健康危险被扩大；二是城市与农村的地域差别。传统的“城市偏爱”导致了资源和服务优先分配给城市中更有势力的人群；三是社会地位，包括教育与职业。社会地位的提高与健康状况的改善是平行的；四是社会背景和社会政策。政治的、文化的、社会的以及经济的等社会政策和社会背景因素对健康产生影响。其中医疗保障制度是社会政策的重要组成部分，一个有效率的医疗保障制度将

---

① 参见《挑战健康不公平——从理念到行动》第 6 页。

改进医疗服务的可及性，进而改善健康公平。

三、中国问题的严重性

对于中国的情况，2006年世界卫生组织驻华代表处和国务院发展研究中心联合发表的《中国：医疗卫生、贫困和经济发展》做了比较全面的分析。该报告称，在1979年进入市场改革时，中国的健康指标比同等收入国家的平均水平要高许多，但在25年以后，中国健康指标的改善要比按照人均收入的预测值要低一些。统计数据显示，2004年中国5岁以下儿童死亡率为31‰，在全球192个国家中列第100位，男性的期望寿命为70岁，列第55名。1980—2004年中国的人口期望寿命改善趋势趋缓，从68.6岁增加到72岁，3岁多的增长幅度要比中等收入和高收入国家的平均增幅低。但在经济转型[1]国家中，与俄罗斯、保加利亚、匈牙利等国家相比，中国的健康改善状况是可喜的。另外从传染病总体发病率来看，虽然中国这一指标一直在下降，但近年来，肝炎、肺结核、血吸虫病等传染病和地方病在部分地区死灰复燃，同时，SARS、禽流感、艾滋病等新发传染病来势凶猛，给国民健康造成了很大威胁。

快速持续的经济增长为国民的健康保障提供了更多资源，统计数据显示，2007年中国卫生总费用达到10966亿元，是1978年的近100倍。但医疗卫生资源投入总量的增加并不一定会提高人们对医疗卫生体制及医疗保障的满意度。现实的结果恰恰相反，由于医疗服务的公平性以及卫生投入的宏观效率不尽人意，“看病难、看病贵”的问题更加突出、更加严重。2003年第三次国家卫生服务调查结果显示：中国医疗服务费用增速已超过人均收入的增长，医药卫生开销成为继家庭食品、教育支出后的第三大消费，但将近五成（48.9%）的居民应就诊未就诊，29.6%的居民应住院而未住院。1993年，农民患病应就诊而未就诊率为33.7%，而到2003年，这一比例上升到45.8%；2003年农民年人均纯收入为2622.24元，而同年农民住院平均费用为2236元，城市平均每次住院费用高达4660.38元。1996—2003年，医院人均门诊和住院费用平均每年分别增长13%和11%，大大高于人均收入增幅。因病致贫，因病返贫的问题比较突出，因病致贫率由1998年的21.6%上升到2003年的30%。

---

① 《挑战健康不公平——从理念到行动》报告认为，处于经济转型时期的国家，由于其间制定的经济增长政策没有考虑社会性的投资或补偿性的教育和劳动政策，这些转型加深了健康不公平的程度。

第二节
医疗保障的内涵与外延

一、医疗保障是社会保障体系的重要组成部分

医疗保障属于社会保障体系中的一个子系统。什么是社会保障？社会保障体系的结构是什么样？许多学者曾讨论和总结过这些问题，表2－1列出了部分国际组织、国家和国内学者对社会保障概念的界定，由于历史、文化、经济背景以及所处时代发展阶段等方面的不同，各国或其不同时期对于社会保障制度的定义不完全相同，甚至具有迥异的外延与内涵，不同学者所作的定义也不尽相同。这些定义大体可以划分为两种类型：一种是大社会保障概念，如郑功成教授将社会保险、社会救助、社会福利及其他能够提供经济保障、服务保障和精神保障的社会性保障措施，均纳入社会保障的范畴之中。从这个意义上讲，通常认为社会保障包括社会保险、商业保险、社会救济、社会福利、优抚安置等内容①。另一种是相对较小的社会保障概念，如美国和中国劳动保障部门以及1981年版的《大英百科全书》所采取的定义强调社会保障是公共计划或由政府立法提供的，这实际上将商业保险排除在社会保障的范畴之外。中国劳动与社会保障部门采用的概念基本上等同于社会保险。而国际劳工组织、日本官方所采取的定义则将商业保险和政府提供的社会保险均纳入社会保障的范畴，是一个大的社会保障概念。

表2－1　　部分国际组织、国家和国内学者对社会保障概念的界定

国际劳工组织	针对因疾病、工伤、失业、残疾、死亡等不测和分娩、年老等情况，导致全部或部分劳动能力丧失而无法满足社会成员的基本生活需要时，由国家利用法律和经济手段，积聚社会力量，向其提供医疗、养老等物质援助和社会服务，以确保其基本生活

① 而著名的弗里德曼教授在其《选择的自由》一书中认为，社会福利包括社会保障（social security）、公共援助（public assistance）、房屋津贴（housing subsidies）和医疗保健（medical care）。参见郑功成著：《社会保障学——理念、制度、实践与思辨》商务印书馆2000年版，第21页。

续表

德国	对竞争中不幸失败的那些失去竞争能力的人提供基本的生活保障
英国	为国民在失业、疾病、伤害、老年以及家庭收入锐减、生活贫困时予以生活保障
1981 年版的《大英百科全书》	一种公共计划，其设置是为了保护个人及其家庭不因失业、年老、疾病或死亡以致收入受到损失，并通过公共服务（如医疗）以及为家庭生活提供经济补助以增进其福利，社会保障可包括社会保险计划、保健及福利事业，以及各种保护收入的方案
美国社会保障总署	根据政府法规而建立的项目，给个人谋生能力中断或丧失以保险，还为结婚生育或死亡而需要某些特殊开支时提供保障，为抚养子女而发给的家属津贴也包括在这个定义之中
日本官方	对疾病、负伤、分娩、残疾、死亡、失业、多子女及其他原因造成的贫困，从保险方法和直接的国家负担上，寻求经济保障途径。对陷入生活困境者，通过国家援助，保障其最低限度的生活，同时谋求公共卫生和社会福利的提高，以便使所有国民都能过上真正有文化的成员的生活
郑功成	是各种具有经济福利性的、社会化的国民生活保障系统的统称
陈良瑾	是指国民在生活上蒙受诸如失业、伤病、高龄等各种事故，而使这些国民的生活源泉——所得出现中断或减少，给国民生活带来困难时，通过社会保障机制进行国民再分配，保障其最低限度的收入所得，由国家来救济国民生活之缺损的制度
中国劳动与社会保障部门	通过国家立法，积极动员社会各方面资源保证无收入、低收入以及遭受各种意外灾害的公民能够维持生存，保障劳动者在年老、失业、患病、工伤、生育时的基本生活不受影响，同时根据经济和社会发展状况，逐步增进公共福利水平，提高国民生活质量

注：郑功成著：《社会保障学——理念、制度、实践与思辨》2000 年版；陈良瑾主编：《社会保障教程》1990 年版；庹国柱、王国军著：《中国农业保险与农村社会保障制度研究》2002 年版。美国社会保障总署：《全球社会保障制度》1996 年版；张左已主编：《领导干部社会保障知识读本》2002 年版。

这些定义有以下几个共同特点：一是强调国家或政府在制度中的主导作用；二是强调对基本生活的保障；三是社会保障所包括的内容是动态的，随着经济社会的发展，社会保障所包括的内容处于不断变化之中，这一点在中国的官方文件中得到明显体现。1993 年中共第十四届三中全会通过的《中共中央关于国有企业改革和发展若干重大问题的决定》，把社会保障制度纳入社会主义经济体制之中，并明确指出："社会保障体系包括社会保险、社会救济、社会福利、优抚安置和社会救助，企业、个人积累储蓄保障和商业保险内容。"2007 年的"十七大"报告明确提出；"社会保障要以社会保险、社会救助、社会福利为基础，以基本养老、基本医疗、最低生活保障制度为重点，以慈善事业、商业保险为补充，加快完善社会保障体系。”

笔者认为，理解社会保障这一概念，应从以下方面入手：

1. 从经济的角度，社会保障是一种对基本生活风险或损失进行社会化分摊的经济制度。在这一制度中，国民通过免缴、部分缴纳或全部缴纳费用等方式，将风险转移给社会化组织（国家或市场经济组织）；社会化组织依法或根据事先确定的条件和标准，对国民在年老、疾病、生育、伤残、失业、死亡、遭受自然灾害和发生意外事故、面临生活困难时，给予货币或物质帮助，以保障国民的基本生活需要。

2. 从法律的角度，社会保障是国民与国家或政府之间关于基本生存权的社会契约[①]。国民履行其公民的义务后，国家、政府或市场组织有责任保证其本人和家属维持最低的或最基本的生活水平，或按约定履行其保障责任。从这个意义上，社会保障普遍赋予了参保居民一项“期权”，即未来发生年老、疾病、生育、伤残、失业、死亡、遭受自然灾害和发生意外事故等不幸事件或面临生活困难时，能够获得相应保障的权利。

3. 从社会的角度，社会保障是一项基本的社会经济制度或政策，是整个社会经济政策系统的重要组成部分，在现代意义上属于基本的民生问题。也正是这个因素，政府在社会保障制度建立、改革与完善的过程中起着主导作用。

二、现代医疗保障的产生与发展

社会保障包括对人生、老、病、死、残及就业等方面的保障，保障的对象是社会化的风险。医疗保障是社会保障的重要组成部分之一，也是保障范围最广泛、运行机制最复杂的项目之一。医疗保障是指国民通过免费、适当缴费或全额缴费等方式加入到计划中，当其因生病、受伤或生育需要治疗时，国家（政府）或市场组织向其提供必需的或事先约定的医疗服务或经济补偿的制度。阿马蒂亚·森在《以自由看待发展》一书中考察了政治自由、经济条件、社会机会、透明性保证以及防护性保障等五种工具性自由，医疗保障属于防护

---

① 卢梭设想，“人类曾达到过这样一种境地，当时自然状态中不利于人类生存的种种障碍，在阻力上已超过了每个人在那种状态中为了自存所能运用的力量。”（参见卢梭著：《社会契约论》，商务印书馆 2006 年版，第 18 页。

性保障，这种工具在于提升人们防护疾病对人体健康损害的可行能力及自由，并最终提高其健康水平。

从西方发达国家市场经济条件下现代社会保障制度建立与发展的历史来看，社会保障制度体系的产生一般有两种形式：一种是在长期的市场经济活动中约定俗成的行为习惯，后来经国家法律的形式确定下来，从而构成了社会保障体系的有效组成部分。另一种是国家直接制定并强制推行的制度规范体系。社会保险制度的产生是基于政府的强制执行而替代私人保险的结果。医疗保障制度作为一项社会政策或社会化的风险处理机制，其产生与发展依赖于疾病风险的存在、剩余产品的出现以及私有产权的形式等条件，医疗保障制度作为社会保障的重要组成部分，随着社会经济的发展而不断发展变化，并经历以下多次转变：一是由非正式制度安排到正式制度安排；二是从政府不介入到政府积极介入；三是从为统治者服务到为整个社会的长期稳定和协调发展服务；四是从一种社会政策演变成社会政策与经济政策等交互作用并相互协调的混合型政策。其转变、改革或调整的主要目的是适应经济社会形势发展的需要，而反过来又能促进经济社会更和谐发展。

尽管在封建时期一些国家就出现过一些医疗救助活动，或者在更早的时期就有一些关于社会保险的思想①。在 17 世纪甚至更早的时候，就出现了商业保险。但通常把 19 世纪 80 年代德国政府将疾病作为法定保险，作为现代医疗保障产生的标志②。因为 1883 年德国政府制定世界第一部《疾病保险法》并将其作为法定保险，有两点突破性的意义：其一是首开政府以正规化、制度化介入医疗保障的先河；其二是强制参加，并将建立医疗保险制度作为一项社会政策。

当时德国俾斯麦政府建立社会医疗保险制度并非自觉的行为，也并非完全出于改善工人健康状况的目的。18 世纪、19 世纪欧洲产业革命后，在工业化和城市化的过程中，越来越多的劳动者进入工业企业劳动，这些工人随时面临包括疾病在内的各种风险，这些风险影响他们的收入来源甚至对他们及其家人

① 如在公元前 2500 年左右，中国《礼运大同篇》就讲到："大道之行也，天下为公，先贤与能，讲信修睦，故人不独亲其亲，不独子其子，使老有所终，壮有所用，幼有所长，鳏、寡、孤、独、废疾者，皆有所善养。"通常被认为是最古老的社会保险思想。

② 对此，目前存在一些争议。如果考察包括医疗救助在内的医疗保障制度发展过程，1601 年英国颁布的《济贫法》无疑是现代医疗保障历史中最早的正式制度安排。如果将市场和商业保险的因素考虑在内，现代医疗保障制度可以追朔到商业保险的起源，因为在那时，人们就通过社会化的手段和途径为疾病风险提供保障。

的生存构成威胁，不断深化的工人运动加深了劳资矛盾，成为影响社会和政治稳定一个关键因素。特别是19世纪下半叶，马克思主义开始在德国广泛传播，德国政府必须解决日益尖锐的劳资矛盾。在这种背景下，德国首相俾斯麦非常开放地要求实行一系列社会主义者（社会民主党人）过去所主张的方法，并以此作为一种削弱工人阶级、支持社会民主党并转而忠诚于国家的手段。因此，建立医疗保险制度是针对产业工人对社会保障的非常实际的需要所作出的回应，但其目的却是为了使劳动控制目标最大化。1871年，俾斯麦写道："阻止社会主义运动的唯一方法……就是推行那些社会主义者所主张的貌似公正的要求，这些要求可以在国家和社会现有的秩序框架内实行。"[①] 这个论断对于当时德国政府建立医疗保障的目的昭然若揭。在以后的实践中，我们也可以看到，社会保障制度建立后，特别是社会福利主义在欧洲等西方发达国家推广后，工人运动的次数及强烈程度均比此前有明显的减缓。

德国的《疾病保险法》规定，全体从事工业性生产活动的工人，都必须强制性地参加社会医疗保险，保险费的1/3由雇主缴纳，2/3由工人自身缴纳。德国的日益强大对于推广这种政府强制实施社会保险以控制工人运动的理念也起到积极的影响，随后欧洲各国纷纷效仿德国，奥地利于1888年、挪威于1909年、英国于1911年、法国于1930年、丹麦于1933年等建立了适应本国经济社会的医疗卫生与保障制度。

1924年社会医疗保险又扩大到发展中国家，但做法上有所变化。由于医疗卫生资源的缺乏，南美洲的智利为投保人建立医疗和急救设施，雇用医生，向他们支付报酬，雇用的医生向投保人提供医疗服务。这是国家卫生保健制度的雏形。1941年英国政府成立社会保险和相关服务部门协调委员会，委托贝弗里奇负责对当时的国家社会保险方案及相关服务进行调查，并就战后重建包括医疗保障在内的社会保障计划进行构思设计，提出具体方案。1944年《贝弗里奇报告》出版，英国政府接受其思想，并出台了《国家卫生服务法》，建立国家卫生保健制度，由国家出面组织医疗服务，"为每一个公民提供广泛的医疗服务，无论他需要什么样的医疗、需要什么形式的医疗都包括在内，并且也保证提供牙科、眼科、护理、妇产及事故后康复。"[②] 这种模式随后被部分

---

① 参见约翰·B·威廉姆森等：《养老保险比较分析》，法律出版社2002年版，第98页。

② 参见《贝弗里奇报告——社会保险和相关服务》，中国劳动社会保障出版社2004年版，第130页。

福利国家采纳和推广。

在美国，商业健康保险发展起源于1929年，并一直在医疗保障体系中发挥重要作用。20世纪30年代美国发生经济危机，罗斯福新政希望建立普及全民的社会医疗保险制度，但由于各种因素的影响，最后只是建立旨在为低收入者提供医疗服务帮助的医疗救助制度（Medicaid）和以年满65岁的老年人为对象的老年医疗保险制度——即医疗照顾制度（Medicare）。

德国政府建立社会医疗保险制度后，建立和完善包括社会医疗保险在内的社会保障制度，其重要性及其作用被越来越多的政府所认识，随着经济发展和社会进步，越来越多的国家开始实施某种形式的医疗保障制度，医疗保障的范围、水平都在不断扩大。1940年全球建立社会医疗保险的国家为24个，到1980年发展到85个，其中一半为工业化国家，其覆盖率达到90%以上，大部分国家实现了全民覆盖；另一半是发展中国家，这些国家的社会医疗保险主要是针对特殊的或正规就业部门的居民，覆盖率在30%左右，但在不断扩大之中。到1998年，已有129个国家建立了医疗保障制度，其中93个国家（约占72%）采取社会保险方式，30个国家（约占23%）采取企业负担的方式，仅6个国家（约占5%）采取社会救助或其他保障制度[①]。

医疗保障无一例外地都是政治、经济、社会等各种因素综合影响的结果。现代意义上的医疗保障发展是人类社会扶危济困的道德力量恢弘发扬的结果，并促使人与人之间的关系更符合人道标准和现实社会。虽然不同时期各国建立医疗保障制度的目的是不同的，但对于提高医疗服务的可及性、促进人类健康都起到了重要作用。

三、医疗保障的主要构成

著名的《贝弗里奇报告》将社会保障划分为国民救助、社会保险和商业保险三个层次，并认为社会保险满足基本需要，国民救助解决特殊情况的需要，自愿保险用于满足超出基本需要的额外需要[②]。与之相对应，医疗保障的主要内容包括医疗救助、社会保险和商业保险三部分。

① 参见丛树海："论构建以大病保障为核心的医疗保障制度"，《上海财经大学学报（哲社版）》，2006年第1期。

② 参见《贝弗里奇报告——社会保险和相关服务》，中国劳动社会保障出版社2004年版，第135页。

（一）医疗救助

医疗救助是保障贫困人口疾病风险及医疗服务的层次最低的医疗保障制度安排，通常由政府或社会组织（如慈善组织）承担主要责任，对于社会贫困人群和因其他原因导致生活困难人群的患病人员提供医疗服务或保障。有研究表明，医疗问题对低收入家庭的影响非常大，世界卫生组织的数据显示，低收入国家每年大约有2%～7%的人口因病致贫。在中国的贫困人口中，因病致贫、因病返贫的因素占30%～60%，个别地区高达70%[①]。因此，各国比较重视医疗救助制度的建设，通常将其作为一个托底的机制，防止特定人群（主要是社会弱势群体，如老年人、穷人等）因病致贫或返贫。医疗救助作为医疗保障体系的组成部分，有以下特点：

1. 医疗救助通常仅仅限于特定的贫困人群，保障的内容主要是对患病、伤残或死者遗属的基本生活救济和有限的医疗服务。

2. 医疗救助只能满足甚至还不能满足人们基本的医疗保障需求，保障的标准或水平通常比社会保险待遇低。发放救助时须经过经济状况调查，且要有需要救助的证据。

3. 医疗救助费用的资金主要来源于国家财政预算，少部分也可以通过社会募集形成（如社会慈善救助）。

（二）社会保险

社会保险是随着商品经济的发展和社会化大生产的产生而出现的。1883年，德国颁布了世界上第一部社会保险方面的法律——《企业工人疾病保险法》，标志着用社会保险的机制解决社会问题方式的诞生。此后，很多国家颁布法律，建立了不同的社会保险制度。100多年来，对于社会保险的认识在不断深化。按照1953年维也纳国际社会保险会议的表述：社会保险是以法律保证的一种基本社会权利，其职能主要是以劳动为生的人，在暂时或永久丧失劳动能力时，能够利用这种权利，来维持劳动者及其家属的生活。社会保险的本质是社会化保障机制，是劳动者及其家属在因生育、年老、伤残、失业、疾病、死亡等原因丧失劳动能力或机会，从而中断劳动导致失去生活收入时，根

---

① 参见陈佳贵、王延中：《中国社会保障发展报告（2007）——转型中的卫生服务与医疗保障》，社会科学文献出版社2007年版，第125页。

据立法从国家或社会获得必要的物质帮助的社会保障制度。社会医疗保险是由国家通过立法强制实施的，为解决劳动者及其家属因疾病、负伤、生育而暂时丧失劳动能力后的治疗和生活问题，由国家给予适当经济帮助和医疗服务的一种社会保障制度。中国社会保险的产生是以1951年公布、1953年修订重新公布的《劳动保险条例》为标志的，该条例规定城镇职工医疗、生育、年老、伤残及死亡等五项保险待遇。在建立社会主义市场经济过程中，城市失业问题显性化、严重化，在此背景下，1986年中国开始施行失业保险，与前五项共同构成中国社会保险体系。通常而言，社会保险主要包括：养老保险、医疗保险、生育保险、工伤残疾保险、死亡及遗属保险和失业保险等项目。

理解社会保险这一概念，可以从以下方面入手：

1. 社会保险是现代国家实施的一项社会政策，属于社会保障制度这一系统中最重要的子系统，政府在社会保险中起到决定性作用，包括制度的设计、直接经营、财政扶助和监督管理等方面。按照《贝弗里奇报告》的观点，社会保险作为社会保障的主要方式，应遵循六个基本原则：（1）基本生活待遇标准统一；（2）缴费费率统一；（3）行政管理职责统一；（4）待遇标准适当；（5）广泛保障；（6）分门别类，适合不同人群①。不同人群的实际收入水平和受收入水平影响的正常生活费支出水平大不相同。享受更高标准的待遇主要是个人自己的事情，也就是说，这是个人自主选择和自愿保险解决的问题。但国家应保证有关政策为自愿保险留有空间，并给予鼓励。

2. 政府通常通过立法赋予劳动者及其家属享受社会保险的权利，同时也规定劳动者必须承担一定的缴费义务才能获得享受待遇的权利。《贝弗里奇报告》认为：强制保险如果限于满足基本生活需要，个人就能切实相信它会以最小的管理成本满足人们的基本生活需要。当然，个人在不是通过支付全部费用，而只是支付了一部分费用作为缴费的情况下，就能得到保障。这种保障不是慈善施舍，而是个人的基本权利②。

3. 社会保险的目的在于保障劳动者生病、失去工作能力或失业后仍能维持基本生活和医疗需求；劳动者获得遭遇风险后的补偿，来自个人、集体和国家三方筹集的基金。“社会保险”本身就隐含两层意思：（1）这种制度是强制

---

① 参见《贝弗里奇报告——社会保险和相关服务》，中国劳动社会保障出版社2004年版，第136页。

② 参见《贝弗里奇报告——社会保险和相关服务》，中国劳动社会保障出版社2004年版，第133页。

性的；（2）这种制度遵循团结互助原则①。这主要体现在强制参加并缴费，建立基金并用于最需要的人。在单位和个人缴费方面，目前主要有税和缴费两种形式，这两种形式之间的差别在于，税与纳税人的支付能力挂钩，而与其将来享受的待遇高低无关；缴费则与缴费者享受的待遇高低相关，而与其支付能力无关②。

（三）商业保险

商业保险是商品经济发展的必然产物，也是市场经济对社会经济活动进行调节的必备手段和内在要求。对于商业保险的概念通常从两个方面去定义，一是从经济的角度来说，商业保险是一种风险分摊的经济制度，主要是对灾害事故的损失进行分摊的一种经济保障制度和手段。保险公司集中众多单位的同质风险，通过预测和精确计算，确定保险费率，建立保险基金，使少数遭受风险事故的不幸成员获得损失补偿或保险给付，实现风险损失在所有被保险成员中的分摊。二是从法律的角度来说，商业保险是一种合同行为，《中华人民共和国保险法》将其表述为：商业保险是指投保人根据合同约定，向保险人支付保险费，保险人对于合同约定的可能发生的事故因其发生所造成的财产损失承担赔偿保险金责任，或者当被保险人死亡、伤残、疾病或者达到合同约定的年龄、期限时承担给付保险金责任的商业保险行为。

理解商业保险，可以从以下方面入手：

1. 作为一种经济补偿制度，商业保险是建立在社会经济互助的原则下，以概率论和大数法则为科学经营的理论基础，“集众人资金，解决一人之难”。商业保险的代表口号为“人人为我，我为人人”。

2. 合同双方的权利义务对等。投保人获得保险保障的前提是支付相应的保险费，保险公司收取保险费的同时也承担了在投保人发生保险事故时进行相应补偿的义务。

3. 商业保险的基本功能是分散风险、经济补偿，并派生出资金融通与社会管理的功能。

根据不同的原则和标准，商业保险有多种分类方法，通常根据保险标的的

---

① 参见《贝弗里奇报告——社会保险和相关服务》，中国劳动社会保障出版社 2004 年版，第 11 页。

② 参见《贝弗里奇报告——社会保险和相关服务》，中国劳动社会保障出版社 2004 年版，第 120 页。

不同，商业保险一般分为人身保险和财产保险两大类。其中，人身保险是给付性的，按照保障责任范围的差异，又可细分为人寿保险、意外伤害保险和健康保险。商业医疗保险属于健康保险的范畴①。非寿险则是一种补偿性的，按照保障的内容不同，又可细分为财产损失保险、责任保险、信用保证保险。最早的商业保险是海上保险，现存世界上最古老的保险单是1347年10月23日由热那亚商人出立的，承保商船从热那亚到马乔卡的航程。

四、现代医疗保障制度的主要特点

医疗保障制度的发展经历了上百年的历史，在保障居民身体健康、提升居民身体素质和工作能力等方面发挥了积极作用，但随着经济社会的发展，也暴露出一些影响其可持续发展的问题。目前各国医疗保障的模式千差万别，即使是同一模式下，各国的医疗保障制度也是千差万别。从全球范围来看，医疗保障制度作为一项社会政策，尤其西方发达国家的医疗保障制度具有以下特点或趋势：

（一）多样性

这不仅仅是指国与国之间医疗保障模式的多样性，即使一个国家实现其医疗保障目标所采取的方式或途径也是多样的。例如在日本，医疗保障方式包括社会组织经营的雇员健康保险、政府经营的雇员健康保险、国民健康保险、老年卫生保健服务计划以及商业健康保险等。法国的医疗保障体系则分为法定医疗保险（包括全国健康保险、农村健康基金、自雇人员基金等）、互助医疗保险（包括互助会、互助基金会等）、困难人群医疗援助以及商业健康保险等。中国的医疗保障体系则包括城镇医疗救助、农村医疗救助、城镇职工基本医疗保险、新型农村合作医疗、城镇居民基本医疗保险、城镇职工大额医疗互助保险、行政事业单位的公费医疗、军人的免费医疗制度以及各种形式的商业健康保险等多种形式。

---

① 目前，各国对于健康保险和医疗保险的定义、分类及区别是不同的。部分国家将健康保险等同于医疗保险。根据中国保监会颁布的《健康保险管理办法》的定义，健康保险是指保险公司通过疾病保险、医疗保险、失能收入损失保险和护理保险等方式对因健康原因导致的损失给付保险金的保险。医疗保险是指以约定医疗行为的发生为给付保险金条件，为被保险人接受诊疗期间的医疗费用支出提供保障的保险。因此健康保险的内涵与外延比医疗保险更大更宽些。

（二）广覆盖

建立覆盖全体居民的医疗保障制度是各国努力的目标。目前大部分发达国家已经或者基本实现了这一目标，其余各国正在朝这个方向继续努力。

但从各国的经验来看，建立全民医疗保障制度通常并不是一步到位的，而是根据经济发展变化不断扩大制度的覆盖面。例如韩国实现社会医疗保险覆盖全民花了20多年的时间。韩国1977年着手建立社会医疗保险制度，首先是在500人以上的大企业进行，并为低收入者建立了医疗救助制度；1979年开始建立政府公务员和私立学校教职员医疗保险制度，并将单位医疗保险扩展到300人以上企业；1981年和1983年又先后将单位医疗保险扩展到100人以上企业和16人以上企业；1988年建立地域医疗保险，为农村个体劳动者及家属提供保障，并将单位医疗保险扩展到5人以上企业；1989年将最后一个群体——城镇个体劳动者及家属纳入地域医疗保险保障范围。到2003年韩国加入社会医疗保险的人数约为4700万人，占总人口的96%左右。剩余的4%属于无收入和无财产者，由国家医疗救助制度提供保障。

（三）多层次

单一的社会医疗保险计划很难顾及个别或特殊个体的医疗保障需求，保障能力和可持续性相对弱些，为此，大部分国家建立了包括医疗救助、社会保险和商业保险在内的三层次医疗保障体系，建立了保障疾病风险的三道防线。多层次体系的建立有利于充分调动政府、社会、单位和个人等各方面资源的积极性，有些国家甚至在社会保险领域引入市场竞争机制，以进一步提升体系的效率。例如德国、西班牙等国允许部分居民（通常是高收入群体）在参加社会保险或商业保险之间自由做出选择。即使在英国这样一个实行政府包揽型医疗保障制度的国家，也没有完全阻止商业保险等市场化手段在体系中发挥作用。《贝弗里奇报告》认为：自愿（商业）保险是社会保障的基本组成部分，必须为其发展提供空间并给予鼓励，并指出“即使国家组织了医疗服务，但那些有意愿又有财力的人仍可单独花钱享受私人医疗服务，正如尽管公立教育对所有人敞开大门，但人们还是可以花钱接受私立教育一样，但没有一个人是被强迫去单独花钱享受私人服务的”[①]。在实践中，有10%的英国人参加了商业健

① 《贝弗里奇报告——社会保险和相关服务》，中国劳动社会保障出版社2004年版，第181页。

康保险项目，或作为公共项目的替代，或作为它的补充，而且保费呈上升趋势。

（四）一体化

缩小不同社会医疗保险项目或实施一体化的医疗保障项目是各国努力的目标或发展趋势。大部分发达国家不对居民进行社会分层而给予不同的医疗保障待遇，例如，加拿大、英国、西班牙、意大利、新西兰等国家实施国家卫生服务项目，由国家举办公立医疗服务机构并向全体居民提供卫生服务及医疗保障。当然也有发达国家采取对不同群体提供不同医疗保障项目的方法，例如，美国、德国对公务员和军人等特殊群体提供待遇相对较高的医疗保障项目。发展中国家普遍采取社会分层的方法，对不同的群体实施不同的医疗项目，有些国家甚至将政府提供的医疗保障项目仅限于正规部门的就业人员。

以韩国为例，2002 年前，韩国对于企业职工、政府公务员及私立学校教职员、个体劳动者及其家属采取不同的社会医疗保险制度，并实行分散经营管理的方式。根据韩国《医疗保险法》，3000 人以上的企业便可自行成立医疗保险基金，雇主特别是大雇主都希望建立以本企业为基础的医疗保险基金，参与基金管理，使用基金结余。到 1998 年，全国共有医疗保险基金 360 多个。这种管理方式带来以下几个问题，而且日益突出：一是制度之间不公平。由于制度是分散的，缴费负担、待遇享受及个人自付比例等方面都不一样，收入相同的人，因所隶属的医疗保险基金不同而缴费及报销水平大相径庭；二是管理效率低下。分散经营导致每个基金所拥有的成员很少，平均在 10 万 ~20 万人的规模，一方面不能有效分散经营风险，另一方面损失了管理上的规模效益，增加了经营成本。据统计，这一时期韩国医疗保险基金的经营管理成本占总基金规模的比例平均为 8.5%，个别基金甚至高达 15.6%；三是不同制度的运行结果差距很大，苦乐不均。在单位医疗保险中，企业采取从工资中直接扣除保险费的做法，保证了保险费 100% 的征收，收入比较稳定，该制度在过去的 20 多年间从来没有出现过财政赤字。但地域医疗保险却因为农、渔民和个体户的收入不确定，既不能做到公正征收，也不能做到 100% 的征收，因而经常出现资金困难。尤其是 1998 年 10 月，韩国将 227 个地域医疗保险机构和公务员医疗保险机构、教师医疗保险机构合并，成立“国民医疗保险管理公团”后，由于管理松懈，责任意识差，“大锅饭”意识抬头，维护本系统医疗保险的意识受到削弱，保费征收率很快降低到 70% 左右，当时财务分开的地区医疗保险和公务员医疗保险、教师医疗保险均出现财政赤字，而国民缴付的保险费却大幅度上升，地区医疗保险费上升25%，公务员和教师医疗保险费上升57%，引起国民的不满。面对这些问题，韩国政府最终决定进行“制度合并”改革。1998年10月，地域医疗保险与公务员、教师医疗保险合并，成立全国医疗保险基金；2000年7月，单位医疗保险与全国医疗保险基金合并，成立全国健康保险基金，但因保费计算方法的不同，地域医疗保险仍暂时实行分开核算。2003年7月，完成合并的全部工作。目前此项改革的成效初显，如管理成本占基金的比例已从1999年的8.8%下降到2000年的7.3%、2001年的4.5%和2002年的4.0%；到2002年医疗保险基金工作人员削减5199人，削减近1/3。

又如，1995年中国台湾地区整合旧制度下的劳工保险、公务人员保险、农民健康保险等13种医疗保险，实施新的、统一的全民健康保险计划，截至2005年年底，已有2231多万人参加该医疗保障计划，覆盖99%以上的居民。

第三节 健康与交换权利

一、健康权

健康权作为一项基本人权的理念，由发达国家，特别是福利社会国家，逐步向发展中国家蔓延，并为国际社会组织以及越来越多的发展中国家所接受。如《世界人权宣言》第25条承认：“人人有权享受为维持他本人和家属的健康和福利所需的生活水准，包括食物、衣着、住房、医疗和必要的社会服务；……”《经济、社会和文化权利国际公约》第12条规定：“本公约缔约各国承认人人有权享有能达到的最高的体质和心理健康的标准。”并要求各缔约国采取步骤实现健康权，包括：（1）降低死胎率和婴儿死亡率，使儿童得到健康的发育；（2）改善环境卫生和工业卫生的各个方面；（3）预防、治疗和控制传染病、风土病、职业病以及其他疾病；（4）创造保证人人在患病时能得到医疗照顾的条件。《阿拉木图宣言》申明：健康不仅是疾病与体虚的匿迹，而且是延迟健康社会幸福的总体，是基本人权。中国宪法也规定，人民群众有权在特定的情况下享有政府提供的保障其生存权的医疗救助。

对于健康权的内涵与外延还存在一些争议。对于健康权的界定，有学者认为，健康权是指："以保持身体内部机能之完整性为内容的权利"[①]；有人认为，健康权是"公民享有的以其身体的生理机能正常运作和良好的心理状态维持人体生命活动利益为内容的人格权"[②]；有人认为，健康权是指："自然人依法享有的保持其自身以至身体整体功能安全为内容的人格权，健康不仅包括器质健康、生理健康，也包括功能健康和心理健康，无论对公民任何健康的分割都构成分割公民的健康权"[③]。对于健康权的内容，有学者认为应包括："初级卫生保健权、基本医疗服务权、获得最基本的营养和医疗保障权、卫生条件权、饮食健康权、药械获得权、卫生知识获得权、环境卫生权、康复权、突发及重大公共卫生事件知情权等"[④]。

健康权作为一项基本人权的理念，认为政府对公民健康负有责任，甚至要求将健康权上升到宪法意义，这提升了政府在这一领域的责任。这种观念的转变与健康风险承担主体的变化是一脉相承的。医疗保障或健康卫生保障是对健康风险或疾病风险的管理，其中核心的问题是：谁是健康风险或疾病风险的所有者？谁是风险的承担主体？缺乏对风险所有者主体、责任主体和承担主体的共识，就难以把握好建立公平的、有效率的医疗保障体系所必要的利益权衡取舍。如果不能明确由谁负责管理健康风险或疾病风险，就不可能将关注转化为行动。政府如果不是健康风险的所有者或承担主体，政府就可能只是关注这一问题，而不是把关注转化为实际行动和投入，这是中国农村居民疾病风险保障和医疗保障问题长期得不到解决的根本原因所在。但笼统地去谈论健康风险或疾病风险的所有者或承担主体，显然是无效的，无助于问题的解决。在现代社会中，政府、社会、市场和个人都是健康风险或疾病风险的所有者或承担主体，关键的问题是对健康风险或疾病风险进一步细化，区分不同类别健康风险或疾病风险的所有主体或承担主体。并通过建立制度，将风险所有者或承担主体与防范、化解风险的责任与义务联系起来，在不同利益相关者之间建立有效的分担健康风险或疾病风险激励约束机制。

健康风险或疾病风险主要体现在三个方面：一是治疗疾病的医疗费用支

---

① 参见史尚宽著：《债法总论》，台湾荣泰印书馆1978年版，第142页。
② 参见周宜雄：《论健康权的民法保护》，武汉大学优秀硕士学位论文。
③ 参见张玉芳、米永琴："要维护中小学生的人格权"，《山西教育》2004年第2期。
④ 参见杜承铭、谢敏贤："论健康权的宪法权利属性及实现"，《河北法学》2007年第1期。

出；二是健康风险或疾病风险导致个人健康状况欠佳，由此影响其获取收入的能力，并可能对用人单位生产效率产生不利影响；三是个体健康风险或疾病风险演变成社会性风险，进而影响社会的稳定与秩序。由此，我们可以将健康风险或疾病风险的所有者或承担主体划分为四个层面：一是公共卫生保健，政府应该承担全部责任。这部分健康风险具有公共品的特性，企业或个人没能力或积极性去应对这些风险，即使应对，其效果也是不理想的。风险一旦发生，很大可能会由个人向社会扩散和蔓延，损失更多是由社会来承担，因此政府作为社会的代表，应该是这类健康风险的所有者或承担主体，通常由政府直接提供保障并负责筹资；二是基本医疗服务，政府、企业和个人都应承担相应的责任。这部分风险具有普遍性，一旦发生会影响劳动力的工作能力及时间，对企业等用人单位会产生负面的影响，如果蔓延或累积，则会影响公众对社会或政府的公信力，当然个人自身也承担痛苦。因此这类风险应该由政府、用人单位及个人共同来承担，通常由政府组织提供，三方共同承担费用；三是补充医疗服务，企业和个人是风险的所有者或承担主体。这类健康风险具有个性化特点，而且发生的频率相对于基本医疗服务要小些，主要会影响用人单位的吸引力及生产效率，以及个人的健康状况和生产力。因此用人单位和个人是风险的所有者或承担主体，通常由用人单位购买商业保险来解决，用人单位和个人双方分担费用；四是享受型或高端医疗服务。应该完全由个人来承担，由个人现金购买医疗服务或通过购买商业保险来解决，个人完全承担费用。不同国家，或同一国家在不同时期，对于这四个层面的划分是有区别的。

二、交换权利

健康权的保障与否及其程度取决于个人的健康保障交换权利集，取决于一个国家的健康保障交换权利总量及其个人在分配中所处的地位。实现个人健康，首先是希望不得病，这包括许多锻炼身体及预防的方法。其次是在得病后能够获得较好的或足够的治疗。这里主要讨论得病后治疗的保障问题，医疗服务保障不足是影响人们抵抗疾病风险或享受足够有效的医疗服务的重要因素。医疗服务保障不足是指一些人（可能还不是少数人）未能得到足够的医疗服务，在大部分时候并非现实世界中不存在足够的医疗服务。虽然后者能够成为前者的原因，但却是诸多可能的原因之一。更多是因为个人受各方面的限制而剥夺了享受的权利。医疗服务方面的保障不足就会在一定程度上导致“看病难、看病贵”问题，通常讲，“看病难”是指物理上、时间上或实物上的可及性差，而“看病贵”则是指经济上的可及性或支付能力相对不足。关于健康与医疗服务供给之间的联系，需要用事实来进一步说明。但很显然，对于个案来说，尤其是在得了需要治疗的疾病时，能否得到有效的、足够的医疗服务是决定其是否康复的重要原因之一，甚至是关键原因。

医疗服务供给是指医疗服务商品（或一组商品）自身的事情，健康（病后的治疗）则是指人与这种商品（或一组商品）之间的关系。除非一个人自愿不接受治疗，或者得了不可治疗的疾病，人类不健康或健康不公平基本上是人类关于医疗资源所有权的反映。我们可以看到，同等医疗服务供给水平的国家，其居民的健康水平或医疗保障水平是不同的。医疗资源分布的不均等会在一定程度上影响资源的使用效率，以及不同居民群体对医疗资源或服务的可获得性。

医疗保障以及健康公平体现一种权利关系。阿马蒂亚·森认为[①]，在一个私人所有制的市场经济中，人们所公认的典型的权利关系主要包括：（1）以贸易为基础的权利，即一个人有权拥有通过自愿交易所得到的东西；（2）以生产为基础的权利，即一个人有权拥有自己的资源或在自愿的基础上使用雇佣来的资源所生产出来的东西；（3）自己劳动的权利，即一个人有权拥有自己的劳动能力，并进而有权拥有与自己的劳动能力有关的以贸易为基础的权利，以及以生产为基础的权利；（4）继承和转移权利，即一个人有权拥有他人自愿赠与他的东西，但后者对这些东西的所有权必须是合法的，而且这种赠与可能要等到赠与者去世后才能生效。

交换权利以市场经济制度为基础，一个人在市场经济体制下可以将自己所拥有的商品或服务转换成另一组商品或服务，这种转换可以通过贸易、生产或两者的结合来实现。在转换中，一个人所能获得的各种商品或服务组合所构成的集合，就称为这个人所拥有东西的“交换权利”[②]。一个人医疗服务方面的交换权利就是指一个人通过贸易、生产或两者结合的方式，将自己所拥有的商品转换成医疗服务组合所构成的集合。很显然，如果一个人的交换权利集合中没有包含足够的医疗服务的可行商品或服务组合，那么，这个人就有可能面临疾病甚至死亡的威胁。而当一个社会关于医疗保障的交换权利集在不同人群之

① 参见阿马蒂亚·森：《贫困与饥荒》，商务印书馆 2001 年版，第 6 页。

② 参见阿马蒂亚·森：《贫困与饥荒》，商务印书馆 2001 年版，第 8 页。

间分配不公平时，就会产生健康结果的不公平。

三、健康交换权利的影响因素

在给定一个人所有权组合（包括其劳动力）的情况下，决定一个人的健康交换权利的因素主要有：

1. 个人的就业状况及劳动，即他是否能够找到一份工作及这份工作的性质（是正规部门还是非正规部门），以及这份工作所能提供的报酬水平。世界卫生组织的一项研究表明：社会经济地位与健康状况之间存在一个梯度曲线关系，即居民的健康状况随着社会经济状况从顶部到底部而由最好变为最坏。

2. 个人的财产状况，以及出售这些非劳动所得资产能够得到多少收入。

3. 医疗服务等的物理分布状况，以及购买这些服务的成本与相对价格。

4. 其他非经济交换所能得到的医疗保障权利，如政府所举办的医疗保障项目对自己的覆盖情况及保障水平。

5. 商业健康保险等市场化分担机制的发展状况，以及个人的购买意愿。

6. 个人在社会经济等级结构中的地位，以及该经济中的生产方式。很显然在计划经济条件下，医疗卫生资源更多会向权力阶层倾斜，而在市场经济条件下，富裕阶层会在享受医疗服务方面拥有更大的自由度。个人所拥有的医疗保障状况会随着他所在的那一个阶层的变化而变化。即使所有权状况相同，个人的医疗保障交换权利还依赖于一个人的经济前途，而其经济前途又依赖于生产方式，以及就生产关系而言的他的社会地位。我们会发现，有些人的经济状况可能并不是非常好，但其在享受医疗保障和医疗服务方面可能有些优先权，如公务员、医疗服务监管部门的工作人员。

一个人健康交换权利受到不利影响，主要有两方面的原因：从需求的角度来看，受环境恶化等因素的影响，个人从医学或生物学的角度来看，对医疗服务的需求增加；此外，单位医疗服务的价格相对于其他价格或收入增长了。

在这些影响因素中，收入是关键性的。2003 年中国第三次卫生服务调查的数据显示，卫生服务的利用随着收入的增加呈现明显上升的趋势。如表 2-2 所示，按照收入五等分法划分，从最低收入的 1/5 家庭到最高收入的 1/5 家庭（从左到右），城乡居民中最低收入的 1/5 家庭因病卧床率要远高于其他收入的 1/5 家庭，同时低收入人口的未住院率与未就诊率均要远高于其他人口。但两周患病率差别并不明显，甚至因收入的增加，还呈现上升趋势①。

表 2－2 2003 年城乡不同收入居民健康和医疗服务利用情况表

区域	指标	1	2	3	4	5
城市	两周患病率（%）	13.38	13.56	14.29	14.31	15.48
	因病卧床率（%）	3.69	3.32	3.12	3.39	3.33
	未住院率（%）	60.2	57.7	54.2	51.2	45.2
	未就诊率（%）	41.58	32.30	22.73	28.23	17.18
农村	两周患病率（%）	13.39	13.23	13.41	13.81	14.01
	因病卧床率（%）	4.20	3.85	3.66	3.72	3.40
	未住院率（%）	46.0	43.8	44.7	44.5	42.9
	未就诊率（%）	41.04	33.80	31.33	26.40	19.45

资料来源：2003 年中国第三次卫生服务调查。

另一方面，一个人的健康状况会直接影响其收入能力和生活质量。疾病或不健康状态往往意味着某种机会的丧失或剥夺，从而使其陷入贫困。很显然，在市场经济条件下，贫困将削弱其获得医疗服务的能力和自由。

四、医疗保障与交换权利

医疗保障体系会影响一个人健康交换权利。拥有医疗保障，意味着人们在治疗时可以得到一定的费用支持，也意味着人们能够及时获得医疗卫生服务，得到有效治疗，尽早恢复劳动力。建立医疗保障制度的意义就在于扩展了居民在健康及疾病风险方面的自由，基于自由的医疗保障观与传统的基于治疗的医疗保障观形成明显的对照。传统的医疗保障主要是为治疗疾病筹集费用，以及对这些费用的控制与分配。当然医疗卫生资源作为治疗疾病的手段，对于居民免于疾病的痛苦很重要。但要使居民充分享有健康方面的自由，不仅依赖于治疗，还依赖于预防以及再分配安排。医疗保障就是提升居民健康自由的制度性安排，很显然，从这个角度来看，政府对穷人投入 1 元医疗卫生资源对其自由

① 其原因可能在于：调查数据的来源是“居民自我报告”，收入不同的被调查者对于疾病的主观价值判断可能存在差异，收入高的人更注重自身的健康，而收入低的人则把生存放在第一位，对于小病小痛可能不认为是一回事。

度的改善程度，要远远大于对富人投入1元医疗卫生资源对其自由度的改善程度。

在市场经济背景下，现金只能等价地购买相应的医疗服务。政府举办的医疗保障项目切断了个人支付能力与其必需的医疗服务供给之间的联系，会扩大受保障人群的可以控制的医疗保障商品组合，它们是个人交换权利集的重要组成部分，会在一定程度上扩大个人的交换权利集，因为这些项目政府通常给予财政上的支持或补贴，个人免费（如医疗救助、公共卫生服务）或低费（如基本医疗或社会医疗保险）。

商业健康保险权利与义务严格对等，但这种机制具有互助共济的性质，个人通过缴纳少量的确定的代价（保费），可以在损失发生时得到更大的赔偿（保险金额），因此能够提高对疾病风险的保障程度，扩大个人对医疗服务的需求范围以及医疗保障商品组合。

无论是政府举办的社会医疗保险项目，还是医疗救助项目，还是商业健康保险项目，都可以从制度和机制上减少个人对未来预期的不确定性，个人通过缴纳确定的少量的保费，就可以获得在未来发生疾病时得到医疗服务或费用分担的保障。从这个意义上说，如果说个人劳动收入或资产的保障程度为1，则商业健康保险为1.5，而政府举办的医疗保障项目为2。

健康恶化及不公平发生在贫穷地区比发生在富裕地区的概率要大得多。但如果社会中存在大量的不平等，即使在富裕地区同样也会发生健康不公平问题。这说明一国居民健康水平不仅与财富有关，与卫生投入有关，更与财富及卫生投入的分配及健康保障权利享有有关，也与政府在消除健康不公平中所采取的行动及其有效性有关。从供给的角度来看，个人医疗保障的交换权利或者说医疗保障交换集发生了变化。政府提供的医疗救助和基本医疗保障，以及商业健康保险的发展扩大了个人医疗保障交换权利集。尤其是政府提供的项目起到了稳定的和底线的作用，由此在交换权利集中处于非常重要的位置。

第三章

医疗保障中的市场

医疗保障既是发展的目标，也是发展的手段。从发展目标的角度来看，建立和完善医疗保障的目的在于提升居民在抵御健康风险或疾病风险方面的自由或可行能力。用阿马蒂亚的话来说，“发展可以看做是扩展人们享有的真实自由的一个过程”，医疗保障属于防护性保障自由，完善医疗保障体系实质上是扩展人们防护性保障自由或能力的过程。医疗保障和教育一样同属于重要的民生话题，是经济社会发展与进步的动力机制与保障机制，教育能够提高人力资源的质量，使人民有足够的知识、沿着正确的方向，更有效率地参加到经济社会建设中；医疗保障既能够提高人民在工作时的体力、耐力和注意力，更能解决人民的后顾之忧，提高人民参与经济社会建设的积极性①。

千百年来，人类探讨通过不同的组织、方法，去化解疾病风险及其带来的经济损失，以保障人类健康、生存和发展的需要。保障方式从个体（家庭）保障逐步向市场保障和政府保障演变，以调动社会各种资源和力量，不断提高其抵御风险的能力。医疗保障制度的产生与发展，本身同市场经济的发展有着很强的关联关系，因为市场经济运行会作为一种机制改变人们的经济社会地

① 但美国经济学家吉利斯等人认为，尽管在医疗保健方面的支出能够带来许多不同种类的私人收益和社会收益，但与教育投资的收益相比较，医疗保健的投资收益却并不令人满意，甚至很难用数量来表示，也很难从经验上得到证实。参见吉利斯等著：《发展经济学》，中国人民大学出版社 1998 年版，第 267 页。

位，以及由此而产生的对疾病风险或健康风险的自由或可行能力。当然难免有许多人会成为失败者，而且越来越多的疾病风险不在个人能力可控范围之内，其影响也超越了个人和家庭。这就需要更大范围或更高层次组织对疾病风险或健康风险的预防。同时，市场无论是作为一种医疗服务交换的场所，还是作为一种资源配置的机制，都在促进医疗保障制度发展及其作用的发挥中起到了重要的作用。这些作用主要表现在：（1）市场是医疗服务交易的场所；（2）市场作为抵御健康风险或疾病风险的机制，有许多优于家庭或个人的长处；（3）市场竞争能够达到政府机制不可能达到的效率，其原因在于对信息的经济利用和动力的相容性（阿马蒂亚，2008）。当然，不能对市场盲目崇拜。单纯依靠市场无法完美解决医疗保障问题，市场机制在医疗保障领域同样存在失灵的问题，包括外部性、信息不对称等问题，并且涉及多利益集团的参与及利益角逐，这些问题都在一定程度上增加了建设和维持可持续的医疗保障体系的艰巨性。此外，市场机制的主要优势在于提高制度及运行的效率，在提高公平方面的作用显得弱些。

医疗保障是一个复杂的系统，为进一步认识这一系统，这里主要探讨市场失灵在医疗保障领域的主要表现，包括外部性、信息不对称以及利益集团问题，并运用博弈论的理论与知识探讨保险机构与医疗机构之间的激励约束问题。

第一节 医疗保障的外部性

一、外部性的特征

西方经济学中关于外部性的定义很多，比较经典的是布坎南下的定义：只要某一个人的效用函数（或某一厂商的生产函数）所包含的变量是在另一个人（或厂商）的控制之下，即存在外部性。可以用公式来表示：

$$U_a = U(X_1, X_2, X_3, \cdots, X_n, Y)$$

这就是说，如果某个人 A 的效用，不仅受其所控制的活动 X_x，X_2，X_3，…，X_n的影响，还受到另外人所控制的活动 Y 的影响，就发生了外部性。

外部性分为积极的和消极的两类，其划分取决于单个经济单位是无偿地享有了额外利益，还是承受了不是由他导致的额外成本，前者称为外部经济，后者称为外部不经济。经济学的讨论更多集中于对私人成本与社会成本之间偏差的研究，而对于私人收益与社会收益之间偏离的研究较少。

福利经济学家认为，外部性必须满足四个条件：(1) 外部性不能是单纯的某种物理影响，而必须具有某种福利影响的效应，这种福利影响的效应可以是积极的，也可以是消极的；(2) 产生外部性的主体是个人或集团，或处于人的控制之下的事物，受影响的一方也必须是人或人所拥有的事物；(3) 产生外部性的福利影响，无论是利益还是损失，都不需支付代价，因此凡是通过市场交换而带来的损益都不属于外部性之列；(4) 外部性是一种经济活动的副作用，带有偶然性和附随性，而不是一种经济活动的主导和有意识的行为造成的影响①。

二、外部性分析模型

满足个体保险需求的服务或产品具有较强的外部性。医疗保障体系具有分散风险、促进医疗费用公平负担和控制费用不合理增长等三方面的功能。医疗保障制度建立后，大部分公民免费或通过付出相对较小的代价（保费）就能享受医疗救助或社会保险的保障，或通过支付与风险对价的保费就能享受商业保险等更高层次的保障。这一制度将承担医疗费用的风险在包括健康人和患者在内的全体被保险人之间分摊，同时也在人的一生之中分摊。同时通过建立医疗服务的第三方购买机制，在一定程度上缓解医患之间的信息不对称，集合势单力薄的个体患者为一团体来约束医疗服务机构的行为，提高医疗费用的使用效率。最终保障了社会的稳定与发展，为全体社会居民生活、生产的和谐做出贡献。此外，医疗保障可以提高目前和未来人力资源的质量，包括劳动力在内的全体居民健康状况的改善，能够提高目前和未来劳动力工作的体力、耐力和注意力，从而提高生产效率；儿童健康状况的改善，可以帮助他们更强壮、更健康地进入成年阶段，从而促进未来生产力的增长。由此推论，医疗保障的私人收益（即保险公司或个人所获得的收益）与社会总收益（整体社会从医疗保障中获得的收益）是不一致的，社会总收益要大于私人收益，即医疗保障

① 参见庹国柱、王国军著：《中国农业保险与农村社会保障制度研究》，首都经济贸易大学出版社 2002 年版，第 88 页。

会导致外部经济。这种正的外部性，就如养花产业能给养蜂产业带来外部经济一样，个人安排好医疗保障问题无疑给社会作出了贡献。

下面以商业健康保险的外部性为例，说明医疗保障外部性对社会福利的影响。

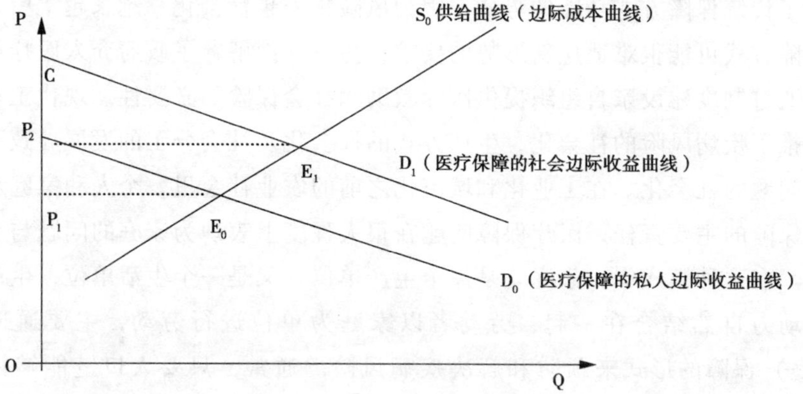

注：私人边际收益仅包括公司所获得的收益，医疗保障产生积极外部性，其社会边际收益将更高。

图 3－1　商业健康保险的社会福利示意图

如图 3－1 所示，S_0 为医疗保险的边际成本曲线，即供给曲线；D_0 为保险公司的私人边际收益曲线，保险公司经营的原则要求边际成本等于边际收益，均衡点处于 E_0 点，此时消费者剩余是 P_1E_0C，生产者剩余是 P_1E_0O。图中也描绘了商业医疗保险的社会边际收益，在商业医疗保险存在外部经济的条件下，社会边际收益要远远大于其私人边际收益，效率要求社会边际收益等于边际成本，即均衡点为 E_1。此时消费者剩余和生产者剩余分别为 P_2CE_1 和 P_2OE_1，对于整体社会来说，社会总福利（即消费者剩余和生产者剩余之和）因引进商业医疗保险而提高了水平。水平提高的程度及其在消费者和生产者之间的分配比例取决于公民参与医疗保险的程度和医疗保险产品需求弹性的大小。如果商业医疗保险能够对经济产生正向效应，那么，从社会角度来看医疗保险产生的收益肯定就会大于个人所得到的收益。由此可推论，消费者在购买商业医疗保险时也存在外部性，即购买商业医疗保险的私人收益与社会收益不一致，部分收益外溢到社会。

在现实生产生活中，大部分经济社会活动都会产生外部性，但并非所有生产外部性的经济社会活动都需要政府管制或直接组织。一般情况下，外部性能够通过市场机制来解决，或者厂商会放弃部分外部收益而继续生产。如私人花园的所有者，提供了一个令人悦目的环境而使得别人受益，他可能会不计较这种外部经济而继续美化花园。但当外溢收益非常大，就可能会影响决策，会导致供给不足，此时就需要作为社会代表的政府来组织或管制这项活动。医疗保障制度的正外部性随着医疗费用风险社会化的发展而变得越来越大，这一方面解释了传统保障方式功能的势微，因为风险越来越社会化、越来越集中，传统的保障方式可能很难适应新形势的要求；另一方面解释了政府介入医疗保障体系，通过制度建设亲自组织提供医疗救助和社会保险的必要性。现代工业化进程助推了疾病风险的社会化，生产方式的社会化及社会分工的发展导致了医疗保险问题的社会化。在工业化和城市化之前的农业社会里，个人和家庭承担着医疗保障的主要责任，医疗保障问题在很大程度上表现为家庭的问题与个人的问题。在这种模式中，家庭既是一个生产单位，又是一个生活单位，生产资料与劳动力自然结合在一起，劳动者以家庭为单位进行劳动，主要通过个体（家庭）保障的形式来预防和解决疾病风险。通常，只要人口链能够持续保持，医疗保障问题就能在一个家庭内部得到较好解决，而且人们大多通过扩大家庭规模和生产力来提高其对疾病风险的抵御能力。可见，在农业社会中，依靠家庭或家庭成员这种血缘的联系，形成一个医疗保障和社会安全网。随着工业革命的深入，工业社会逐步取代以自然经济为主体的农业社会，大批农业人口开始向城市迁移，劳动者与生产资料迅速分离，导致社会结构和家庭结构发生重大变化，促使以家庭为主的传统生产与生存方式解体，削弱甚至破坏了传统个体（家庭）保障方式发挥作用的基础。社会化和工业化的生产使得家庭不再是生产单位，在这一过程中，家庭抵抗疾病风险的能力下降，个人或家庭医疗问题外溢，并且由于雇佣劳动者规模及其老年人口的集中与扩大，导致疾病风险的社会化。同时，城市的社会经济方式给人们带来了新的风险，如工伤事故、失业、疾病等，越来越多的疾病风险不是依靠个体（家庭）保障，甚至市场保障所能解决的，如SARS，传染病等。在这种背景下，建立一种社会化的医疗保障机制并提供政府保障，成为经济社会发展的客观要求。解决医疗问题或医疗保障问题，对于政府而言也会产生越来越大的效益，即能够产生越来越大的正外部性。

以上主要讨论商业健康保险的外部性。医疗救助和社会保险的外部性更加明显。商业保险的外部性很大的，商业健康保险计划的建立在一定程度为社会承担责任，增进社会福利，减轻社会医疗保险制度的压力，这一点也为给予商业健康保险一定税收优惠政策提供了理论依据。

三、外部性的消除

医疗保障可以划分为个体（家庭）保障、市场保障和政府保障三种形式，这三种保障形式的社会化程度依次越来越高。个体（家庭）保障的不足在于：一是可能会由于个体（家庭）的短视而导致保障不足；二是社会化程度比较低，没有发挥“共济互助”的社会化风险分散机制的作用，保障作用不能得到有效放大。而市场保障的不足在于：一是由于各种市场失灵可能会导致其保障供给或需求不足；二是难以有效解决保障的宏观公平问题。外部性是市场保障失灵的重要表现之一，其直接后果是导致市场保障供给不足，保险公司根据私人边际收益等于私人边际成本原则所决定的保险供给量，要远远小于社会所需要的量，即由社会边际收益等于社会边际成本原则决定的量。在外溢收益足够大时，市场甚至有可能会放弃该项交易活动。

外部性还会抑制保险需求，这主要有两方面的原因：一是消费者在购买商业医疗保险时的社会收益大于私人收益；二是市场对商业医疗保险供给的不足可能会对价格产生不利的影响，导致商业医疗保险供给价格的提高，进而抑制了消费需求。

外部性的存在呼唤政府保障的发展，政府保障能够在一定程度上纠正或消除外部性问题。外部性对社会医疗保险制度的建立具有一定的解释力，随着工业化和城市化进程的加快，老年经济风险不断社会化并不断集中，成为影响社会稳定的主要因素之一。医疗保障问题所产生的社会收益随这一过程而不断增大，最终诱导社会医疗保险制度的建立。政府的主要职能之一就是纠正外部性所导致的无效率。政府是社会的代表，因此从政府的角度，其社会收益应该始终等于其私人（政府）收益，进而能够将交易活动按照社会所需要的水平进行。对于商业医疗保险领域的外部性，通常政府有两种处理措施：税收与补贴或强制分配（直接提供）。对于这两种方式的有效性比较，值得进一步研究。在医疗保障问题上，是由政府直接向贫穷老年人提供补贴（医疗救助）有效，还是由政府建立社会医疗保险制度向社会成员提供保障有效呢？这两种方式在国际上都有所表现，而在很大程度上，政府直接组织提供一定水平的保障占主导。

政府通过使用税收优惠或补贴来鼓励提高商业医疗保险的供给，这主要包括两方面：一是对保险公司提供税收优惠，提高保险公司的私人边际收益，使之接近于社会边际收益；二是对投保人的税收优惠，以降低投保人在购买医疗保险时的成本，提高其投保需求。如图 3－2 所示，当政府对保险公司实行税收优惠时，相当于给保险公司征负税，保险公司供给曲线由 S_0 移动到 S_1，当政府对消费者购买商业医疗保险的支出提供税收优惠时，能够提高消费者的收入预算能力，消费者的需求曲线由 D_0 移动到 D_1，保险市场将在新的位置达到均衡，此时，保险均衡量提高，对于价格的影响，取决于税收优惠的力度及其对公司与消费者的影响程度。

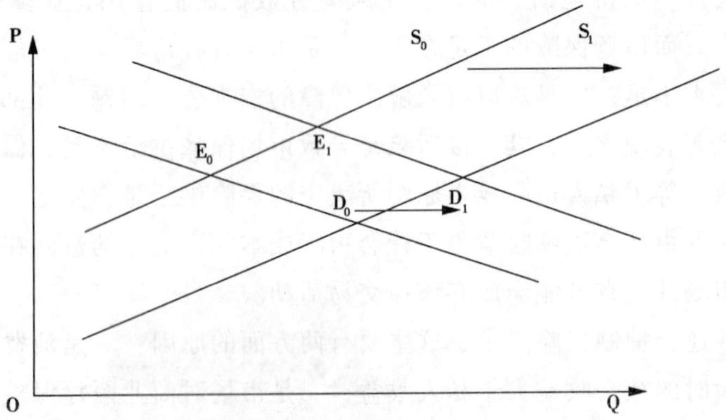

图 3－2　政府政策对医疗保障供求的影响

最激进的方法是政府根据社会边际收益与边际成本所决定的均衡点直接向其公民提供医疗保险，进行强制分配。建立强制性的社会医疗保险制度就属于这种类型，这在一定程度上剥夺了消费者的自由选择权。政府直接提供社会医疗保险有效性的前提在于政府是有效率的供给者并能准确估计社会边际收益，即使在这种条件下，政府的强制行为也不一定就是对社会成员福利的改善。因为政府认为其自身的利益等价于社会福利，因而认为选择对自身有利的制度也就有利于社会成员福利的改进，但限于知识的不完全及政府自身函数与社会福利函数之间的差异，常常造成政府的选择不符合实际的特定环境。此时，政府按照自己的理解强行实施新制度，结果因政府与社会成员对制度的理解不一致而导致社会秩序的紊乱，反而损害社会福利本身，而且政府的成本最终要分摊到社会成员身上。政府在实施强制性制度时也承担了一定的风险，这种风险的存在有时会影响政府行为决策。另一方面，社会及其居民的医疗保障需求千差万别，很难通过一种或几种政府保障满足所有人或大多数人的医疗保障需求。由此看来，政府保障的不足在于：一是差异性和灵活性不足；二是效率相对市场要低些。

第二节
医疗保障的信息不对称

传统经济学基本假设前提中，重要的一条就是“经济人”拥有完全信息，由于信息的充分、完全，生产者可以及时调整生产计划和产品价格，消费者可以及时寻找到低价商品，使市场达到均衡。但在现实经济中市场主体不可能占有完全信息，不同市场主体所拥有的信息也是不对称的，人们为了搜寻信息也需要付出交易成本。

如图3-3所示，医疗保障市场主要由四方参与者组成：保险方（包括商业保险和社保机构）、被保险人（投保人、患者）、医疗服务机构以及保险监督管理机构。被保险人向保险方支付保费，获得医疗费用补偿的承诺；当被保险人患病时由医疗服务机构提供医疗服务；其间发生的医疗费用由保险方全部或部分负责支付，医疗服务机构得到补偿；保险监督管理机构监管市场运行，纠正不当行为。在整个流程中，相对于保险监督管理机构而言，其他三方都处于信息优势地位；在患者与医疗服务机构之间，医疗服务机构处于信息优势地位；在医疗服务机构与保险方之间，医疗服务机构处于信息优势地位；在被保险人与保险方之间，被保险人处于信息优势地位。信息不对称可能会产生两方面的问题，即逆向选择和道德风险，这两类问题都会导致市场低效率，这是市场失灵的一个重要表现。

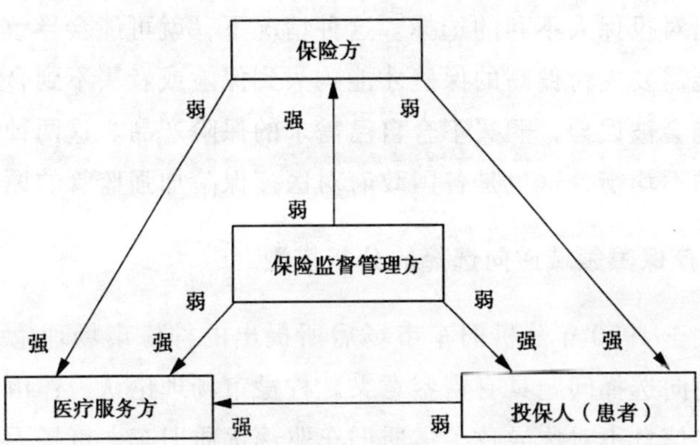

图3-3　医疗保障制度中相关利益者信息强弱关系图

一、逆向选择问题

(一) 医疗保障领域逆向选择的主要表现

逆向选择问题在医疗保险领域表现比较突出。保险领域的逆向选择主要来自保险公司事前（保险关系确定之前）不知道投保人的风险程度（与是否参加保险无关)，从而保险水平不能达到信息对称情况下的最优水平（即高风险的消费者会把低风险的消费者赶出保险市场)。医疗保障领域逆向选择主要表现为：高风险的群体愿意加入保险计划，而低风险的群体则不愿意或者退出保险计划。

对于社会（基本）医疗保险制度来说，逆向选择可能会有另一种表现形式，如果在投保人可以自愿选择投保的前提下，高收入群体会退出计划。社会医疗保险制度作为一种社会再分配机制，是从全社会收缴医疗保险基金来保障全体参保对象，尤其是收入水平较低的那部分人的最基本的医疗服务需求。在高收入阶层和中产阶级看来，社会医疗保险制度更像一种“劫富济贫”的分配机制，因为以收入为基数的缴费机制要求富人缴纳更多的保费，但享受的待遇却相同或相当，这会导致富人和中产阶级参与社会医疗保险的积极性降低，可能更倾向于参加保障水平较高的商业保险。就是说在没有国家强制力量干预的条件下，富人可能选择退出，这样没有富人参加的社会医疗保障计划将无法达到收支平衡，从而加大制度的财务压力，甚至可能导致制度失败。

上述主要分析了投保人处于信息优势地位时的逆向选择问题及其对交易结果所产生的影响。而在现实中，保险人往往在许多时候处于信息优势地位，从而可能会做出对投保人不利的选择。这种情况下，就可能会导致两种情况：一是投保人可能需要支付偏高的保费才能购买到保险或者买不到合适的保险；二是投保人可能会被误导，购买不合自己需求的保险产品。这两种情况的产生均会导致市场的不均衡，这也是各国政府对医疗保险加强监管的原因之一。

(二) 医疗保障领域逆向选择的分析模型

阿克罗夫于1970年分析旧车市场后所提出的柠檬市场理论，对于分析医疗保障领域逆向选择问题具有借鉴意义。柠檬市场理论认为：由于买卖双方关于旧车质量的信息不对称导致了劣质旧车驱逐优质旧车，市场无法达到均衡最终使市场失灵。在医疗保障领域情况类似，由于投保人和保险人对于保障对象风险水平的信息不对称，也会导致高风险人群“驱逐”低风险人群，从而使市场无法达到均衡。

1976 年罗斯查尔德和斯蒂格里茨①分析了逆向选择造成保险市场失败的问题，分析结果认为，在个体风险区分高和低两种情况下，保险公司对个体风险程度的信息无法充分掌握时，同时包容两种情况的统合均衡并不存在；如果存在分离均衡，即保险公司对不同的风险提供不同的保险时，低风险的个体将不能完全保险。以下将罗斯查尔德和斯蒂格里茨的观点应用于对医疗保险市场的分析，说明逆向选择如何造成医疗保险市场的失败，即投保人（被保险人）相对于保险方关于自己健康风险的信息优势导致了高风险人群“驱逐”低风险人群，最终保险方因赔付率过高而使市场失灵。

如图 3－4 所示，按照个体面临的风险程度不同将投保群体分为高风险型与低风险型两种情况，即 H 型与 L 型。在信息对称的条件下，保险公司分别提供价格公平合理的保险给这两种类型的个人，即对应于不同的风险等级，保险公司提供费率不同的保险合同。A 点为高风险型个体消费选择点，R 点为低风险型个体消费选择点，在假定保险公司是竞争性且管理费用为零的情况下，两者的风险费率分别为 P_H 与 P_L，并达到充分保险。

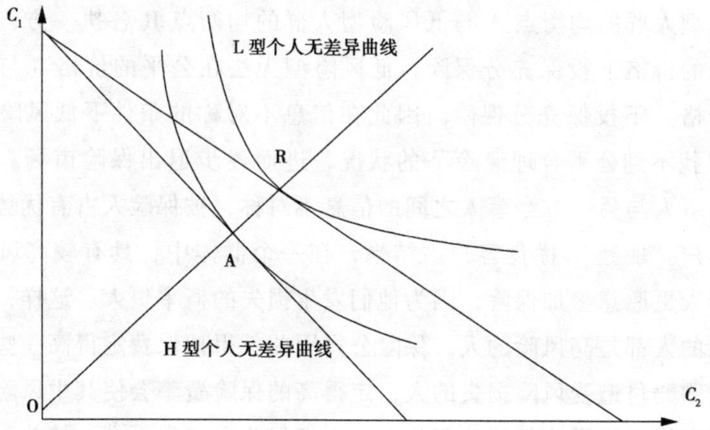

图 3－4　信息对称条件下医疗保障均衡示意图

问题在于保险公司不知道个体的风险类型，因此只能在高风险与低风险组合的基础上，以投保人的平均风险来设计保险，将高风险型与低风险型的人数

① 参见张维迎著：《博弈论与信息经济学》，上海人民出版社 1996 年版，第 555 页。

加权考虑整体的损失概率 P 和保险费率，提供相对公平的保险合同，即保险费率 $P=\alpha\times P_L+(1-\alpha)\times P_H$，α 和（1－α）分别为低风险和高风险群体购买医疗保险的比例，显然 $P_H>P>P_L$。

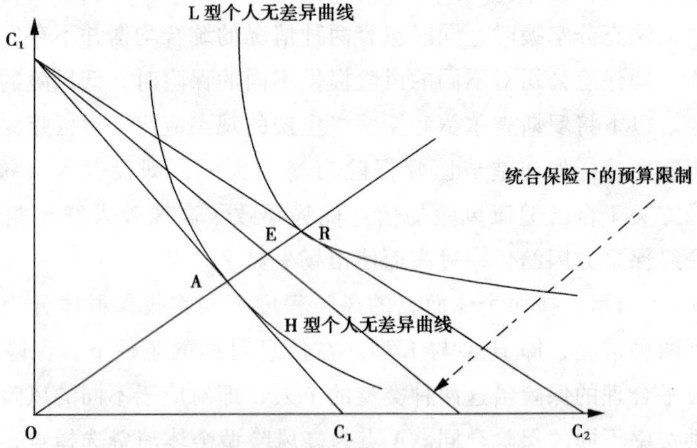

图 3－5　信息不对称条件下医疗保险市场均衡示意图

在这种情形下，如图 3－5 所示，对整体保险市场而言均衡在 E 点上，于是高风险型人群的均衡点 A 与低风险型人群的均衡点 R 各执一方，高风险型可在较低的价格下投保充分保险，低风险型无法在公平的价格（与其风险相匹配的价格）下投保充分保险。因此在信息不对称的条件下低风险型的人群将陷于“找不到公平合理保险”的状况，进而逐步退出保险市场。由于交易的一方当事人与另一方当事人之间的信息不对称，被保险人占有优势地位而导致劣质客户“驱逐”优良客户。结果，在一个群体中，具有较高风险的人比风险低的人更愿意参加保险，因为他们发生损失的概率更大。这样，到保险公司来投保的人都是高风险的人，保险公司因此就得把保费定得高一些才能保证按保险合同赔付遭受风险损失的人，定得高的保险费率会使其中风险较低的人退出保险市场。这样，保险公司就不得不把保险费定得更高，接着，又有更多的人退出保险，保险市场最终面临着失败的厄运。

信息不对称导致的逆向选择，使得医疗保险市场处于不稳定状态，部分低风险人群的保险需求将难以得到满足。同时由于竞争的因素，保险公司亦不愿在亏损的条件下提供保险，从而难以通过市场机制实现为投保人提供理想的保险，出现“供需双冷”的现象。

二、道德风险问题

（一）医疗保障领域道德风险的主要表现

道德风险属于事后（保险关系或医疗关系确立后）的信息不对称，实质上是机会主义在医疗保障领域的表现。在保险方面主要表现为，保险公司不能观察到投保人在投保后的防范措施，从而投保后的防范措施偏离没有保险或没有事后信息不对称情况下的防范措施。在医疗方面表现为，医疗服务机构在最大限度增进自身效用时，做出不利于第三方付费机构（包括商业保险公司和社保机构）或患者的行为。在医疗保障及医疗服务领域，道德风险问题相对于逆向选择问题更为突出，可能在某些国家某些时候导致其医疗保障体系举步维艰，面临极大的困境。在医疗保障领域，道德风险主要来自投保人（被保险人）、医疗服务机构（医生）以及保险人三方面。

被保险人的道德风险主要表现为：（1）个人保健及疾病防范措施的松懈与不足。被保险人通过个人行为故意对医疗保险的需求施加影响。例如，参保以后，人们可能减少避免风险的意识，如不太注意饮食和不锻炼身体，甚至吸烟等等；个人减少健康预防措施，势必影响医疗保健的需求概率。（2）在医疗费用“第三方支付”制度下，被保险人普遍存在“过度消费”和“免费医疗”的心理倾向，尽可能地多治疗，或要求更高档的治疗。在享受医疗保障的情况下，被保险人通常会比在未投保的条件下消费更多的医疗服务、享有更长的住院时间、选用更昂贵的药物。例如面对几种不同成本的医疗方案时，享受医疗保障的人往往倾向于选择那些能够带来较大精神收益的高费用方案，从而增加医疗费用。（3）“医患合谋”。患者对医疗服务机构提出不合理的要求，而医疗服务机构也不加以拒绝，甚至提供便利，无原则地按患者要求随意填写姓名、性别、年龄甚至处方和药品，以帮助病人实现“一人参保、全家享用”的愿望，医疗服务机构也从中获利。严重时，“医患合谋”行为就演变为保险欺诈。

医疗服务机构的道德风险表现为医疗服务机构的“过度供给”和“诱导消费”行为，包括医疗服务机构为其利益最大化而直接“创造”医疗需求和过度供给的各种行为。例如：通常所说的“大处方、滥检查”问题，在经济利益的驱动下，部分医疗服务机构或医生要求患者做各种没有必要的检查、开好药、开贵药等；或者鼓励不需要住院的医保小病患者住院，小病大治，以达到多收取费用、恶意套取医疗保险金的目的。例如2005年中国国家发展与改革委员会对全国40000家医疗服务机构的调查表明，医疗服务乱收费问题仍未得到解决，其中医疗机构隐蔽性乱收费现象最为突出，具体表现为：重复收取服务费和一次性材料费，扩大收费范围多收费，分解收费项目多收费，强制检查、检验多收费，以及采取多计数量、以次充好等手段变相多收费①。赵曼、吕国营（2008）认为②，作为代理人的医生（或医疗服务机构）是否具有道德风险，主要看下面三个条件是否同时满足：（1）医生和患者的利益是否一致；（2）患者与医生信息是否对称；（3）治疗结果是否确定。

保险人的道德风险主要表现在：（1）由于制度不健全和监管不到位，社保基金存在被截留、挪用甚至贪污的现象，商业保险产品可能会存在定价过高的问题。（2）社保经办机构可能会出现工作作风不严谨、服务态度不好等问题，而商业保险则可能会出现理赔难的问题。

道德风险的存在主要会产生两方面的问题，其一是产品定价的困难，因为许多道德风险及其影响程度是难以准确评估的。其二是导致损失概率或损失扩大，而导致资源的不必要浪费。社会有关方面将承担巨额的、与所维持的健康水平不相称的医疗费用，占用了本可以用于其他方面的稀缺资源，使医疗保险费用背离它所提供的医疗保障水平而不受约束地节节攀高。

（二）医疗保障领域道德风险的分析模型

从上述分析可以看出，医疗保障领域道德风险可能会导致三类问题，即过度消费、诱导需求（过度供给）和保险欺诈，以下分别建立模型来分析。

1. 过度消费问题。医疗保障领域的过度消费是指参加医疗保障后的患者由于第三方付费制度的存在而导致其对医疗服务的需求上升的现象。对于这一问题的分析，可参见本书第一章关于医疗费用上涨与医疗保障制度之间关系的论述。

2. 诱导需求问题。在医疗保障领域，医疗服务机构利用其信息优势，为其自身利益的最大化过度供给医疗服务，诱导患者接受过度医疗服务，这就会

---

① 参见魏杰、王韧："我国医疗服务体系的内在特性与改革思路"，《社会保障制度》，2006年第6期。

② 参见赵曼、吕国营著：《社会医疗保险中的道德风险》，中国劳动社会保障出版社2008年版，第34页。

产生诱导需求问题。诱导需求与患者过度消费不同。在诱导需求中，患者处于被动地位，在不知情或迫于压力、或被医疗服务机构激发的情况下，被动接受医疗服务机构提供的不合理的医疗服务，患者往往自身也没有从中获利。而过度消费则往往是出于患者自愿，患者往往自身从中获利。医疗服务机构（或医生）之所以有意愿并有能力去诱导需求，这是因为他们的收入与医疗费用的高低成正相关关系，而且医疗服务是一种专家服务，具有天生的非同质性和供方信息垄断性，在治疗过程中，医疗服务机构或医生处于信息优势地位。由于缺乏医学知识和对疾病的恐惧心理，被保险人对医生往往持服从态度，而保险机构不直接参与诊疗过程，对医疗机构的行为更缺乏了解。在这种情况下，兼具服务建议者和服务提供者双重身份的医疗机构（医生）就可以很方便地影响被保险人的医疗行为，就可能会产生诱导需求问题。

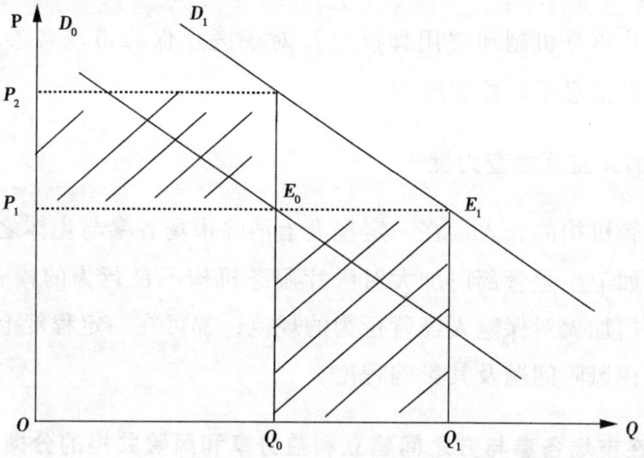

图 3-6　医疗保障领域诱导需求的示意图

诱导需求的经济学表现是推动患者的需求曲线向右移动①，如图 3-6 中从 D_0 右移至 D_1 位置。医疗服务机构诱导需求进而导致医疗费用增加的手段可以分为两种情况：一种是通过增加服务量实现，如向患者提供不必要的检查、住院服务等，使得医疗服务量由 Q_0 上升到 Q_1；另一种是通过提高服务单价实现，典型的表现是医生弃平价药而使用高价药，使得服务量不变的情况下服务价格由 P_1 上升至 P_2。无论采取何种手段，其结果都是使付费方承担了过多的

① 参见史文璧、黄丞："道德风险与医疗保险风险控制"，《经济问题探索》，2005 年第 2 期。

医疗费用，图中矩形面积 $P_1P_2AE_0$ 和 $Q_0Q_1E_1E_0$ 就是增加的费用支出。在参加医疗保险的情况下，保险机构将承担一部分额外费用，对社会也造成浪费和损失。

三、信息不对称的消除

在医疗保障体系中，医疗保险机构本身具有信息功能和谈判功能。从理论上讲，医疗保险机构比单个投保人或患者拥有更强的市场力量，这包括信息搜集、谈判和监督等方面的能力。但在有些情况下，医疗保险机构可能没有动力去搜集信息并解决信息不对称的问题，尤其是社会医疗保险机构，如何通过机制设计激励其发挥信息功能，成为提高基本医疗保障制度效率的关键问题之一。

（一）进一步强化市场的自发约束机制

逐步强化声誉机制和“用脚投票”对于医疗保障市场各参与方行为的约束，从而降低信息不对称的影响。

（二）加大监督检查力度

通过监管机构的介入，在一定程度上消除市场各参与主体之间信息不对称的程度。例如卫生主管部门加大对医疗服务机构不良行为的检查与惩罚力度，保险监管部门加大对保险人经营行为的规范，都可在一定程度上减轻或防范逆向选择与道德风险问题及其影响程度。

（三）在市场各参与方之间建立利益分享和风险共担的分摊机制

例如通过起付线、免赔额（率）等部分保险机制①，将被保险人与保险人的双方利益以某种形式结合起来，并共同作为医疗服务需求方，加强对医疗服务机构的监督，从而减轻医疗服务供求双方的信息不对称状况，防止道德风险问题的产生。在保险人与医疗服务机构之间，也可以通过按病种付费、按人头付费，甚至实行保险资本与医疗资本的合并与重组，使两者之间形成某种形式的利益共同体。

① 1974 年到 1982 年兰德公司曾对美国 2756 个家庭（7708 人）做过的试验结果表明，有无自付比例对被保险人年均医疗费用具有极其重要的影响。这在一定程度上证明了过度消费的存在及费用分担机制对控制医疗费用的有效性。

（四）强制参加

强制参加能够有效防止逆向选择问题，因为这时被保险人在一定程度上失去选择退出还是参与保障计划的选择权，保险群体就包括高风险人群和低风险人群，包括高收入人群和低收入人群，从而较好地实现风险集中和平衡，满足保险经营的数理基石——大数法则。通过政府的干预，一方面可以在一定程度上解决信息不对称问题，另一方面在实施强制性医疗保险计划时，阻碍低风险群体自由退出计划，从而在一定程度上使得统合均衡成为可能。尤其是在政府对计划提供财政支持的情形下，保险费率可能不仅低于 P_L，也可能低于 P_H，从而能够激励公民参加保险，达到均衡状态，使得高风险型人群与低风险型人群同时都能投保充分保险。但强制参加对于解决道德风险问题几乎没有什么作用。

第三节 医疗保障体系中的多集团利益分析

一、医疗保障制度中的多方博弈

医疗保障制度涉及面广，关系到医疗服务提供者、患者、医疗器械和产品服务提供者、政府财政、保险机构（包括社会保险机构和商业保险机构）、用人单位及家庭等多个主体的切身利益。各利益主体所追求的目标是不同的，由此也导致其行为的不同。

如图 3-7 所示，医疗保障制度至少涉及以下各方的关系或博弈：

1. 医患关系。医疗服务机构提供医疗服务给患者，患者直接或通过第三方（如保险方）向医疗服务机构支付医疗费用。

2. 保险人与投保人关系。主要表现为保险人向投保人收取保险费或税，并组织医疗服务或支付医疗费用。

3. 保险人与医疗服务机构关系。保险人代投保的患者确定服务项目，支付服务费用和对医疗质量进行监督。

4. 监管方与其他三方的关系。监管方对保险人、医疗服务机构及投保人

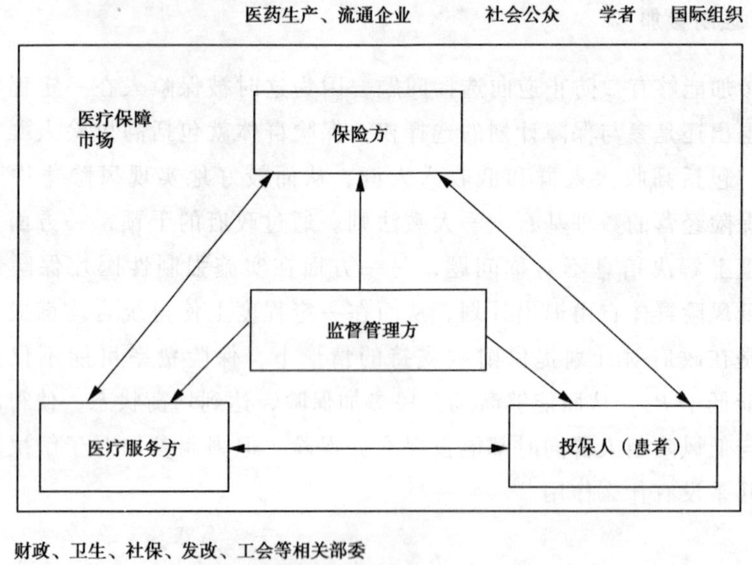

图 3－7　医疗保障制度中相关利益者关系图

进行管理和控制，主要是对保险人及医疗服务机构进行监督和管理。

5. 相关部委之间的关系。各部委为提升其在医疗保障体系中的资源配置权和话语权进行博弈和协调。

6. 医药生产、流通企业等相关利益者的关系。医药生产、流通企业为维持或扩大其既得利益，单独行动或形成利益联盟，对相关利益进行游说或攻关。

7. 各类研究组织和国际组织、社会公众。这些组织或个人通过公共舆论等途径表达自己的利益诉求或价值观念，以影响决策者的看法。

这些利益相关者形成不同的利益集团，利益集团主要通过三个渠道来影响医疗保障政策及市场，即直接与政府组织打交道、通过政党间接影响以及通过公共舆论间接影响政府等。对于利益集团及其博弈褒贬不一，支持者认为，利益集团有六方面的积极作用：(1) 利益集团代表公民的意见；(2) 利益集团履行教育的职能，把政府的情况告诉公众，又把集团及选民的意向告诉政府；(3) 利益集团对政治程序贡献想象力和活力；(4) 利益集团是分析公共政策的专家；(5) 利益集团进入决策程序有助于形成为做出决定所需的多数；(6) 利益集团对政策活动的注意，会改善官员们慎重思考其决定的前景。而批评者则认为，利益集团政治不如正式民主体系下所主张的平等投票权，造成了更多不公平的代议现象；长期不平等的结果就是各阶层的利益并未公平地表现在公共政策上；利益集团过多地参与决策过程，还会影响政策的质量，降低立法行政的效率，增加政策成本。

二、医疗保障制度制定的政治过程

借用系统理论①和政治学理论来分析医疗保障制度制定的政治过程。图3－8是从体系的观点出发对医疗保障制度制定的政治过程所提出的图解看法，输入种种要求和支持的是从环境进入医疗保障体系的，而输出则是从医疗保障体系进入环境的。

对于医疗保障制度建设与改革的输入包括要求和支持两大类，从要求②来看，主要包括三方面：其一是关于卫生资源的分配总量及方式改革的要求。例如，要求增加政府对卫生事业及医疗保障的财政投入；要求基本医疗保险覆盖全体居民；要求增加用人单位或个人在医疗保障体系中的缴费责任等。其二是关于行为管制的要求。例如要求改革医院等医疗服务机构，加强对其行为的规范与管理；要求加强对社会保险基金和商业保险的监督管理，以管制市场等。其三是关于传递信息的要求。例如要求公开政策制定与改革的过程；要求进一步加大对社会保险和商业保险的信息披露力度，提高透明度等。从支持来看，主要包括参与者支持和顺从者支持两方面。参与者支持是一种政治资源的支持，即各参与制度制定的组织能够积极参与各项工作，并谋求意见的协调与统一。顺从者支持主要是社会公众及相关利益集团能够提供各种资源，能够有效执行各项制度，包括及时通过缴纳税收及费用等方式提供物质支持、遵纪守法按章办事、关心政府传递的信息等。

医疗保障制度建设与改革的输出则主要包括提取、管制和分配三个方面。

---

① 系统理论通常把体系与其环境之间的相互作用分成输入、转换和输出三个阶段，任何一组相互作用的几个部分，即任何一种为它所处的环境因素所影响或者试图影响其环境因素的体系，都可以用此方法来加以考察。参见阿尔蒙德、鲍威尔著：《比较政治学——体系、过程和政策》，东方出版社2007年版，第9页。

② 阿尔蒙德将进入政治体系的要求分为六种类型：（1）关于产品和服务分配的要求；（2）关于行为管制的要求；（3）关于增税或减税以及对其他形式的资源提取的要求；（4）关于传递信息的要求；（5）关于参与政治过程的要求或是关于各社会集团的代表权更为平等的要求；（6）关于加强社会安定和秩序、减少暴力和冲突的要求，或者另一种方式，要求政治体系对新的价值、挑战和机会积极地加以适应和做出反应。参见阿尔蒙德、鲍威尔著：《比较政治学——体系、过程和政策》，东方出版社2007年版，第10页。

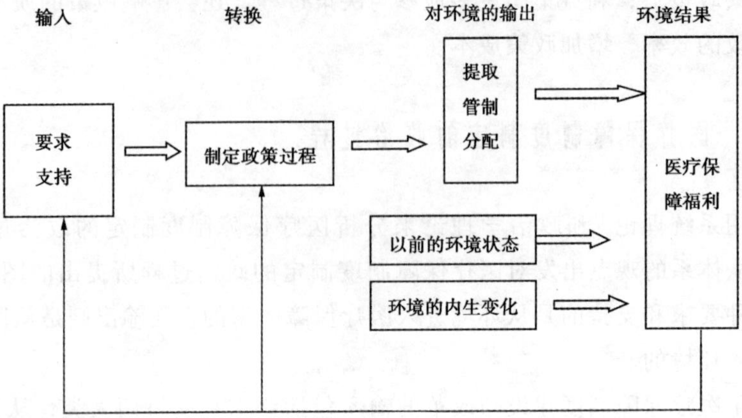

图 3－8　医疗保障政策制定的政治过程

医疗保障制度建设及其运行，需要从经济运行中提取资源，主要是通过税收或保费的形式筹集各项经费；此外，要求对医疗保障市场中各种行为进行管制，规定当事人应该如何做，怎样做，并通过违规后的惩戒措施来保证各项管制得到执行。输出的最后一个方面就是分配，这涉及利益在不同利益集团或个人之间的分配，例如政府卫生投入的水平及使用方向、医疗救助及社会保险的保障对象及保障水平等，这在一定程度上也决定了谁将最终从制度中受益，以及受益的水平。

新制度实施后，通过提取、管制和分配等方面对外部环境产生影响，并与以前的环境状态、环境的内生变化等结合共同作用，最终形成医疗保障体系的运行结果及对社会福利的改进程度。

三、美国案例——全民健康保障的漫长道路

张奇林的《美国医疗保障制度研究》[①] 一书分析了美国各利益集团[②]对

① 以下论述主要引用张奇林的研究。参见张奇林著：《美国医疗保障制度研究》，人民出版社 2005 年版，第 49～68 页。

② 对于利益集团的定义及分类，美国著名政治学家阿尔蒙德在其《比较政治学——体系、过程和政策》一书中有较为系统的论述。阿尔蒙德认为，利益集团是指因兴趣或利益而联系在一起，并意识到这些共同利益的人的组合，利益集团可能本身就是集团成员为开展持久的长期的活动而组织的，也可能只反映了成员们偶尔参与的活动。从组织的角度，利益集团分为非正规的、非社团性的、机构性的和社团性的等四种类型。参见阿尔蒙德、鲍威尔著：《比较政治学——体系、过程和政策》，东方出版社 2007 年版，第 180 页。

医疗保障制度建设的影响。由于以下几方面的原因，美国社会利益集团兴旺发达：(1) 美国是多元化社会，带有浓厚的社会分歧性，不同种族和民族的人民，不同地区的利益，经济事务的复杂性，并在此基础上形成了对政治、经济和社会问题不同的立场和观点。(2) 在文化基础方面，美国的个人主义精神及要有所成就的愿望，使之倾向于加入一些团体。(3) 制度方面，宪法保障言论、结社的自由，分权制的宪法和制度架构为利益集团提供了影响决策的渠道。(4) 政党的凝聚力和对党员的约束力较差。(5) 利益集团是政治选举重要的金钱来源和金钱效应的推动者。书中将医疗保健利益集团影响医疗卫生政策制定与立法的原因分为哲学和经济学两方面。从哲学意义上来说，利益集团产生的基础是不同的财产占有情况以及在此基础之上形成的对财产权的保护，立法可以给利益集团带来大量的经济利益。从经济学意义上来讲，利益集团在医疗保障制度建设问题上存在利益冲突，甚至同一团体或同一职业中，不同的个人对其自身利益的认识和重视程度也不一样。每个医疗保健利益集团都希望通过立法为其成员取得在竞争市场上无法得到的东西——垄断地位。当然也有一些公益团体为了全体公民的医疗保健和社会福利而请命。

据统计，1991 年，美国与医疗卫生相关的利益集团多达 1000 多个，其中有两类利益集团对美国医疗卫生政策的制定和立法产生了重要影响，一类是代表专业技术人员利益的卫生团体，包括美国医学会（AMA）、美国牙医协会（ADA）和美国护士协会（ANA）等，另一类是代表非营利医疗保健提供者利益的协会，包括美国医院协会、美国医疗学院协会（AAMC）和美国牙医学院协会等。张奇林还从经济学、政治学以及对立法效果的评估总结等三个方面分析医疗保健利益集团具体的和实际的立法诉求和政治行为。

美国卫生经济学家保罗·J. 费尔德斯坦将医疗保健利益集团要求的立法分为五类：(1) 增加对相应服务的社会需求；(2) 维持尽可能高的服务价格；(3) 提供替代服务的价格；(4) 严格准入，限制供给增加；(5) 政府补贴卫生服务的提供者，或修改现行法律，允许和使用有更高生产力的投入。很容易看出，这五类立法都能起到增加收入的作用。为了达到这些目标，利益集团通过政治献金、游说要员、法院诉讼甚至抗议示威等方式影响政策结果。有研究表明，在 1989—1990 年的选战中，医疗卫生行业投入的政治捐款为 1630 万美元，其中 57% 流向了民主党候选人；保险行业的捐款为 1090 万美元，53% 流向了民主党候选人。

美国医学会是美国最大的和最有影响的医疗保健利益集团，该组织是医生的专业协会，代表组织化医疗机构的声音，是美国医学的保护伞。在相当长一段时间里，美国医学会反对实施全民医疗保险计划，支持政府补贴有选择的发放，或针对特定人群，或补贴特定的服务。该组织拥有强有力的经济地位，有数据显示，1980—1982 年，90% 以上的众议员都收到了美国医学会的捐款。而且，美国医生的社会地位相对较高，医学会具有控制医疗职业的权利等，美国医学会多次成功阻止了全民医疗保险计划的实施，其主要原因是担心失去专业自主权和医生收入下降。此外，从美国医疗保障制度改革过程也可以看出不同利益集团的影响。20 世纪 40 年代，杜鲁门推动医疗保障制度改革，以提高医疗服务的可及性，改革措施包括授权联邦政府资助各地的医院建设、全民健康保险计划以及将联邦保障机构提升为内阁的一个部。但后两项遭到国会的拒绝，这与美国医学会等医疗团体和商业团体的态度关系密切。以美国医学会为代表的医疗团体支持政府资助医院建设，但坚决反对全民健康保险计划，为此，美国医学会运用了很多策略，甚至利用冷战做文章，将全民健康保险计划定性为“社会化医学”。70 年代共和党总统尼克松、福特和民主党总统卡特都先后承诺要建立全民健康保险计划，结果都无功而返。卡特于 1977 年向国会提交了《医院费用控制法案》，要求联邦政府对医院费用实行严格控制，为实施全民健康保险作准备。但由于该法案将使医院蒙受巨大的损失，进而遭到以美国医院协会和美国卫生系统联盟为首的医疗利益集团的强烈反对，最后国会没能通过该法案，而只是要求医院自觉控制费用。1993 年克林顿总统向国会提交了《医疗保障法案》，事隔一年，改革就宣告失败，除计划复杂难懂、重大国际事件的发生及美国经济告别衰退等原因影响了政府及民众对医疗保障改革的关注外，相关利益集团的反对起到重要的作用。

四、中国新医改的利益角逐

美国医疗保障制度改革的政治化过程及不同利益集团对政策的影响，对于中国具有重要的借鉴意义。

任何经济社会制度的改革与创新，都不是一蹴而就的，医疗保障制度改革关系国家、企业或集体、个人之间的利益分配格局调整和每个国民的切身利益，是不同利益集团相互较量和妥协的产物。中国政治体制改革作为全面改革的重要组成部分，随着经济社会发展而不断深化，社会主义民主法治、自由平等、公平正义等理念不断树立，人民参与体制改革与政策制定的积极性与程度不断提高。包括医疗保障制度在内的社会政策改革呈现两大特点：一是决策民主化。这一点可以从近期进行的医药卫生体制改革中看到，2006 年 9 月，由发改委、卫生部牵头，组成了十余个部委参加的医改协调小组，全面启动新医改方案的拟定。协调小组委托北京大学、复旦大学、国务院发展研究中心、世界卫生组织、麦肯锡、世界银行六家中外机构，进行独立平行的医改方案设计；后来又增加了北京师范大学、中国人民大学两套方案——八套方案于 2007 年 5 月底进行了第一次颇为热闹的“集体讨论”。在政策制定过程中，各利益集团的利益诉求和呼声得到不同程度表述，这在一定程度上提高了决策的科学性。二是强调社会公平。社会政策和社会建设强调以改善民生为重点，要使公民分享经济社会发展成果，特别是要保证公民的基本生存权。对于社会保障体系，党的“十七大”报告明确要求，“坚持广覆盖、保基本、多层次、可持续的指导方针，以社会保险、社会救助、社会福利为基础，以基本养老、基本医疗、最低生活保障制度为重点，以慈善事业、商业保险为补充，加快建立覆盖城乡居民的社会保障体系。”进一步强调了社会公平和对基本生存权的保障。

不同利益集团或组织在中国新医改中发挥了作用。2006 年郭之纯发表文章《医改新方案：模式之争是否仍是权力之争》指出，医改方案陷于“难产”状态，卫生部借鉴“英国模式”提出的“基层小病治疗由政府免费提供，一般大病靠社会医疗保障，重大疾病则求助于商业医疗保险”基本思路，受到了财政部及劳动保障部的质疑。后两者倾向于借鉴“德国模式”，建立全民医疗保险制度，实施医疗保障和医疗服务体系分离的模式。该文章作者认为，几个部门的争执好像与新方案本身的合理与否、效果如何等本质问题相去甚远，而且有着明显的“部门利益之争”的影子。该文作者断言，部门利益不除，医改新方案永难合理。2007 年《财经》记者赵何娟、任波发表文章《医改方案冲刺》分析到：“在（新医改）方案设计酝酿过程中，始终存在两种截然不同的声音[①]”，“不同的思路头绪繁杂，表面上，分歧在于筹资模式和医疗服务的支付方式，而背后则隐含着不同部门的权力之争和利益之争。从不同部门的表态看，补供方思路深得卫生部门的青睐；补需方思路是政府出钱购买医疗服务，因强调社保机构的作用，深受社保部门的拥护。”“最终方案采纳了对供

① 即坚持市场化改革方向还是行政化方向，是市场主导，还是政府主导。

方和需方同时补贴的折中办法。”这是不同部门利益平衡和妥协的结果？还是方案合理性使然？

首先是党政领导人会在改革过程中起到非常重要、非常独特的作用。医药卫生体制及其医疗保障体制的改革，涉及利益格局的调整，存在争论甚至非常激烈的争论，是正常的，不同利益集团会从不同角度、通过不同方式来表达自己的利益诉求，并采取不同的手段施加影响，也是不争的事实。在中国，医药卫生体制改革的大部分政策都是在中央政治局领导下由政府的各个部委联合制定出来的，党政领导人听取参与部委的汇报，并要求将方案广泛征求社会各界意见，以综合社会不同利益集团和公众的利益诉求和呼声，辨别和选择一套可行的会得到公众认可的制度框架，并把握好改革的方向。党政领导人最终实质性地发挥了利益综合的作用，把各种利益诉求转变成重大政策选择。表 3－1 列示了中国党政领导人在深化医药卫生体制改革期间发表的观点。一般认为党的总书记在中央政治局第 35 次集体学习后的讲话为医药卫生体制改革确立了重要的政策价值目标和改革方向①。

表 3－1　　党政领导人关于医药卫生体制改革的重要观点

党政领导	基本观点	发表时间和方式
胡锦涛	要坚持公共医疗卫生的公益性质，深化医疗卫生体制改革，强化政府责任，严格监督管理，建设覆盖城乡居民的基本卫生保健制度，为群众提供安全、有效、方便、价廉的公共卫生和基本医疗服务。要着眼于实现人人享有基本卫生保健服务的目标，着力解决群众看病难、看病贵问题。	2007 年 10 月 23 日中共中央政治局第 35 次集体学习。
温家宝	第一，要充分发挥医院公共资源的作用，不要叫它闲置；第二，要充分发挥医护人员的积极性和创造精神；第三，医院要改善管理，提高医疗服务水平；第四，要充分运用市场机制，提高医药的使用效率、使用药品的科学制度和监督机制。 要加强农村医疗卫生基础建设，每个乡镇要保留一所公立卫生院，每个村至少有一个卫生室。 要求各级政府和有关部门要认真贯彻《国务院关于发展城市社区卫生服务的指导意见》，把发展社区卫生服务作为深化城市医疗卫生体制改革的重要环节。	温家宝总理 2 月 4 日专程到吉林省人民医院提出医疗卫生体制改革的大项原则，并倡导建立良好医患关系。 8 月 10 日温家宝总理主持召开国务院常务会议，就召开全国城市社区卫生工作会议进行部署。

① 中共中央政治局这次集体学习安排的内容是国外医疗卫生体制和我国医疗卫生事业发展。北京大学中国经济研究中心副主任李玲教授、中华医学会副会长刘俊教授就这个问题进行讲解，并谈了他们对我国医疗卫生体制改革和医疗卫生事业发展的看法。在中共中央政治局各位同志就有关问题进行讨论后，胡锦涛总书记发表了重要讲话。

续表

党政领导	基本观点	发表时间和方式
吴仪	发展社区卫生服务既是优化卫生资源配置，有效缓解群众看病难、看病贵问题的切入点，也是带动和促进卫生综合改革的交汇点。中央决定将发展社区卫生服务作为城市卫生综合改革和缓解群众看病难、看病贵问题的基础性工作，摆到重要位置，集中精力，积极推进。这是城市医疗卫生体制改革思路的一个重大转变。	国务院召开全国城市社区卫生工作会议进行部署。

资料来源：赵德余：“中国医疗卫生保障政策决策的价值争论”。

中国党政领导人关于重大问题改革的思想会通过党或政府的文件来加以确定。在2007年召开的党的十六届六中全会上通过了《关于构建社会主义和谐社会若干重大问题的决定》，该纲领性文件进一步明确有关医药卫生体制的方向，这些表述与上述党政领导人的观点一脉相承。该文件强调“要坚持公共医疗卫生的公益性质，深化医疗卫生体制改革，强化政府责任，严格监督管理，建设覆盖城乡居民的基本卫生保健制度，为群众提供安全、有效、方便、价廉的公共卫生和基本医疗服务”，并要重点加强农村三级卫生服务网络和以社区卫生服务为基础的新型城市医疗卫生服务体系的建设。在社会保障制度方面，要求“逐步建立社会保险、社会救助、社会福利、慈善事业相衔接的覆盖城乡居民的社会保障体系。……发挥商业保险在健全社会保障体系中的重要作用。”

此外，还应该关注以下利益集团：

1. 相关部委。改革的方向和目标确定后，具体的政策及方案设计就由相关部委来负责。此次医药卫生体制改革先后有16个部委参与，但由于不同部委在此问题上的研究能力及知识储备能力、在小组中的地位以及利益的轻重程度不同，而使得各部委的影响力不均衡，话语权差异很大。改革协调小组由发改委原主任马凯和卫生部原部长高强任双组长，办公室设在发改委，负责各项具体事务。卫生部在改革中处于优势地位，此外，劳动与社会保障部、财政部与发改委在医疗保障体系建设、资源配置和财政预算支出的再分配、药品价格及流通体制等方面有较大的主导权。除此之外，其他部委均处于非常弱势的地位。新医改方案的价值取向及诸多利益的平衡也都在上述几个部委中展开。在小组中，几乎没有代表市场的力量。中国保监会是商业保险的监管和主管机关，参与医药卫生体制改革协调小组，希望在此次医改中理顺社会保险与商业保险的关系，建立多层次的医疗保障体系，并通过给予商业健康保险税收鼓励政策来推动商业保险发挥更大的作用。但所有问题实际上在新医改方案中都没有得到很好解决。相反，劳动保障部提出城镇大病医疗风险基金，这一方案很大程度上是针对公众看病贵问题设计，有助于提升劳动保障部在解决“看病难、看病贵”问题领域的地位，无论是从获得部门预算和资源动员方面，还是在改善城镇职工医疗保险体系以及提高政府绩效目标方面都是有积极意义的，并在很大程度上平衡了卫生部与社保部的观念利益冲突。但这一方案实质性地挤压了商业保险的发展空间，并在一定程度上依然将群众关心的常见病问题留给了群众自身。

2. 医药生产及流通行业。医药生产及流通行业是医药卫生体制改革中的重要利益方，方案的选择对其利益将产生直接的影响。目前我国有化学制药企业6000多家、药品批发企业1.6万家。医药生产及流通行业在医改过程中为其共同利益诉求和目标，经常达成集体共识与行动，这一点尤其是在影响国家发改委药品降价政策上表现甚为突出。早在2004年12月，为了抗议新版“医疗保险药品目录”没有将100CC以上治疗型输液纳入其中，80多家药品企业联名向国家劳动保障部提交建议书，表示抗议；2004年有13家医药行业协会上书国务院，要求终止药品招标，以表达对发改委和物价总局连续16次下调药品价格的不满。到2005年，面对发改委再次下调药品价格的政策动议，就有中国化学制药工业协会等24家行业协会上书国务院。

3. 医疗机构。《2007年中国卫生统计提要》显示，2006年中国各类卫生机构总数为30.8969万家，其中医疗机构数为29.98万家，各家卫生人员数562万人，这是一个庞大的利益集团。医疗机构是医疗服务的提供者，也是各种利益交汇的地方，因此在医药卫生体制及医疗保障体系建设中处于改革的中心和公众舆论的焦点。但在此次深化医药卫生体制改革中，医疗机构几乎没有发表鲜明的观点和争论。但实质上医疗机构对改革的过程和决策影响非常大，其影响渠道是多方位的，赵德余的研究认为，至少有以下渠道：（1）作为其主管部门的地方卫生行政部门和国家卫生部，与其在利益最大化的方向上是十分一致的。医疗卫生系统的服务交易方式与行政官僚机构的最大化预算追求以及官员的寻租动机都是内在的和相互信赖的。只要政府授予卫生行政部门对卫生系统的投入经费与权力干预越多，卫生行政官僚部门的预算控制权以及寻租空间也就越大。（2）与医疗机构关系密切的中华医学会是代表医疗技术水平的精英组织，医疗技术精英深受政策决策层的重视，并能在一定程度表达医疗机构的政策意愿。例如，在2007年的全国“两会”期间，钟南山等9名院士兼政协委员联名发表政协大会发言，声称中国医疗卫生体系面临的问题关键是政府投入不足。这与卫生部及医疗机构的利益诉求是十分一致的。

4. 社会公众。社会公众属于非社团性利益集团，是一个最大的利益集团，但通常没有一个专门的组织，具有分散性、隐蔽性等特点，这在一定程度上导致社会公众自身力量的弱小，甚至在医疗保障制度建设或改革过程中缺乏有效的利益表达渠道。市场运行或政策制定过程是一个解决利益冲突的过程，不同利益集团在这一过程中追求其利益的最大化。要实现其利益诉求或达到利益的最大化，前提条件是利益方要有足够的力量，在市场竞争中处于有利地位，或有机会在政策制定过程中参与和其他利益集团的利益分配竞争。社会公众在所有这些环节中均处于弱势地位①，对于社会公众在社会政策制定过程中的弱势地位，曼瑟尔·奥尔森在其《集体行动的逻辑》中给出了一种解释，他认为：“除非一个集团中人数很少，或者除非存在强制或其他某些特殊手段以使个人按照他们的共同利益行事，有理性的、寻求自我利益的个人还会采取行动以实现他们共同的或集团的利益”，而且“小集团与大集团不仅有着量的不同，还有着质的不同，”对于社会公众这样一个巨大的非社团利益集团而言，如果一个成员帮助或不帮助提供集体物品或为集团利益奔走，其他成员不会受到明显的影响，集团越大，就越不可能去增进其共同利益，使得集团中的成员陷入集体行动的“囚徒困境”，进而导致其在医疗保障这类社会政策的制定与改革过程中“失语”。但由于其数量的庞大，问题和力量的累积效应也是非常明显的，一旦采取集体行动，就会对决策产生较大的影响。

综上，在中国医疗保障体系改革和建设过程中，利益集团对政策过程的影响机制是存在的，而各利益集团的影响方式和话语权是非常不均衡的。

① 例如，对于农村社会保障的缺失，有人就认为，“其根本原因在于农民群众的政治行为，相对于城市工人，农民群众利益表达的力度很不够，并且也未将社会保障作为自己的表达内容之一，这就直接造成了政府决策中未将农村社会保障很慎重地纳入决策议程，从而在政策输出上表现为城乡社会保障的严重失衡。”参见刘鑫：“中国农村社会保险缺失的政治学分析”，《民主与科学》，2004年第6期第55页。

第四节

医疗保障领域中保险机构与医疗机构的博弈分析

医疗费用的控制是促进医疗保障体系健康运行的关键要素之一，建立对医疗服务提供者（医疗机构）的激励约束机制是其中重要的一环。这里主要以医疗机构与保险机构的关系为例，运用博弈理论分析医疗保障领域的委托代理行为关系，讨论医疗保障领域保险机构对医疗机构的激励约束问题。

一、分析的假设前提

对于保险机构与医疗机构（含医生）之间行为的博弈分析基于如下几点基本假设：

（一）经济人假设

经济人的本性是利己的[①]，这是医疗机构和保险机构的一般性抽象，在现实中有许多医疗机构或医生临危受命、守土有责，会出于社会责任等利人动机来采取行动。但这里主要从经济学的角度讨论医疗机构及医生的激励问题，假定参与博弈的人（保险机构和医疗机构）都是经济人，即在个人消费偏好、资源总量、社会制度、生产技术和充分信息等一系列“背景条件”既定的情况下，最大化各自的特殊利益，力图以最小的经济代价去追逐和获得自身的最大经济利益。医疗机构采取行动以实现自己效用的最大化，且其在履行委托代理合同后所获收益不能低于其在同等成本约束条件下从其他委托人处获得的收

① 但西方经济学认为，这种利己行为会利人，也会促进社会进步和经济发展。用斯密的话来说：“他所盘算的也只是他自己的利益。在这种场合，像在其他许多场合一样，他受着一只看不见的手的指导，去尽力达到一个并非他本身想要达到的目的。也并不因为事非出于本意，就对社会有害。他追求自己的利益，往往使他能比在真正出于本意的情况下更有效地促进社会的利益。”参见 The Wealth of Nations（1776），book Ⅰ，chapter Ⅱ，转引自斯蒂格利茨：《经济学》，中国人民大学出版社 1997 年版，第 142 页。

益水平。保险机构在医疗机构效用最大化的基础上实现自身效用的最大化。

（二）信息不对称假设

作为委托人的保险机构与作为代理人的医疗机构之间信息不对称，通常医疗机构处于相对优势的信息地位，保险机构不能直接观测到医疗机构选择了什么样的行动（是否诱导了医疗消费），但可以观测到一些变量，如用药的合理性以及患者的满意度等，这些可观测到的变量是由医疗机构的行动和外在随机因素共同决定的。信息不对称会诱发处于信息优势地位的一方采取机会主义行为倾向，以最大化其利益，进而产生“委托—代理问题”，具体表现为道德风险和逆向选择。

（三）风险偏好假设

遵循信息经济学的一般性假定，作为委托人的保险机构和作为代理人的医疗机构都是风险中性者或风险规避者。假定保险机构和医疗机构的期望效用函数分别为 $V(\pi(\alpha,\theta)-S(x))$ 和 $U(S(x)-C(a))$，其中，用 $\alpha\in A$ 来表示医疗机构所有可能选择的行动组合 A 中的一个特定行动，χ 和 $\pi(\alpha,\theta)$ 分别为保险机构可观测到的结果以及医疗机构行为的绩效，$S(x)$ 为激励合同，$C(a)$ 为医疗机构所付出的成本，θ 为不受医疗机构控制的外生随机变量（称为自然状态）。由于保险机构和医疗机构都是风险中性者或风险规避者，则有 $V>0$，$V''\leqslant 0$；$U'>0$，$U''\leqslant 0$；而 $C'>0$，$C''>0$，即保险机构和医疗机构的边际负效用是递增的，而医疗机构的边际成本也是递增的。

二、保险机构和医疗机构的显性激励——基于“委托—代理”模型的博弈分析

保险机构与医疗机构之间的行为冲突或不协调首先就来自假设 $d\pi/da>0$ 和 $C'>0$，$d\pi/da>0$ 意味着保险机构希望医疗机构高效努力治疗，而 $C'>0$ 则意味着医疗机构希望少付出努力。因此除非保险机构能对医疗机构提供足够激励，否则医疗机构就不会如保险机构所希望的那样高效治疗（少花钱治好病）。这在一定程度上解释了为什么保险机构应该对医疗机构实行激励约束机制，而且很显然要求 $S(x)\geqslant C(a)$，否则医疗机构的期望效用将为负，即

通常所说的"得不偿失"，激励是不充分的。下面运用"委托—代理"[①] 模型进一步讨论保险机构与医疗机构之间的博弈行为，并分析激励合同的解及特征。

（一）模型的建立

在保险机构与医疗机构的博弈中，医疗机构选择行动 α 后，外在变量 θ 实现，医疗机构行动 α 与外在变量 θ 共同决定一个可观测的结果 $X(\alpha,\theta)$ 和产出或绩效 $\pi(\alpha,\theta)$，其中 $\pi(\alpha,\theta)$ 的直接所有权属于保险机构（如节约了医疗费用）。激励机制设计的核心问题就是：通过一个激励契约 $S(x)$，根据观测到的结果 $X(\alpha,\theta)$ 对医疗机构进行奖惩，并以此促进医疗机构按保险机构的要求行动。作为委托人的保险机构其出发点是其自身利益的最大化，即：

$$MAX\int V(\pi(\alpha,\theta)-S(x(\alpha,\theta)))g(\theta)d\theta$$

保险机构面临的问题是：选择激励合同 $S(x(\alpha,\theta))$（即建立与医疗机构的"利益共享风险共担"的机制），并以此促进医疗机构选择保险机构所期望的工作努力 α 最大化其效用函数。但保险机构要达到其目标，面临两个约束，即医疗机构的参与约束和激励相容约束。

参与约束是指医疗机构从接受合同中得到的期望效用不能小于不接受该合同时能得到的最大期望效用，否则医疗机构就不会接受其合同。医疗机构"不接受合同时能得到的最大期望效用"（也称为保留效用）是由其个人历史表现及所面临的其他市场机会所决定的。参与约束（IR）可以表述为：

(IR) $\int U(S(x(\alpha,\theta)))g(\theta)d\theta-C(\alpha)\geqslant\bar{U}$，其中 $\bar{U}$ 为医疗机构的保留效用。

激励相容约束是指在激励合同 $S(x(\alpha,\theta))$ 下，作为代理人的医疗机构总是选择使其自身期望效用最大化的行动 α，也就是说，在保险机构不能观

---

① "委托—代理"模型研究的代理关系是在信息不对称的条件下，一个参与人（称为委托人）想使另一个参与人（称为代理人）按照委托人的利益选择行动力，委托人根据代理人提供的服务数量和质量或运行结果对其支付相应的报酬。在这一分析框架下，通常委托人与代理人之间会签订一种显性或隐含的风险分担或利益共享的契约，同时委托人会授予代理人一定的决策权力。委托代理模型分析的核心问题是委托人如何通过可观测的变量，设计契约来奖惩代理人，以激励代理人选择对委托人最有利的行动。

测到医疗机构行动 a 和自然状态 θ 时，保险机构希望医疗机构的工作努力水平 a 都只能通过医疗机构最大化其效用函数来实现。换句话说，如果保险机构希望代理人选择 a，用 $a' \in A$ 来表示医疗机构可选择的任何行动。则只有当医疗机构从 a 中得到的期望效用要大于从选择 a'中得到的期望效用时，医疗机构才会选择 a。激励相容约束（IC）可表述为：

$$(\mathrm{IC})\int U(S(x(a,\theta)))g(\theta)d\theta - C(a) \geqslant \int (S(x(a',\theta)))g(\theta)d\theta - C(a'),$$

$\forall a' \in A$

在信息对称的条件下，激励相容约束条件是多余的，因为此时保险机构可以设计一个任意的强制合同如下：

$S=S^*$ （π （a^*，θ）），$a \geqslant a^*$

否则 $S=S$，$a<a^*$

即保险机构要求医疗机构选择 a^*，才付 $S=S^*$；否则保险机构只付给 S，只要 S 足够小，医疗机构就不会选择 $a \neq a^*$。

从上述模型构建可以看出，保险机构与医疗机构之间的博弈转化为如何对产出 π 选择最优分配方式以激励医疗机构，以及医疗机构在这一激励机制下如何选择最优的行动 a。

（二）模型的求解

信息经济学对于上述模型的求解是通过构造拉格朗日函数来进行的，保险机构的问题是选择行动 a 和 S（π）来解下列问题：

$$MAX\int V(\pi(a,\theta) - S(\pi(a,\theta)))g(\theta)d\theta$$

$$\text{s.t.}\ (\mathrm{IR})\int U(S(\pi(a,\theta)))g(\theta)d\theta - C(a) \geqslant \bar{U}$$

构造拉格朗日函数如下：

$$L(a,S(\pi)) = \int V(\pi(a,\theta) - S(\pi(a,\theta)))g(\theta)d\theta + \lambda\left[\int U(S(\pi(a,\theta)))g(\theta)d\theta - C(a) - \bar{U}\right]$$

最优化的一阶条件是对 π 和 a 的一阶导数为0，即：

$$-V'(\pi - S(\pi)) + \lambda U'(S(\pi)) = 0 \tag{1}$$

和

$$\int V'\left(\frac{\partial \pi}{\partial a} - \frac{\partial S}{\partial \pi}\frac{\partial \pi}{\partial a}\right)g(\theta)d\theta + \lambda\left[\int U'\frac{\partial S}{\partial \pi}\frac{\partial \pi}{\partial a}g(\theta)d\theta - \frac{\partial C}{\partial a} = 0\right] \tag{2}$$

对于等式（1）可以推导出：

$$\frac{V'(\pi - S(\pi))}{U'(S(\pi))} = \lambda$$

由此可见，保险机构与医疗机构对收入的边际效用之比应该为一个常数，而与产出 π 无关，也就是说，在最优条件下，不同收入状态下的边际替代率对于作为委托人的保险机构与作为代理人的医疗机构是相同的，即：

$$\frac{V'(\pi_1 - S(\pi_i))}{V'(\pi_2 - S(\pi_2))} = \frac{U'(S(\pi_1))}{U'(S(\pi_2))}$$

这是一个典型的帕累托最优条件。

由等式（1）可知$\frac{V'}{U'} = \lambda$，进而可以将等式（2）简化为：

$$\int V' \frac{\partial \pi}{\partial a} g(\theta) d\theta - \lambda \frac{\partial C}{\partial a} = 0 \quad (3)$$

其中 $V' \frac{\partial \pi}{\partial a}$可以理解为从保险机构的角度或效用单位来评价医疗机构努力水平 a 的边际收益，$\lambda \frac{\partial C}{\partial a}$可以理解为从保险机构的角度或效用单位来评价医疗机构努力水平 a 的边际成本。也就是说，从保险机构角度来看，医疗机构努力水平 a 的期望边际收益应该等于期望边际成本。

在给定 $S^*(\pi)$的条件下，医疗机构将通过选择行动 a 来解下列问题：

$$MAX \int U(S^*(a,\theta)) g(\theta) d\theta - C(a)$$

上述最优化的一阶条件是：

$$E\left[U' \frac{\partial S^*}{\partial \pi} \frac{\partial \pi}{\partial a} - \frac{\partial C}{\partial a} \right] = 0 \quad (4)$$

在给定相关的效用函数及成本函数的条件下，可以求解上述问题。

三、市场对医疗机构的隐性激励——基于“声誉模型”的分析

上述对保险机构与医疗机构之间的“委托—代理模型”分析，是静态的，而且保险机构与医疗机构之间签订了一个显性的激励合同，委托人必须根据可观测到的行动结果来奖惩代理人。在这一模型中，如果委托人没有实施激励机制，作为代理人的医疗机构就没有积极性去努力工作。有些学者（如罗宾斯泰英，1979；法玛，1980；伦德纳，1981）认为，激励问题在委托—代理模型

的研究文献中被夸大了，认为“时间”本身可能会解决代理问题。

下面我们用一个简化的“声誉模型”① 来证明：即使没有显性激励合同，医疗机构也有积极性提供高效的医疗服务，其原因在于在竞争市场上，医疗机构的市场价值及收入取决于其过去的经济业绩和表现，从长期来看，医疗机构必须对自己的行为负完全责任。医疗机构积极工作可以改进其在市场上或组织上的声誉，从而提高未来的收入。

（一）模型的建立

我们假定只有两个阶段，t=1，2，每个阶段的生产函数如下：

$\pi_t = a_t + \theta + u_t$，$t = 1, 2$

其中，π_t 为医疗行为的产出（如节省医疗费用），a_t 为医疗机构的行动水平，θ 为医疗机构的服务能力（假定与时间无关），u_t 是外生的随机变量（如技术或经济、社会及市场的不确定性等）。假定 a_t 为医疗机构的私人信息，π_t 为共同信息，θ 和 u_t 是正态分布的，均值均为0，方差分别为 σ_θ^2 和 σ_u^2，而且随机变量 u_1 和 u_2 是独立的，即 $COV(u_1, u_2) = 0$。

假定医疗机构是风险中性的，并且贴现率为0（即对于第1期和第2期货币价值的认识是相同的）。因此医疗机构的效用函数如下：

$U = w_1 - C(a_1) + w_2 - C(a_2)$

其中，w_1 和 w_2 为医疗机构在第1期和第2期的工资，$C(a_t)$ 为医疗机构的医疗服务成本或负效用。假定 $C(a_t)$ 是严格递增的凸函数，且 $C'(a_t) = 0$。

在上述假定下，如果委托—代理关系只是一次性的，根据委托—代理模型分析的结论，$C'(a_t) = 0$，并由此可以推导出 $a_t = 0$，即医疗机构将不会有任何努力工作的积极性，如果保险机构与医疗机构签订一个显性激励合同 $w_t = \pi_t - y_0$，其中 y_0 不依赖于 π_t，此时，帕累托一阶最优可以实现：风险成本等于0，医疗机构的最优努力水平为 $C'(a_t) = 1$，这一结论与上述委托—代理分析模型的结论是相同的。

建立声誉模型主要证明，当委托代理关系持续两个时期时，医疗机构在第2期的最优努力水平仍为0，因为博弈没有第3阶段，医疗机构无须考虑声誉问题，但医疗机构在第1阶段的最优努力水平要大于0，原因是医疗机构在第

① 下面的模型主要参考了迈耶和维克斯，参见张维迎著：《博弈论与信息经济学》上海人民出版社1996年版，第451页。

2 阶段的工资依赖于保险机构或市场对其经营努力的预期，而医疗机构的工作努力将通过产出的作用来影响这种预期。

（二）模型的求解及结论

假定市场是完全竞争性的，医疗机构的收入等于预期产出：

$w_1 = E(\pi_1) = E(a_1) = \bar{a}_1$

$w_2 = E(\pi_2 \mid \pi_1)$

其中，$\bar{a}_1$ 为市场对医疗机构在第 1 时期的努力水平的预期，$E(\pi_2 \mid \pi_1)$ 是给定第 1 时期的实际产出为 π_1 的情况下市场对第 2 时期产出的预期。在我们的假设条件下：

$E(\pi_2 \mid \pi_1) = E(a_2 \mid \pi_1) + E(\theta \mid \pi_1) + E(u_2 \mid \pi_1) = E(\theta \mid \pi_1)$

因为 $E(a_2 \mid \pi_1) = E(u_2 \mid \pi_1) = 0$

假定市场具有理性预期，那么均衡时，$\bar{a}_1$ 为医疗机构的实际选择，当观测到 π_1 时，市场知道 $\theta + u_1 = \pi_1 - \bar{a}_1$，但市场不能把 θ 和 u_1 分开，也就是说，市场不知道除医疗机构的工作努力外，π_1 是医疗机构经营能力 θ 的结果还是外生的不确定因素 u_1 的结果。市场要根据 π_1 来推断 θ。令：

$$\tau = \frac{Var(\theta)}{Var(\theta) + Var(u_1)} = \frac{\sigma_\theta^2}{\sigma_\theta^2 + \sigma_u^2}$$

τ 为 θ 的方差和 π_1 方差的比率。σ_θ^2 越大，则 τ 越大。根据理性预期公式，

$$E(\theta \mid \pi_1) = (1-\tau) E(\theta) + \tau(\pi_1 - a_1) = \tau(\pi_1 - \bar{a}_1) \quad (1)$$

（因为我们假定 $E(\theta) = 0$）

等式（1）表明，给定 π_1 下市场预期的 θ 期望值是先验期望值 $E(\theta)$ 和观测值 $(\pi_1 - \bar{a}_1)$ 的加权平均：市场根据观测到的信息修正对医疗机构能力的判断。事前有关能力的不确定性越大，修正越多。这一点是很自然的，也是符合现实情况的，因为 τ 反映了 π_1 包含的有关 θ 的信息：τ 越大，π_1 包含的信息量越多。特别地，如果没有事前的不确定性（即 $\sigma_\theta^2 = 0$），则 $\tau = 0$，市场将不修正；另一方面，如果事前的不确定性非常大（即 $\sigma_\theta^2 \to \infty$），或者如果没有外生的不确定性（即 $\sigma_u^2 = 0$），则 $\tau = 1$，市场将完全根据观测到的 π_1 修正对 θ 的判断。一般来说，τ 介于 0 和 1 之间。

给定 $\tau > 0$，均衡收入 $w_2 = E(\theta \mid \pi_1) = \tau(\pi_1 - \bar{a}_1)$ 意味着第 1 时期的产出越高，第 2 时期的收入越高。将 w_1 和 w_2 代入医疗机构的效用函数，得：

$U = \bar{a} - C(a_1) + \tau(a_1 + \theta + u_1 - \bar{a}) - C(a_2)$

医疗机构的最优化一阶条件为：

$C'(a_1)=\tau>0\Rightarrow a_1>0$

$C'(a_2)=0$

就是说，尽管医疗机构提供医疗服务的质量水平没有对称信息条件下那么好（信息对称条件下满足 $C'(a_t)=1$），但出于声誉的考虑，医疗机构在第1时期的医疗服务质量水平严格大于0。τ 越大，声誉效用越强。

（三）模型的拓展

上述模型假定医疗机构只工作两个时期，很显然，讨论的结果可以很容易推广到一般化或更长的时期。一般地，如果医疗机构工作T期，那么除最后一期的努力 $a_T=0$ 外，所有 T－1 期的努力水平都要大于0，并且容易推断，提高医疗服务水平的努力随时间的增长而递减，即 $a_1>a_2>\cdots>a_{T-1}>a_T$，我们可以看到，第1期的努力 a_1 影响所有以后（T－1）期的收入，但（T－1）期的努力 a_{T-1} 只影响第T期的收入。声誉模型证明，声誉效应可以在解决委托代理问题中起作用，隐性激励机制可以达到显性激励机制同样的效果。

四、几点结论

1. 在信息对称条件下，保险机构可以直接通过设计强制合同对医疗机构行为进行约束，以达到其利益的最大化，激励在一定程度上是多余的。

2. 在信息不对称条件下，保险机构对医疗机构的激励是非常必要的。如果收入或报酬与医疗服务质量无关，医疗机构为什么要努力提高医疗服务质量呢?

3. 设计合适的激励机制非常关键。激励合同的最优解取决于多种因素，风险分担与利益共享是激励机制的核心。显然，在保险机构不能观测医疗机构的努力水平及行动时，最优激励合同就要求医疗机构承担比对称信息情况下更大的风险。在极端的情况下，如果由医疗机构承担全部风险（如按人头付费、按病种付费等），则医疗机构就会如同为自己工作一样，不会降低提高医疗服务质量的动机。

4. 降低保险机构与医疗机构之间信息不对称的程度，有助于强化医疗机构的激励效应。在信息对称情况下，委托人不需对医疗机构进行任何的激励就实现了自身利益的最大化。信息不对称必然会导致道德风险问题和行为。降低保险机构对医疗机构信息不对称的程度，或者是保险机构收集更多有效信息，增强两者之间的透明度，一方面可以降低激励的强度，或者说达到同样激励效果所需要的激励强度可以适度降低；另一方面，在实施激励时也可以更有效地评估医疗机构的行为及其对保险公司绩效的关联度或贡献度。

5. 完善声誉机制，对于提高激励效果具有重要意义。市场声誉机制能否有效发挥作用，主要受以下几个因素影响：一是重复博弈的可能性。时间越长，重复博弈的次数越多，树立声誉才有价值，越有利于克服短期行为。二是医疗信息传播速度和准确程度。三是声誉作为一种无形资产的产权明晰程度。

第四章

医疗保障中的政府

政府是政治组织，也是经济组织，政府行为是指政府作为经济与政治组织参与经济活动所实施的政策与措施，包括经济行为、政治行为和行政行为等，这里主要研究政府介入医疗保障体系的经济行为。作为经济组织，政府拥有其他市场经济组织所不具有的两大特征——普遍性与强制性，从而使得政府在决定生产什么、如何生产和为谁生产等基本问题时有其自身的特殊性。通常认为政府具有收入再分配、稳定经济和资源再配置等三方面的经济作用，政府对医疗保障制度的介入是其收入再分配职能的体现，并间接地发挥了稳定社会经济和资源再配置的作用。

工业化进程助推医疗费用风险的社会化，传统的个体（家庭）保障功能式微，新发展起来的市场保障也存在一些不足与失灵。在这一背景下，政府站在医疗保障体系建设的历史舞台上，积极组织提供政府保障并加强监管。无论是何种医疗保障模式，政府都在不同程度上发挥了积极的作用，而且政府的角色和作用往往是第一位的、基础性的。医疗保障体系中的政府行为在不同的国家、不同的环境和不同的时期有不同的表现形式和介入程度。政府介入医疗保障制度对于克服各种市场缺陷，如外部性、信息不对称等，以及促进收入再分配都能起到重要的作用[①]。但一方面市场失灵并不必然导致需要政府的干预；另一方面，政府如同市场一样不是万能的，亦存在失灵问题，表现为挤出效应、政府寻租与政府低效等。这些政府失灵是引发各国改革原有医疗保障体系的重要原因之一。

因此，无论是在发达国家，还是在发展中国家，经济发展过程中不仅要克服市场失灵，而且还要克服政府失败[②]。不同国家医疗保障制度建设和改革的方向可能会迥然不同，西方福利国家积极在政府曾经发挥作用的领域引入市场机制，而发展中国家则进一步强调政府对保障低收入人群医疗问题的责任。特别是对于发展中国家，或正在建立市场经济机制的国家，或是由计划经济向市场经济转型的国家，相对而言，往往政府的作用有余，而市场的作用不足。政府在医疗保障体系的行为有四种表现形式：制度设计、经营管理、财政支持及市场监管，下面分别论述之。

第一节 政府行为之一：制度设计

一、制度本质及政府作用

制度是为决定相互关系而人为设定的一些规则，其主要作用是通过建立一个人们相互作用的稳定（但不一定有效）结构来减少不确定性[③]，并以此约束

① 西方经济学理论认为，政府干预市场运行的原因主要有效率和公平两个层面。从效率角度看，由于垄断、公共物品、外部性、信息不对称和不完全，以及宏观失衡等问题将导致市场运行失灵，无法达到帕累托最优，由此需要政府干预。从公平角度看，市场运行即使有效，也可能带来非常不公平的分配后果，而分配公平同样应是社会追求的目标，需要政府加以干预。这样的论述同样适用于医疗保障。参见汪德华、白重恩："政府为什么要干预医疗部门"，《比较》2007 年第 36 期。

② 在《养老保险制度中的政府行为》一书中，笔者将政府行为的失败归纳为挤出效应、政府寻租以及政府低效等三方面，并认为，政府与市场之间的界限取决于各种实现资源配置的制度安排的边际成本及其相互间的替代状况，同样的交易通过政府组织比通过市场组织的边际成本更小，则会选择政府；反之会选择市场。政府行为的最优介入程度及最优政府规模可以按照政府行为的边际成本等于边际收益的原则来确定。这对于界定医疗保障体系中政府行为的边界同样有借鉴作用。参见段家喜著：《养老保险制度中的政府行为》，社会科学文献出版社 2007 年版，第 86～89 页。

③ 参见诺斯：《制度、制度变迁与经济绩效》，上海人民出版社 2000 年版，第 98 页。

主体追求个人福利或效用最大化的行为。制度主义者对制度的源起与本质有以下认识[①]：（1）在人们不断反复发生交易和其他经济关系中，制度必然产生，制度可以给当事人提供可用来形成预期的关于其他人未来行为的丰富信息。（2）在多次重复博弈中，遵守规则不是强制的，而是在很大程度上已成为人们行为的习惯和理性选择。（3）在专业化与劳动分工的世界中，要促进生产和交易以较低成本进行，往往要求用正规的制度规则来解决人们合作或交易成本的节省问题。（4）社会制度是社会的全体成员都赞同的社会行为中某种带有规则性的东西，这种规则性具体表现在各种特定的重复的情形中，并且能够自行实行或借助某种外在权威来实行[②]。

政府是国民经济中唯一通过政治程序建立的，在特定区域内行使立法权、司法权和行政权的实体，政府是在一定地理区域内拥有专有的权力来强制执行一些规则的机构。一般而言，可以从三个层次去理解政府的内涵。第一个层次是中央政府，组成中央政府的各部、委、办及其内部机构；第二个层次是广义的政府，除中央政府外，还包括各级地方政府及其附属机构；第三个层次还包括中央与地方政府出资兴办的各种企事业单位，如医疗卫生、教育及社会保障事业等公共事业部门。具体到我国，这里所要研究的政府，既包括作为决策者的中央政府，以及作为中央政府代表的社会保障与劳动部、卫生部、财政部、税务局等相关部委，也包括中国保险监督管理委员会等相关监管机构。政府作为一个特殊的组织和活动主体，在制度变迁中起着非常重要的作用，对此，诺斯有比较系统的研究和论述。诺斯在分析国家（政府）的作用时，将其当作政治组织来看待，认为政府是以保护、公正等服务换取收入，并对它的各种成员采取区别对待的垄断者的作用设计出不同的财产权，以使政府收入极大化，同时面临竞争。政府推行制度变革有两种目的，其一是建立一套有利于自身统治的政治制度，从而保证政治组织的报酬递增；其二是建立一套有效的产权制度，从而保证社会成员的收入最大化和经济组织的报酬递增。要使上述两者报酬递增相一致，政府就要做到：（1）制定合理的产权制度，保证公平竞争和市场规则的实施，从而带来社会成员和经济组织的收入最大化；（2）必须使自己的报酬递增建立在经济组织和社会成员报酬递增的前提下，为此要求政府部门要把自己的行为纳入制度化的轨道。同时诺斯分析认为，制度变迁过程中

① 参见谭崇台主编：《发展经济学的新发展》，武汉大学出版社 1999 年版，第 228 页。

② Schotter, A., The economic Theory of Social Institutions, Cambridge University Press, 1980, p11.

政府在下列情况下最具有优越性：(1) 当政府机构发展比较严密，但私人市场并未得到充分发展时；(2) 当外界潜在利润的获得受到私人财产权的阻碍，必须依靠政府的强制力量来进行时；(3) 当制度创新实行之后所获得的利益不归从事创新的个别成员，这样的创新只能政府机构来进行时；(4) 当制度创新涉及收入再分配，减少了收入的居民必定反对时①。由此推论，在医疗保障等领域，政府推动制度创新与变革具有优越性。政府为实现医疗保障目标所颁布的法令、制定的政策具有强制性，所有这些法令与政策则最终形成医疗保障制度。制度在医疗保障领域具有非常重要的作用，制度能够塑造人们的思维与行为方式，提供并在某种程度上创造和扩散信息；正式与非正式的制度通过建立或多或少固定化的人类行为范式，或者确定人类可以获取与处理的信息，或者设定人类行为的界限，或者订立人类行为规则，或者约束人类行为，实际上给所有经济主体提供信息②。在这种背景下，人们知道所有其他人（或大部分人）的行为是可预测的，并且他能够在一定程度上正确预测，进而减少不确定性和风险，理性地采取相应的行为。例如人们知道医院或医生会按照国家的相关规定进行治疗，也知道在药品目录范围内的治疗可以从社会医疗保险基金中得到一定比例补偿等等。

政府通过制度的诱导作用，建立起适应市场经济发展需要的基本制度环境，显得尤为重要。在医疗保障领域，通过制度设计确立基本的医疗保障运行规则，理顺社会保险与商业保险的关系，界定政府与市场在医疗保障体系中的作用空间，对于完善医疗保障功能、提升其保障能力，具有非常重要的意义。政府通过设计、建立或改革医疗保障制度，可以获得巨大的收益，主要体现在以下几方面：(1) 经济效益。政府介入医疗保障制度后，在一定程度上保障全体居民，特别是那些由于种种原因而无法或只能有限享受医疗服务的人，享受到更多的医疗服务，有利于其生产能力的恢复或提升。医疗保障作为一项社会政策，本身是具有经济价值的，但这种价值更多是基于全社会的角度，而不是个人或企业的角度。当然，一项从全社会来看是有益的制度，并不排除从个别人或企业的角度来看可能被认为是不当的。有研究表明③，卫生或居民的健康状况与经济社会发展紧密相联，这为提高政治支持以增加医疗卫生投资，并

---

① 参见丁冰主编：《现代西方经济学说》，中国经济出版社 1995 年版，第 311 页。

② 参见谭崇台主编：《发展经济学的新发展》，武汉大学出版社 1999 年版，第 232 页。

③ 参见世界卫生组织：《艰难的抉择：投资卫生领域，促进经济发展》，第 16 页。

将卫生纳入经济社会发展进程，提供了重要依据。例如，加勒比卫生和发展委员会的初步发现显示，在特立尼达和多巴哥，卫生支出增加1%将导致外商直接投资3%的增长，时滞大约2年；在巴巴多斯，卫生支出1%的增长导致旅游收入1%的增长和旅游人数0.8%的增长。加纳政府估计，由于生病该国每年损失6.4%的GDP，由于人均寿命过低（仅为57岁）导致国家每年少生产约6.2亿美元。1970到1995年间，墨西哥大约1/3的长期经济增长是基于居民健康改善。世界卫生组织也表示，“卫生促进经济发展”的观点不仅在发展中国家适用，在欧洲区也适用。（2）政治效益。社会政策的政治效益是比较明显的，能够缓和阶层利益对立，将利益对立或阶级对抗转化为总体上更具建设性的解决冲突的形式。甚至很多政府在出台这些政策时，其首要的目的是政治性。例如，1883年俾斯麦政府对社会医疗保险立法时就说：应当“让居民中人数最多却受教育最少的无产阶级看到……国家不仅是必要的机构，而且也是行善的机构。”[①] 福利国家社会政策发展的历史也证明了社会政策对社会整合的意义，决策者采用社会政策的目的是为了获得“民众的忠诚”。（3）社会效益。“有恒产者有恒心”，医疗保障作为一种待遇的期权，是居民分享社会经济发展成果的重要途径，是广义恒产的形态之一。从社会理论的角度看，社会政策的特殊社会意义就在它对于维持，即再生产和再生各个社会子系统所需的人力资源的重要性[②]。通常认为包括医疗保障在内的各项社会政策，能够把所有居民融入到社会之中，增强社会成员对社会、政府或国家的认同和归属感，并鼓励社会成员参与到社会事务中来，防止社会成员彼此间的疏离，形成社会凝聚力和向心力。（4）文化效益。医疗保障制度能够为确保一个被视为公正的社会制度作出贡献。一项社会政策制度的出台会宣扬一种文化，是以公平为导向，还是以效率为导向，是政府全包，还是政府、市场和个人分担责任，在医疗保障制度都会有所表现。一项好的制度会产生好的行为导向作用，有利于好的社会文化的建立与发扬。

政府改革与运行医疗保障制度也需要付出成本，这些成本可分为直接成本与间接成本。直接成本是指有关政府部门改革与运行医疗保障项目过程中所耗费的人力资源和物质资源，包括政府机构设立和人员配备、规章的制定与执行、对医疗卫生及保障市场监督管理的业务支出等。间接成本是指政府医疗保

① 参见考夫曼著：《社会福利国家面临的挑战》，商务印书馆2004年版，第29页。

② 参见考夫曼著：《社会福利国家面临的挑战》，商务印书馆2004年版，第34页。

障项目改革与运行过程中可能给经济社会带来的负面影响。政府是否采取强制性制度变迁模式来推进医疗保障制度建设，依赖于制度强制推行或改革的预期收益与预期成本的比较。当预期收益大于预期成本时，政府就有积极性去诱导医疗保障制度强制变迁，并促进制度良性运行；反之，则政府的积极性就小些。

二、制度设计的目标

（一）公平与效率目标的冲突与协调

医疗保障制度设计的主要目标包括社会公平与经济效率，制度运行能否以及在多大程度上促进了社会公平和提高了经济效率，是评价制度有效性和制度改革成败的重要尺度。在经济增长过程中，公平与效率的关系可以分为四种类型：经济效率上升，社会公平程度提高；经济效率下降，社会公平停滞甚至弱化；经济效率下降，社会公平提高；经济效率下降，社会公平下降。第二、三种情况是比较普遍存在的，也就是说，在很多时候，公平与效率是一种此消彼长的交替关系，既要提高公平程度，就得牺牲效率，或者说要提高效率，就是牺牲公平。公平与效率双方都有价值，而且一方对另一方没有绝对的优先权，那么在它们冲突的方面，就应该达成妥协。这时，为了效率就要牺牲某些公平，或者为了公平就要牺牲某些效率。

既然公平与效率目标之间存在冲突，那么医疗保障制度改革设计时就需要考虑选择问题，即以效率优先还是公平优先，或者在多大程度上兼顾公平与效率。对此，主要有两种观点，其一是效率优先论。持该观点的人认为，效率与自由是不可分割的，自由是市场机制正常运行从而实现配置效率的前提。因此建立医疗保障制度不能以牺牲效率为代价，不应使社会生产与流通领域的效率有太多的减损。如果医疗保障制度的目标设计上过多强调公平，就容易出现两类问题：一是影响个人工作积极性的问题。部分人只想通过收入再分配，从“公平”机制中获益，会使一部分人因为有了保障而不再去努力工作，这样不利于用于公平分配的“蛋糕”的做大。另一方面是过重的财政负担还容易导致高税率，高的医疗保障税赋有损效率。其二是公平优先论。持该观点的人则认为，收入分配不公平会导致权利和机会的不平等，损害人的积极性和工作热情从而降低效率。这种观点主张政府干预社会经济生活，以矫正市场自发调节所产生的收入和财富分配不平等。如果不加干预，市场的自发作用不仅造成收入分配越来越不平等，而且资源也不可能得到有效率的配置。

在现实经济运行中，通常是要兼顾公平与效率的，不可能只强调一方面。从理论上来看，公平与效率两者之间不是完全对立的，两者可能能够协调统一起来，并可以采用不同的政策手段来实现这两个目标。其原因在于：(1) 公平与效率有共同的起点和目的。公平和效率的起点都是稀缺性，最终目的都是为了满足人们的需求和欲望。稀缺性意味着在资源有限的情况下，只有同时解决好经济效率和分配公平，才能满足人们需求和欲望，只有效率提高才能改善公平的条件，公平总是要通过效率提高才能解决好。效率是提高社会福利的必要条件，而公平是社会福利最大化的充分条件。(2) 公平是效率的前提，也是进一步提高效率的保证[①]。只有公平、合理分配，才能调动和激发市场主体的积极性、创造性，提高效率，促进生产力的发展和社会稳定。社会公平的核心是机会均等，各劳动主体和投资主体在市场上的地位平等，享有平等的市场参与权、市场竞争权和市场经营权。社会公平通过社会再生产的"投入—贡献—收益"过程表现出来，个人贡献多，收益多，使人们为社会创造财富的多少在收入分配中表现出来，从而能够有效地调动各方面的积极性和主动性，促进经济效率的提高。(3) 效率是社会公平的基础。无论在什么样的制度下，没有一定的效率，没有一定的物质基础，任何形式的公平都不可能建立起来。效率为社会公平的实现提供物质基础，只有高效率才能实现高水平的社会公平。在一个效率低下、物质短缺的社会中，社会公平充其量也只是低收入水平下的平均分配而已，这是一种原始的、消极的、低水平的社会公平。只有在高效率的社会生产条件下，才能创造出更加丰富的物质财富，使公平分配的产品数量越来越多，质量越来越好，在总体上满足人们的高水平需求，从而使社会有条件在更高的水平上实现社会公平。

---

① 市场竞争必然造成个人收入差别，适当的收入差距在一定程度上能加强竞争、刺激效率的提高。但过大的收入差别就会成为社会不安定因素，最终会破坏效率。相对公平的社会环境对效率的促进作用主要体现在三个方面：(1) 只有相对公平的实现，才能维护社会劳动力的再生产，确保市场拥有源源不断的产业后备军，为效率提高提供必须的劳动力资源。市场本身不可能解决市场竞争中因老年而退出市场的人的生活问题；(2) 只有相对公平的实现，才能较好地协调社会的物质利益关系，激发劳动者的生产积极性、主动性和创造性，提高经济效率；(3) 只有相对公平的实现，才能实现居民的安民乐业，维护社会秩序，避免社会动乱。

（二）目标与手段的均衡

对于政策目标与工具手段之间的关系研究较早，并获得首届诺贝尔经济学奖的丁伯根[①]认为，要达到一个经济目标，至少需要一种有效的工具手段。为了同时达到多个政策目标，至少必须有同目标相同数量的政策手段。具体到医疗保障问题上，政府干预欲达到实现提高经济效率和促进社会公平的两重目标，就应该有两种以上的政策手段。另一位经济学家蒙代尔则根据动态体系稳定条件方法，提出了每一种政策手段应当用于其能产生最大有利影响的市场或经济环境，对于市场的外部负效应可用作用相反的另一政策手段加以抵消。手段如果不适应政策目标也会降低政策的效果。因此，政府设计、建立、发展和改革医疗保障制度时，要同时实现促进社会公平与提高经济效率的双重目标，就需要至少两种以上的手段。通常认为，医疗救助与社会保险侧重于体现追求“公平”的目标，而商业保险侧重于体现追求“效率”的目标。单纯发展某一种模式，都很难实现公平与效率的有效平衡，不仅不能满足对医疗服务的多层次需求，而且可能对相关产业的健康发展造成不良影响。只有社会医疗保险与商业医疗保险协同作用，才能更有效地解决医疗保障问题。

（三）不同时期目标选择的变迁

公平与效率发展趋势是一致的，存在协调的可能，但并不表现为时间上和空间上的同步。在设计医疗保障制度时，各国政府根据社会经济的发展阶段以及政治、历史、文化等条件，对目标进行选择。大多数国家都兼顾了社会公平与经济效率两个方面，并对制度中的公平与效率目标进行协调，作出与社会经济发展目标相一致的政策权衡。当然，在不同的时期，根据社会发展的需要，政府政策目标的侧重点可能是不同的，有时会以促进社会公平为主，有时则会以提高经济效率为主。从这个意义上来说，医疗保障制度改革的关键就在于如何处理好社会保险与商业保险的关系，从而实现在经济增长的特定阶段和人口增长趋势之下的公平与效率之间的平衡。政府在建立和改革医疗保障制度过程中，公平与效率的目标选择不是一成不变的，往往受到社会、经济、文化和人口条件的影响而变化，而这种目标选择的变化对于医疗保障制度框架的形成和变迁，以及社会保险与商业保险在制度中的地位与作用，将会产生重大的影

① 参见吕随启等编著：《国际金融教程》，北京大学出版社1999年版，第323页。

响。

我国传统医疗保障制度改革之前，尤其是在经济困难时期，如何保障人民群众的基本生活需求和基本健康保障权成为政府首先需要考虑的问题。这时医疗保障制度的主要目标自然就会是保持社会公平。城镇机关、事业单位的工作人员和企业职工虽然分别由公费医疗和劳保医疗两个制度安排覆盖，但内容大体相同，并且对农民提供了最基本的健康保障。20 世纪 80 年代以来，我国医疗保障制度改革的一个重要原因就是传统制度缺乏效率并且无法适应经济社会快速发展的要求。在经济方面，伴随着经济改革和市场经济体制的建立，越来越多的国有企业走向破产，传统的以企业或单位为基础的医疗保障制度赖以存在的制度基础逐渐被打破；在社会方面，传统式的大家庭结构被瓦解，社会出现分层，贫富差距在拉开；在思想观念方面，对社会公平有了新的理解，经济效率的意识逐步得到确立。因此，新的医疗保障制度建立时，在目标选择上强调“效率优先”。1998 年国务院下发《关于建立城镇职工基本医疗保险制度的决定》，确立了社会统筹和个人账户相结合的社会医疗保险新模式。在这种制度模式下，企业和职工负有一定的医疗保险费缴纳义务，并将这些缴费按一定的比例分别记入社会保险经办机构的统筹账户和归职工个人所有的个人账户。社会统筹部分成为公平的象征，而个人账户则成为效率的代表。该文件还提出：对于“超过最高支付限额的医疗费用，可以通过商业医疗保险等途径解决。”以促进商业医疗保险的发展，提高制度的效率。从这些改革的措施来看，效率问题显然在决策者考虑的范围之内。此后出台关于对低收入人群的医疗救助制度以及城镇居民基本医疗保险、新型农村合作保险制度等强调对低收入人群的保险补贴，这在一定程度上又将公平问题提到特别重要的位置。

三、制度设计的主要内容

（一）医疗保障模式选择

医疗保障模式是指一国以什么样的制度为主导去保障居民的疾病风险。现代医疗保障制度五花八门，国内外学者在比较研究医疗保障制度时，按不同的标准和角度对各国医疗保障制度进行了划分和归类。例如，西方学者梯特马斯（Titmuss）认为在提供社会保障的社会政策领域可以存在三种选择：一种是基于收入调查而确立实际需要的社会保障补助模式；一种是社会普遍保护的制度再分配模式；一种是供款和受益相协调调动积极性的工业化模式[①]。乌日图（2003）在综合考虑各种制度对不同收入人群覆盖情况、政府在各种制度中承担的责任、制度保障的不同功能的基础上，将医疗保障制度分为社会医疗救助、国家卫生服务、社会医疗保险、市场医疗保险等五种模式[②]，并分析了不同模式的特点、产生与发展及主要政策。刘见祥（2002）将 OECD 国家的医疗保障制度分为国民保健服务模式（如英国）、社会医疗保险模式（如德国）和商业医疗保险模式（如美国）等三种模式[③]。蔡仁华教授（1999）将世界各国的医疗保障制度分为国家（政府）医疗保险模式、社会医疗保险模式、商业医疗保险模式和其他医疗保险模式（如储蓄型医疗保险、社区医疗保险）等四种模式[④]。也有按医疗保险基金筹集方式将医疗保障制度分为国家医疗保险、社会医疗保险、社区合作医疗保险、储蓄医疗保险和商业医疗保险等类型[⑤]。还有根据保障方式的不同，将医疗保障制度分为自愿自费模式、个人自愿补偿模式、公共补偿模式、个人自愿合同模式、公共合同模式和公共一体化模式等六种[⑥]。丁纯（2005）则将各国医疗保障制度分为全民医疗保险、社会医疗保险、商业医疗保险和强制储蓄账户制医疗保险为主的四大医疗保障制度模式，并认为英国、德国、美国和新加坡分别为这四种模式的典型代表[⑦]。郑秉文、和春雷（2000）则认为，从总体上看，世界医疗保障制度大体上可分为保健服务型和医疗保险型，前者以英国、瑞典等福利国家为代表；社会医疗保险与医疗保障制度又可分为直接免费型国民医疗保障、现收现付制医疗保险、个人积累制医疗保险、混合型的医疗保险与医疗保障等类型[⑧]。一国医疗保障模式的选择受到经济、社会、政治、人口、历史、文化等多因素的影响，是各类利益集团竞争的公共选择结果。

---

① 参见万明国：《社会保障的市场跨越》，社会科学文献出版社 2005 年版，第 303 页。

② 参见乌日图：《医疗保障制度国际比较》，化学工业出版社 2003 年版，第 66 页。

③ 参见刘见祥：《全民健康保险与各国健康照护服务系统现状比较》，2002 年全国健康照护研讨会。

④ 参见蔡仁华：《医疗保障培训教材》北京医科大学出版社 1999 年版，第 79 页。

⑤ 参见仇雨临、孙树菡：《医疗保险》，中国人民大学出版社 2001 年版，第 72 页。

⑥ 参见乌日图：《医疗保障制度国际比较》，化学工业出版社 2003 年版，第 65 页。

⑦ 参见丁纯："当代四大医疗保障制度模式典型国家绩效实证比较"。《世界经济文汇》2005 年第 4 期。

⑧ 参见郑秉文、和春雷：《社会保障分析导论》，法律出版社 2000 年版，第 146 页。

（二）保障对象及覆盖面

大多数国家已经或正在努力将医疗保障制度覆盖到全体居民。各国医疗保障制度发展极不平衡，总体来看，随着经济发展，医疗保障制度的保障对象和覆盖面在扩大。经济发展程度高的国家政府保障对象及覆盖面会大些，大部分高收入国家医疗保障制度已经覆盖全国城乡所有家庭与人口，甚至实行全民一体的制度，公平性比较高。而一些低收入国家则主要是对公务人员及大中型企业雇员提供医疗保障制度，而大部分人群则没有被纳入政府的医疗保障项目之内。当然即使是低收入国家，由于社会制度和文化特征等方面的原因，有的也建立了全民免费医疗制度（如蒙古），而发达国家也有没有建立全民医疗保障制度的（如美国）。

多数国家建立医疗保障制度时，对于不同阶层的人群采取不同的制度。例如，大部分国家对于低收入人群实施医疗救助，或者是通过政府单独出资建立医疗救助制度（如美国）；或是通过政府立法免除低收入人群的缴费或纳税义务，而将其纳入一般收入人群的医疗保障制度中（如德国）；或是由政府财政代缴费用帮助其参加一般收入人群的医疗保障制度（如中国的农村居民和城镇居民、中国台湾）。中等收入人群主要由正规部门的就业人群组成，大多数国家通过建立与就业有关的医疗保障制度为这部分人群提供保障，如德国的法定医疗保险、荷兰的一般疾病保险、日本的雇员保险以及韩国的公务员和私立学校教职员医疗保险制度。对于高收入人群，一般有两种类型，或是强制其参加与中等收入同样的医疗保障项目（如英国、加拿大、荷兰等）；或是允许其在社会医疗保险项目与商业健康保险项目之间自由选择其一（如德国）。几乎所有的国家都鼓励高收入人群自愿购买商业健康保险，在大多数国家，高收入人群是商业健康保险服务的主要对象。

（三）筹资方式及资金来源

政府举办的医疗保障项目筹资方式主要有两种，或是通过税收筹资（如英国、丹麦、瑞典、加拿大、澳大利亚、新西兰等），或是通过与薪酬挂钩的社会保险费来筹资（如德国、荷兰、法国、日本、韩国等）。如表 4－1 所示，大体给出了这两种筹资方式的区别，当前中国对于“费改税”的争论比较激烈，有些学者支持“费改税”，其目的更多在于解决社会保障经费筹措不足的问题，这一点受到社保部门的置疑和异议。从社会保险费和社会保险税其本质或者说价值的最终归属来看，是没有区别的，都来自劳动力创造价值的一部分，包括医疗保障在内的社会保障的物质基础是劳动者创造财富的再分配或预留。税收筹资割裂了费用分担与待遇享受之间的联系，可能不利于激励机制的作用，但更有利于发挥政府对收入的再分配功能，提升公平性。社会保险费的缴纳是基于其收入的高低，而不是风险的大小，从风险与费用匹配的角度来看，公平性稍差些。

表 4－1　　社会保险费与社会保险税的基本区别

	社会保险费	社会保险税
征收方式	依法强制征收	依法强制征收
资金性质	劳动者公共后备基金	政府财政资金
适应的制度模式	部分积累或完全积累型	现收现付型
个人的权利义务	清晰对应	模糊或非对应
与财政的关系	保持适当距离或分离状态	与政府预算一体化
与个人账户的关系	兼容	不兼容
政府扮演的角色	最后出场与责任分担角色	直接出场与完全责任角色
筹集的资金	可以积累或基金制	不能积累或非基金制
征收标准	允许差别，有灵活性	必须统一平等
保险对象范围	可选择性与阶层性	普遍性或全民性

资料来源：郑功成：《社会保障学——理念、制度实践与思辨》商务印书馆 2000 年版，第 341 页。

通常医疗救助项目主要采取税收筹资方式，社会医疗保险采取税费结合以费为主的筹资方式，而商业健康保险则主要采取保费的筹资方式。采取税收筹资方式时，通常会建立中央财政与地方财政分担的机制。

（四）待遇标准

在不同国家，由于社会经济发展水平以及医疗保障制度模式不同，医疗保障待遇差别比较大。社会医疗救助往往只是提供最基本的医疗服务，通常通过直接提供医疗服务或医疗费用报销的形式来实现，少数国家向救助对象直接发放现金，以帮助其购买基本的医疗服务（如芬兰）。社会医疗保险项目提供中等水平的医疗保障待遇，往往通过起付线、自付比例以及非保障项目、非用药目录等形式要求居民自己分担部分医疗费用，居民分担医疗费用的比例（或者说保障程度）通常与社会经济发展水平及经济形态密切相关。大部分发达国家向全体居民提供了几乎全方位的医疗保障待遇，居民基本上是免费或负担非常少量的费用就可享受医疗服务。20 世纪一些社会主义国家，虽然经济发展水平尚低，但也提供了非常高的医疗保障待遇。一些经济欠发达国家也实现了全民免费医疗制度，但这些国家通常对用药范围及就医行为进行了非常严格的规定。

四、医疗保障立法

大部分国家是通过立法来设计医疗保障制度，通过宪法和法律规定了公民享有医疗卫生服务的权利和义务。早在 1883 年德国就制定了世界上第一部医疗保障法律—《疾病保险法》，此后，许多国家都加强了医疗保障立法工作。医疗保障立法有以下几个特点：

（一）各国医疗保障立法历史普遍较长

如表 4－2 所示，大部分西方国家从 19 世纪末到 20 世纪初期就开始构建自己的医疗保障体系及其法律制度系统，到 20 世纪 20—30 年代以后西方国家大多陆续进入社会保障立法的成熟时期。这些国家普遍将立法作为建立医疗保险制度（特别政府举办的医疗保障项目）并保证其正常运行的基本前提条件，规范医疗保障制度中的政府行为和各种社会关系。

表 4－2　部分国家或地区医疗保障最初立法时间

国家或地区	最初立法时间（年）	国家或地区	最初立法时间（年）
德国	1883	荷兰	1913
奥地利	1888	日本	1922
瑞典	1891	智利	1924
匈牙利	1891	法国	1928
丹麦	1892	西班牙	1929（生育）、1942（疾病）
挪威	1909	古巴	1934
瑞士	1911	希腊	1934
英国	1911	美国	1935（社会保险）
意大利	1912	加拿大	1966

资源来源：唐国瑞：《社会保险》，中国台北黎明文化事业公司 1979 年版，第 201 页。

当然，这并不排除部分发展中国家通过部门规章的形式来建立医疗保障制度，甚至通过非正规制度的形式来确立医疗保障模式。如中国目前还没有社会保险或医疗保险方面的立法，都是通过国务院或主管部门的文件来设计或改革医疗保障制度。

（二）医疗保障立法通常以规范政府举办的医疗保障项目为主

政府举办的医疗保障项目通过立法的形式实现，这一方面体现了这些项目的强制性，另一方面也可以更好地提高居民对未来医疗保障的预期，提高制度的效率和执行力。如印度1949年通过的第一部宪法中就明确，所有国民都享受免费医疗。如英国1977年颁布《国家卫生服务法》（National Health Service Act 1977）规定所有英国合法居民有权享受国家卫生服务（NHS）。此外，欧共体居民或与英国签订互惠协议国家的居民也可享受NHS。在此基础上制定的《国家卫生服务指南》明确规定了患者的权利和义务，并规定了患者对所有的NHS托拉斯、卫生局、及医生的投诉程序。而商业健康保险项目主要通过监管法律法规来规范，并且主要是规范保险提供者的行为。

（三）医疗保险法根据社会经济发展的需要不断进行修改和完善

医疗保障立法都经历了逐渐完善与成熟的过程，首次立法后经过多次修改甚至重新制定新法来完善制度。这表明医疗保障立法不能急于求成，需要根据发展的要求和现实条件来推进其发展，法律与制度的频繁变动会影响公众对制度的信心和未来预期，也可能产生负面的影响。韩国非常重视立法工作，早在1963年就制定了《医疗保险法》，并于1976年重新修订；1973年还制定了《公教医疗保险》。通过法律的形式在不同阶段将不同阶层的人群纳入社会医疗保险的范围，并最终实现全民保障的目标。1997年韩国国会通过“国民健康保险法”，实行单位医疗保险和公教医疗保险的统合。

第二节

政府行为之二：经营管理

这里主要讨论政府医疗保障项目的经营管理问题。

一、政府经营管理医疗保障项目的原因

（一）市场失灵是政府管理经营的主要原因

大部分国家政府直接经营管理一些医疗保障项目，以向全体居民或特定居民提供医疗保障。政府直接经营管理医疗保障项目是政府替代市场[①]。并非有了市场经济、有了市场，医疗保障问题就解决了，市场本身存在失灵的问题，存在外部性、信息不对称及多利益集团等问题，这些市场失灵的存在都将阻碍经济达到均衡或帕累托最优的状态。就如一位西方经济学家所讲："自由市场经济是人类创造的最有效的组织生产和安排分配的方式。然而，它的发展需要一系列良好的制度安排作为其基础设施，而这些基础设施的建立和维护需要一个良好的政治环境。这种政治环境面临两方面的威胁：一个威胁来自既得利益集团，它们已经在市场中占据了强势地位；第二个威胁来自认为市场发展将损害自己利益的庞大的贫困人群。如果这两方面的人群——他们看起来彼此地位悬殊，可是如果他们在反对市场体制的问题上结成同盟，就将发挥巨大的作用，促进政府对市场采取干预行动。"[②] 在西方市场经济国家中，政府是作为"拯救市场"的角色出现的，希望通过干预来消除市场失灵的不利影响。当然也并非有了政府的干预就能解决好市场失灵问题，在很多时候，政府干预"行动表面上打着改进市场缺陷的招牌，实际上却妨碍市场的有效运作。"但对于由计划经济向市场经济转型的中国来说，最早是由政府包揽了一切经济活动（当然包括医疗保障活动），市场在一定程度上是以"拯救政府"的面目出现，发挥市场的作用，需要政府有所进、有所退，并创造宽松的环境，以便市场更好发挥作用。无论是从市场到政府，还是从政府到市场，最终几乎是殊途同归的，市场与政府共同在医疗保障体系中发挥作用。

从需要的角度来看，市场不能完全解决好医疗保障问题，主要有三点：（1）个人可能没有能力去解决，例如，部分人群处于贫困线上下，吃饭问题

---

① 查尔斯·林德布洛姆指出："撇开专横残暴的政府与主张自由的政府之间区别不说，一个政府与另一个政府的最大不同，在于市场取代政府或政府取代市场的程度。无论是亚当·斯密还是卡尔·马克思都懂得这一点，所以政府与市场的关系既是政治学又是经济学的核心问题。"转引自邓大松等著：《中国社会保障若干重大问题研究》，海天出版社 2000 年版，第 139 页。

② 参见汪丁丁："拯救市场"，《读书》2008 年第 1 期，第 13 页。

是第一位的；（2）可能没有条件去解决，市场可能没有提供有效的解决手段可供选择（市场失灵，如逆向选择问题）；（3）可能没有意愿去解决，尤其是当个人收益与社会收益严重脱节时，个人实施某种行为，其社会收益远远超过其个人收益时，个人可能就没有意愿去实施这种行为。

从供给的角度来看，市场也不能完全解决好医疗保障问题，主要有三点：（1）商业行为按经济规律办事，商业机构遵循风险与保费对等的原则收取保险费，不可能提供“免费的午餐”，因此难以为没有经济缴费能力或高风险人群提供保障。（2）由于外部性、信息不对称问题的存在，医疗保障供给量会小于市场需要的量，或帕累托最优水平的量。（3）多利益集团的存在会阻碍制度的变迁，制度自然变迁会漫长并会使社会付出很高的代价。

（二）社会医疗保险并非公共物品

提供公共物品是政府职能的一个重要方面，进而有人认为政府经营管理医疗保障项目的原因在于社会医疗保险等政府保障项目属于公共物品，这是一种误解，社会医疗保险不具备公共物品的特征，社会医疗保险属于自然垄断物品。在市场经济体系中，人们需要的物品分为私人物品、自然垄断物品、公共物品和共有资源。公共物品是这样一类物品，在增加一个人对它消费时，并不导致成本的增加，而排除任何个人对它的消费却要花费巨大的成本。萨谬尔森在其著作《公共支出的纯理论》中用严格的数学公式将纯粹的公共物品定义为：

$X = Xi$

也就是说，公共物品在消费者之间是不可分割的，对于任何一个消费者来说，其为了消费而实际可支配的公共物品的数量（Xi）就是该公共物品的总量（X）。公共物品是这样一类物品，在增加一个人对它消费时，并不导致成本的增加，而排除任何个人对它的消费却要花费巨大的成本。根据戚聿东的观点①，相对于私人物品而言，公共物品具有以下六个典型特征：（1）消费上的非排他性；（2）取得方式上的非竞争性；（3）效用上的不可分割性；（4）生产经营上的规模性；（5）成本或利益上的外部性；（6）利益计算上的模糊性。医疗资源首先是一种稀缺性资源，许多医疗服务在消费上具有排他性和竞争性，而且每增加一个单位的医疗服务及保障供给，就需要增加相应的成本。政

---

① 参见戚聿东：《中国经济运行中的垄断与竞争》，人民出版社2003年版，第33页。

府可以通过扩大覆盖面等方式增加基本医疗保障的对象和群体，但这种扩张建立在成本增加的基础上，如果投入没有增加就可能会影响医疗保障的功能与作用。基本医疗保障在直接消费上具有排他性的特征，而效用在一定范围内和时期内是可以分割的，并且在一定程度上可以通过竞争或市场来提供（如部分国家在社会医疗保险领域引入市场化机制，允许商业保险经办社会医疗保险业务）。

（三）社会医疗保险是自然垄断物品

基本医疗保障虽然由政府直接组织提供，但不具备公共物品的特征，具有自然垄断物品的特征。政府通过举办社会医疗保险来提供基本医疗保障，基本医疗保障具有以下特点：

1. 社会医疗保险制度建立与经营的初期成本巨大。建立社会医疗保险需要大量的固定成本，如要付出巨额的初期研究成本、制度变迁成本、要借助国家的强制力量。同时在经营过程中，从理论上需要将疾病风险在全社会范围内进行分散，其生产经营必须考虑规模经济性，如果对小群体提供，其成本会很高。一般来讲，社会医疗保险的规模越大，其长期平均单位成本就会越低。

2. 社会医疗保险的利益具有较强的外部性。社会医疗保险具有上述外部性的内在规定及特征，社会医疗保险制度的目的在于保障居民的基本医疗服务需求，同时会促进社会稳定和经济效率，这部分收益是外溢的。

3. 社会医疗保险制度建立后，能够在保持社会稳定和促进经济效率方面产生积极的效应，但多少人会从中受益，受益的份额是多少等方面利益计算是模糊性的，但可以肯定的是整个社会及其居民会从中受益。

公共物品的每一个特征都意味着不可避免地会产生自然垄断现象。社会医疗保险具备公共物品的三个特征，属于自然垄断产品。对于自然垄断产业而言，由一个单位生产整个产业产出的生产总成本，会比由两个或两个以上单位生产这个产出的生产总成本低，因此，通常政府会对自然垄断产业实行进入规制和价格规制。解决自然垄断问题的方法之一就是由政府直接经营，提供的服务量达到价格等于边际成本的状态，同时提供一次性总付的补贴以维持经营。这一点对于社会医疗保险具有重要的借鉴意义，对于社会医疗保险这种自然垄断产品而言，由政府直接提供是有优势的，能够节约成本。值得一提的是，随着技术的发展和需求的变化，自然垄断产业的具体产品范围是可以变化的，在社会医疗保险上表现为保障层次和保障范围是可以调整的，这就为社会医疗保险的改革提供了理论依据。

二、政府经营管理医疗保障项目的机构

这里主要讨论政府医疗保障计划的经营管理方式问题。社会医疗保险作为社会保障的重要项目之一，是将其归入社会保险计划由统一的机构来经办，还是应该建立独立的或由不同的机构来经办，这是一个值得讨论的问题。研究发现，不同国家采取的方式是不同的，有的国家社会医疗保险由卫生部门来经办，有的将社会医疗保险归入社会保险计划之中，由社保机构合并经办，这主要是由建立新社会医疗保险计划的行动方案，以及医疗服务主管部门及社会保障主管部门的影响力等因素所决定。各国对政府医疗保障项目（医疗救助和社会保险）管理的机构，有以下几种：

（一）由卫生部门主管

这种模式主要出现在实现全民医疗保障或卫生保健制度的国家（地区），如英国、加拿大、瑞典、新西兰、中国台湾等，其特点是政府的医疗保障计划和政策通过卫生部门来制定并贯彻实施，卫生部门既负责分配医疗资源，又负责提供医疗服务。

韩国的社会医疗保险由保健社会部医疗保险局统一监督。公教医疗保险的管理采取管理公团方式，由公教医疗保险管理公团管理，市、道（相当于中国的省）设管理公团支部。单位医疗保险和地域医疗保险采取组合方式，中央设立医疗保险联合会，单位和地域成立医疗保险组合。单位组合根据单位的大小可以是一个单位，也可以是两个以上单位；地域组合以市、郡（相当于县）、区为单位，要有500人以上投保者。2003年7月，韩国将所有基金合并在一起，实施全国一个保险人、一个医疗保险基金的格局。

在中国台湾地区，其全民健保的主管机构是“行政院卫生署”[①]，除了设立“健保局”作为保险人并提供经办服务外，还监督管理业务以及提供保险政策法规的研究和咨询。卫生署的组织结构如图4－1所示，卫生署下设有四个平行单位，维持整个健保体制的运作，即“全民健保监理委员会”负责监

① 参见黎仲剑等主编：《台湾地区全民健康保险制度研究与借鉴》，中国金融出版社2007年版，第142页。

理中国台湾地区全民健保各项业务；“全民健保保险争议审议委员会”负责审议全民健保所产生的各项争议；“全民健保医疗费用协定委员会”负责协定全民健保医疗费用；“中央健保局”负责执行全民健保业务。其中“中央健保局”是整个全民健保体制运作的中心，“中央健保局”实行垂直管理，由总局管理全局业务，负责业务制度规划、督导、研究发展、人员培训、信息管理等，总局下设六个分局和一个门诊中心，直接办理保费收缴、承保业务、医疗费用审核及特约医疗服务机构管理等业务。

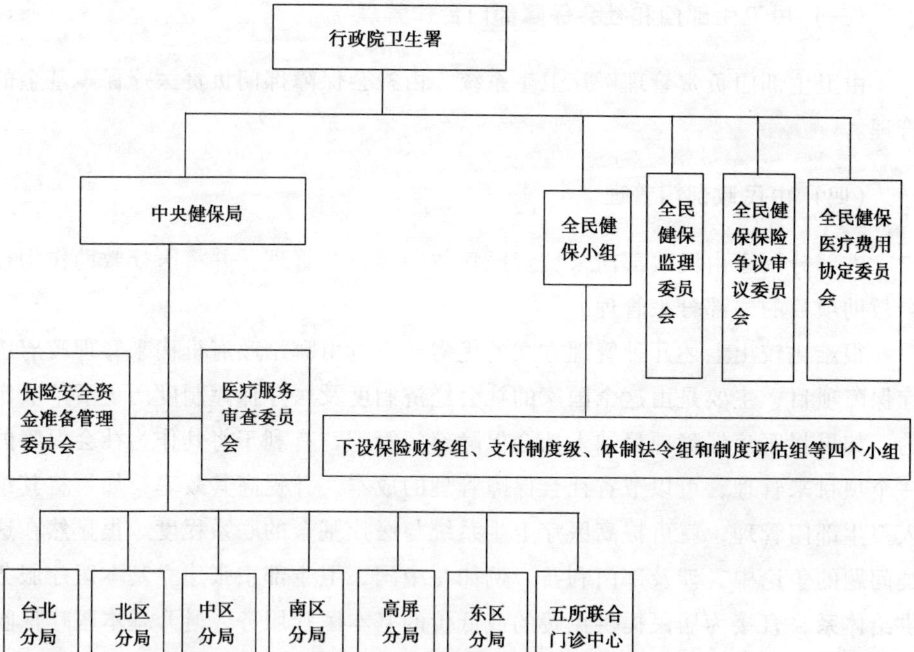

资料来源：黎仲剑等主编：《台湾地区全民健康保险制度研究与借鉴》中国金融出版社 2007 年版，第 143 页。

图 4－1　中国台湾地区健保经办及监管体制结构图

（二）由社会保障部门主管

这种模式多出现在拉丁美洲及其他发展中国家，其特点是社会保障部门（包括劳工部、社会福利部、社会保险部、社会事务部等）统一制定有关方针、政策；所属社会保险经办机构不但负责筹集和管理医疗保险基金，而且组织提供医疗服务，以自己拥有的医务人员和医疗设施直接向居民提供医疗服务，或者从社会上购买医疗服务。

巴西的医疗保险事业由社会福利部管理，下设国家医疗保险协会，由该协会自办保险医疗机构。巴西农民医疗保险费用是以税收附加的形式缴纳保险金，再加国家财政适当补贴。企业雇员的医疗保险费由本人缴纳工资的 8.15% ~10% ，雇主缴纳相当于雇员工资的 17.15% ，国家税收和财政补助约占保险基金总数的 22% 。

（三）由卫生部门和社会保障部门合作管理

由卫生部门负责管理医疗卫生系统，由社会保障部门负责医疗保障基金的管理。

（四）由民政部门管理

大部分国家由民政部门来负责医疗救助项目的管理，并将医疗救助作为社会救助项目的一部分来管理。

很难比较出上述几种管理方式的优劣。究竟由哪个政府机构来管理政府医疗保障项目，主要是由这个国家的社会经济制度及医疗保障制度历史沿革决定的。如果将医疗保障项目纳入社会保障部门管理，有利于将其作为社会保障的一个项目来管理，可以节省社会保障管理的成本，并提高其效率；如果将其纳入卫生部门管理，就可提高医疗卫生系统与医疗基金的联系程度。很显然在这类问题的争论中，涉及部门利益。例如在中国，卫生部主张建立基本医疗服务供给体系，直接为居民提供免费的或低价的基本医疗服务，避开基本医疗保险制度这一中间环节，并以英国为例，强调“补供方”的种种好处。而劳动保障部则主张继续健全和完善基本医疗保险制度，迅速扩大覆盖面，并将保障层次推及到补充保障领域，并以德国、加拿大等经验为例，强调“补需方”的种种好处，并以此制约医疗服务提供者，控制医疗费用的不合理增长。不容置疑，这些主张都有一定的理论和实践理由，也不可否认的是，人们很容易看出“屁股指挥脑袋”的部门利益倾向。

中国目前采取一种混合的方式。民政部门负责城乡居民的医疗救助管理，社会保障部门负责城镇职工基本医疗保险、城镇居民基本医疗保险的管理，原人事部负责公务人员的医疗保障项目管理，卫生部门负责卫生系统的管理，并负责新型农村合作医疗保险项目的管理。

三、政府医疗保障计划经营管理的主要内容

政府医疗保障计划的经营管理，包括对参保单位的管理、对定点医疗机构的管理、对参保人的管理、对保险经办机构及其工作的管理等方面。经营管理的具体内容包括医疗保障的行政管理、服务管理、基金管理等方面。

（一）行政管理

政府医疗保障计划的行政管理包括医疗保险立法、制定医疗保险的具体政策、制定医疗保险的长远发展规划、督促检查医疗保险政策的落实情况、设置医疗保险组织机构、配备与培训医疗保险工作人员、监督和检查医疗保险法律法规及规章制度的实施、管理医疗保险方面的投诉并进行调解等方面的内容。

（二）服务管理

政府医疗保障计划的服务管理包括对定点医疗机构的管理、对定点零售药店的管理、对基本医疗保险用药目录的管理，以及服务保障对象的确定等内容。

（三）基金管理

政府医疗保障计划的基金管理包括基金的筹集、分配和使用，基金的平衡管理，基金的增值保值管理等内容。

第三节 政府行为之三：财政扶助

一、财政扶助的意义

在实践中，对医疗保障计划提供财政扶助有以下几点意义与作用：(1) 保证政府医疗保障项目资金的充足性。政府的财政补贴是医疗保障基金及卫生筹资的主要来源之一，政府财政通常为医疗救助和社会保险项目提供基

金平衡的担保，以保证基金的平衡运行。（2）吸引居民参加保险。政府财政承担管理费或补贴居民的保费，将降低居民参加医疗保障计划的成本，有利于覆盖面的扩大，吸引更多的居民参与进来。根据大数法则原理，这将有利于制度的平稳运行。（3）鼓励商业机构扩大供给。对于商业机构提供医疗保障的行为给予税收优惠政策，会降低其经营成本，有利于供给的提高。

从经济学角度看，政府财政扶助影响医疗保障的需求与供给，主要是通过替代效应与收入效应来实现。替代效应是指财政扶助政策对医疗保障产品价格的影响，这种影响主要表现在以下几点：（1）财政基本全额负责公共卫生服务及医疗救助的筹资，符合条件的个人无需或少量付费即可享受相应的医疗服务，实际上这两类医疗保障的“价格”基本为零。理论上居民对这两类医疗保障的需要为无穷大，因此大部分国家通过“目标定位”或定量供给等方法来限制居民对这两类医疗保障的消费。（2）财政承担基本医疗保险的管理费，并允许用人单位及个人参加基本医疗保险所缴保费免缴税收，实质上降低了基本医疗保险的“价格”。通常基本医疗保险的保费相对商业健康保险要低，这会吸引居民积极参加基本医疗保险，但基本医疗保险通常对全体居民或符合条件的特定居民提供均等统一的产品，差异小，难以满足多样化或高档的医疗服务及保障需求。（3）财政允许用人单位或个人购买商业健康保险所缴保费免税，在一定程度上降低了其购买商业健康保险产品的价格，会带来商业健康保险产品相对价格的降低，在比较利益机制的作用下，提升居民对商业健康保险的需求。此外，财政对于保险供给方的税收优惠政策可以降低其经营成本，最终也可在一定程度上降低产品的供给价格。收入效应是指财政扶助政策对消费者收入水平的影响，进而影响对医疗保障的消费。各种财政扶助政策实质上是政府转移支付的重要手段，都可以在一定程度上提高居民对医疗保障的支付能力，提高居民的实际收入水平，进而提升居民的医疗保障需求。

财政补贴政府医疗保障项目的效果是比较明显的，一国推出政府举办的医疗保障项目后，该项目的覆盖人群会持续提高，当然由于定价的不当、认识的不统一、缴费能力不足等方面的原因，也有部分单位或个人不愿意参加基本医疗保障项目①。国外的有关研究对于财政扶助的意义褒贬不一，研究主要集中

① 如中国的城镇职工基本医疗保险、新型农村合作医疗的覆盖率都在90%左右，部分群众认为保障程度不高或太贵是其不参保的原因之一。

在对商业健康保险税收政策效果的分析[①]。有学者用数据论证了商业健康保险税收政策的积极效果。如 Thomsson（2003）分析表明，美国 20 世纪 50 年代商业健康保险税收政策改革后，税后保险价格下降，团体健康保险需求增加，对团体商业健康保险的税收优惠政策使得健康保险从个人向团体转移。Gruber（2001）的研究表明，税率的变化在雇主决定是否为其雇员提供健康保险的时候将会产生巨大影响，税收补贴是雇主提供健康保险计划的重要推动力。Gruber（2002）评价了税收补贴政策对健康保险过去和潜在的保险范围及成本的影响程度，并得出结论：（1）针对雇主的税收补贴政策比针对雇员的政策更有效；（2）针对小公司或平均工资较低的公司采用税收补贴政策效率较高。也有学者对商业健康保险税收政策的效果提出不同看法，这主要集中在三个方面：一是认为效果不明显。如 Gruber and Washington（2005）认为，购买保险对保费的税收补贴的反应很小，对雇员缴费进行补贴会导致雇员选择更贵的保险，对雇主提供的健康保险中雇员缴费部分实行税收补贴并非一个提高健康保险覆盖率和节约成本的有效方法。Gruber（2005）认为，对雇主为雇员提供的健康保险中雇主承担部分实行优惠政策是最有效的，而对其中雇员承担部分实行优惠政策是最无效的。二是认为会导致市场扭曲。Anot（2006）认为，税收政策帮助一些雇员通过其雇主获得了医疗保障，但同时也是引起医疗费用增长、无效率、有失公平的重要原因。美国蓝德（RAND）公司的实验发现，如果对家庭健康保险实行 3200 美元的免赔额，健康保险支付将比实行完全免费的医疗服务时减少 31%；而享受税收优惠的团体保险计划，由于其税前价格相对较低，被保险人的成本分摊比例一般也很低，极易诱发道德风险。三是认为政策显失公平。高收入阶层从税收政策获益更大，在现行美国商业健康保险的税收政策中，由于边际税率的不同，一个高收入者每花费 1 美元购买健康保险，他将节省 50 美分，而一个低收入者可能只能节约 3 美分。

二、政府财政对医疗保障扶助的主要方式

政府实现其医疗保障的社会目标有多种选择，政府可以采取直接经营，也可以为商业部门提供动力由市场供给，甚至可以命令商业部门采取行动。政府可以通过补贴直接提供动力，也可以通过税收体制间接地提供动力。这些补贴

---

① 参见朱铭来主编：《保险税收制度经济学分析》，经济科学出版社 2008 年版，第 195 页。

和税收等方面的财政扶助政策或策略使政府处于控制价格体制以实现其目标的地位，最终希望通过经济手段来实现政策目标。政府财政对医疗保障扶助的主要方式有如下三种：

（一）税收优惠

大部分国家对于医疗保障计划有以下几项税收优惠政策：其一是个人参加政府医疗保障计划所缴保费不需要缴纳个人所得税；其二是单位为其雇员所缴的医疗保障费用或税收，可以在所得税前列支；其三是个人购买商业健康保险可以在一定额度内免缴个人所得税，单位为其雇员购买商业健康保险的费用在所得税前列支；其四是商业保险公司经营商业健康保险业务免缴或部分免缴营业税。

（二）财政补贴保费

除对公共卫生和医疗救助进行全额财政拨款外，对于政府医疗保障计划，大部分国家对于特定人群的保费进行财政补贴。这主要包括两大类：其一是特定部门的人群，如公务人员、军人等；其二是社会弱势人群，如残疾人员、低收入人群等。

（三）对管理费的负担

对于政府医疗保障计划，大部分国家将社会保险经办机构的工作人员纳入公务人员管理，其管理经费通常由财政直接拨付。对于委托给商业机构经办的政府医疗保障计划，政府通常从财政中另行向经办机构拨付管理费。

三、政府财政扶助水平的国际比较

政府财政对医疗保障项目的扶助水平，取决于该国的医疗保障制度、经济发展水平、福利政策和社会制度等因素。通常经济发展水平高、政府医疗保障项目覆盖面高的国家，其政府财政扶助的水平也较高。

（一）中国

在中国，单位和个人缴付的社会医疗保险费在税前列支，可以免缴所得税。政府财政负担城镇职工、城镇居民基本医疗保险、新型农村合作医疗等社会保险项目的管理费，负担医疗救助全部基金。

在保费方面补助，如表 4－3 所示，主要是对于低收入家庭参加基本医疗保险所缴保费的补助，采取中央财政与地方财政分担的原则，并向经济欠发达地区倾斜。对于经济发达地区，中央财政通常不给予补助，而要求地方财政解决。从补助的水平来看，对于城镇居民的补助水平明显要高于农村居民。

表 4－3　　中国社会医疗保险保费财政补助情况表

项目	城镇职工基本医疗保险	城镇居民基本医疗保险	新型农村合作医疗
补助政策	退休人员参加基本医疗保险，个人不缴纳基本医疗保险费。对退休人员个人账户的计入金额和个人负担医疗费的比例给予适当照顾。 国有企业下岗职工的基本医疗保险费，包括单位缴费和个人缴费，均由再就业服务中心按照当地上年度职工平均工资的 60% 为基数缴纳。	对试点城市的参保居民，政府每年按不低于人均 40 元给予补助，其中，中央财政从 2007 年起每年通过专项转移支付，对中西部地区按人均 20 元给予补助。在此基础上，对属于低保对象的或重度残疾的学生和儿童参保所需的家庭缴费部分，政府原则上每年再按不低于人均 10 元给予补助，其中，中央财政对中西部地区按人均 5 元给予补助；对其他低保对象、丧失劳动能力的重度残疾人、低收入家庭 60 周岁以上的老年人等困难居民参保所需家庭缴费部分，政府每年再按不低于人均 60 元给予补助，其中，中央财政对中西部地区按人均 30 元给予补助。中央财政对东部地区参照新型农村合作医疗的补助办法给予适当补助。财政补助的具体方案由财政部门商劳动保障、民政等部门研究确定，补助经费要纳入各级政府的财政预算。	地方财政每年对参加新型农村合作医疗农民的资助不低于人均 10 元，具体补助标准和分级负担比例由省级人民政府确定。经济较发达的东部地区，地方各级财政可适当增加投入。从 2003 年起，中央财政每年通过专项转移支付对中西部地区除市区以外的参加新型农村合作医疗的农民按人均 10 元安排补助资金。

对于长期商业健康保险产品免缴营业税。单位为职工购买补充医疗保险在工资总额 4% 的部分可以从成本列支，中国补充医疗保险的税收问题在两个文件有规定：其一是国务院《完善城镇社会保障体系的试点方案》（2000）中规定："有条件的企业可以为职工建立补充医疗保险，提取额在工资总额 4% 以内的，从成本中列支。"[①]其二是 2003 年财政部《关于企业为职工购买保险有

① 但各地操作中，对于补充医疗保险的范围存在争议，劳动部门认为这些文件所谓的补充医疗保险是指社保部门举办的大额医疗互助保险，而保险监管部门则认为，商业健康保险就是补充医疗保险，社保部门变相经营补充医疗保险业务是不当的。

关财务处理问题的通知》中规定，企业投保补充医疗保险的资金来源在福利费中列支，不足部分可直接计入成本。对于个人购买商业健康保险所缴付的保费没有税收优惠政策。

（二）中国台湾地区

在中国台湾地区，财政负责全民健康保险制度的管理经费，并对于不同参保对象规定了政府财政分担保费的不同比率。如表 4－4 所示，对于低收入户和荣民，财政负担其全部保费，参保人员无需缴纳保费，即可享受相应的保障待遇；对于公务人员、公职人员及雇主、自营作业者、专门职业及技术人员自由职业者，财政不进行保费补贴，而由其本人或单位分担保费。此外，其他人员，政府均按类别的不同给予不同保费补贴。

表 4－4　　2005 年中国台湾地区全民健康保险制度对各类保险对象保费的分担情况表

保险对象类别			分担比率		
			政府	被保险人	单位
第一类	公务人员 公职人员	本人及家属	0	30	70
	私立学校教职员	本人及家属	35	30	35
	公、民营事业、机构等有一定雇主的受雇者	本人及家属	10	30	60
	雇主、自营作业者、专门职业及技术人员自由职业者	本人及家属	0	100	
第二类	职业人员 外雇船员		40	60	0
第三类	农民、渔民、农田水利会会员		70	30	0
第四类	军人家属		60	40	0
第五类	低收入户		100	0	0
第六类	荣民（退伍军人）	本人	100	0	0
	荣民遗属	家属	70	30	0
	地区人口	本人及家属	40	60	0

资料来源：《全民健康保险手册》[中国台湾]，健保局（2005），第 19 页。

（三）美国

由于美国没有建立社会医疗保险制度，大部分学者对于美国政府在医疗保障体系的作为持批评态度。其实美国政府对医疗保障的公共投入并不吝啬，2000年美国公共部门的资金占其卫生总筹资的45.2%，基本与私有资金平分秋色；政府的医疗卫生费用投入占其财政支出的18.5%，这一水平在全球来看都是比较高的。在整个公共卫生费用支出中，联邦政府承担了主要责任，约占政府总开支的70%。目前美国财政对政府举办的医疗保障项目给予比较宽裕的财政扶助，美国财政负担了大部分经费，包括管理经费和基金。2006年财政年度对于Medicare（老人保健计划）和Medicaid（穷人救助计划）的财政支出分别为3800亿美元和1900亿美元。

美国商业健康保险经营机构的税收政策比较复杂，支出也是比较大的，2006年联邦税对健康保险或其他健康服务花费的财政税收支出为1430美元。具体政策如下：

1. 对于保险公司的征税。美国的保险监管按照属地主义原则实行州监管，开展商业健康保险业务的公司必须向联邦政府和其展业所在的州政府纳税，联邦税基于保险公司的净收入，而州政府的税收主要基于保险公司的保费收入，各州有不同的税种税率，且差异较大。对于在本州注册的保险公司在本州境内开展的业务，按保费收入的1%～3%征税；非本州注册的保险公司在本州境内开展的业务，则按保费收入的0.75%～4.28%征税。

2. 对于个人购买保险的税收政策，有雇主缴费团体医疗费用保险计划、个人健康保险、自由职业者的健康保险等几种。对于雇员而言，雇主缴付的保费也不看作是他的应纳税收入。对于个人健康保险费用，个人医疗保险的保费开支没有特殊待遇，这部分开支只是另一形式的医疗费用，如果它同其他医疗费用相加的总金额超过个人调整收入额的7.5%，则超过部分可以免税；对于自由职业者的健康保险，1986年税收改革法案对自由职业者医疗费用开支制定了一条新的征税条款，如果这些人购买健康保险，其中25%的保费可以免税，该比例随后不断提高，1997年税收改革法案决定对自由职业者缴付的健康保险保费逐步提高免税比例，最终实现100%免税。其中1998年和1999年所用的免税比例为45%，2000年和2001年为50%，2002年为60%，2003年到2005年为80%，2006年为

90%，2007年之后将实现100%免税[①]。

3. 雇主缴费团体医疗费用保险计划，雇主为雇员缴付的健康保险费可作为税前业务费用列支。而如果雇主将这一待遇以工资形式发放给雇员，则要求向联邦政府、州政府等层层纳税。

（四）欧盟[②]

对于政府举办的医疗保障项目给予财政扶助，是各国通行的做法。此外，大部分欧盟国家给予商业健康保险税收优惠政策，以激励其发展，分担政府医疗保障项目的压力，提高居民的保障水平。

如表4-5所示，OECD国家中有一半以上通过在一定范围内提供税收优惠政策来激励个人购买商业健康保险，通常对减免金额规定一个相对于工资的比例，或规定一个绝对数额，或者两种方法同时使用。大部分国家（奥地利、比利时、丹麦、爱尔兰、西班牙）对雇主为雇员提供的团体健康保险给予较好的税收激励政策。英国没有对于商业健康保险的任何税收激励政策，相反的是，1999年开始英国政府向雇主提供的所有员工福利保险计划（包括商业健康保险）按照11.7%的比例征税“国家雇主保险”，这种政策一方面试图提高政府项目的筹资能力和渠道，另一方面抑制了商业健康保险的发展。

表4-5　欧盟国家对商业健康保险的税收政策一览表

国家	个人的税收政策	用人单位的税收政策
奥地利	单身人士如果年度收入低于36336欧元，就可从所得税应税税基中扣减25%商业健康保险的保费支出，但扣减上限为2907欧元；1988年之前扣减比例为50%。 家庭中唯一的有收入者，可以从所得税应税税基中扣减25%商业健康保险的保费支出，但扣减上限为5814欧元；扣减比例较1988年的100%有大幅下降。	雇主为员工提供的福利保险费可以免税。
比利时	自由职业者可以从应税税基中扣减补充性的商业健康保险保费支出。	雇主为员工提供的福利保险费可以免税。
丹麦	自1986年以后，没有任何激励措施。	雇主为员工提供的福利保险费可以免税。

① 参见魏华林、李琼：“中美商业健康保险税收政策比较”，《保险研究》，2006年第8期。

② 参见朱铭来主编：《保险税收制度经济学分析》，经济科学出版社2008年版，第203页。

续表

国家	个人的税收政策	用人单位的税收政策
芬兰	没有任何激励措施。	没有任何激励措施。
法国	雇员接受雇主提供的商业健康保险，保费可免个人所得税，但仅以雇主缴纳部分为限。	没有任何激励措施。
德国	同其他商业保险和社会保险一样，商业健康保险可从个人应税中扣减。但税收减免的上限随着收入的增加而下降，通常高收入的人群社保保费就已经达到了上限，所以税收补贴对购买补充性商业健康保险的激励作用不明显。	没有任何激励措施。
希腊	商业健康保险保费可从个人所得税应税税基中扣减，但扣减上限为每年587欧元。	没有任何激励措施。
爱尔兰	商业健康保险的保费可以从个人所得税中扣减，但所得税实行固定税率。	雇主为员工提供的福利保险费可以免税。
意大利	团体和相互制商业健康保险的保费可以按照固定税率从应税所得中扣减，但封顶上线为1250欧元。	没有任何激励措施。
卢森堡	相互制商业健康保险的保费可以从所得税应税税基中扣减。	没有任何激励措施。
荷兰	应税税基中扣减25%商业健康保险的保费支出，但扣减上限为2907欧元。	没有任何激励措施。
葡萄牙	商业健康保险25%的保费可以从所得税应税额中扣减，扣减上限为单身人士70欧元，已婚夫妇140欧元，每个额外的被抚养人再加上35欧元。	1999年以后，没有任何激励措施。
西班牙	自1999年以后，没有任何激励措施。	雇主为员工提供的福利保险费可以免税，但上限为每人360欧元，每个家庭为1202欧元。
瑞典	雇主支付的员工福利健康保险保费，可以从雇员个人所得税税基中扣减。	没有任何激励措施。
英国	自1997年以后，没有任何激励措施。	没有任何激励措施。

资料来源：朱铭来主编：《保险税收制度经济学分析》，中国金融出版社2008年版，第204页。

部分国家还规定保险公司经营健康保险业务的税收，如英国对所有商业健康保险征收税率为5%的保费税（此前为1.5%，保费税的提高主要是来自NHS的财务压力），比利时、法国和卢森堡则对商业健康保险征收税率为

9.25%、7%和4%的保费税，但这三个国家对于由相互制保险公司和互助联合会经营的保险则免缴保费税。

第四节 政府行为之四：监督管理

政府对医疗保障制度的监督管理，是指通过一定的机构与程序，采取一定的方式、方法和手段，对各种医疗保障事务及市场进行计划、组织、协调、控制与监督的过程。政府监督管理医疗保障制度及其运行，是保证制度合理、高效运行的重要条件，虽然模式和手段不同，但世界各国政府都不同程度地承担了对制度监督管理的责任。这里主要讨论商业健康保险的监督管理，这些结论也可应用于政府医疗保障计划监督管理。

一、商业健康保险监管的原因

商业健康保险是保险业的重要组成部分。现代社会中，政府几乎对于所有的行业都有一定程度的监督或管制，但对于保险行业的监督管理更为系统，大部分国家成立了专门的机构来监督管理包括商业健康保险在内的保险业。为什么政府要对包括商业健康保险在内的保险业进行监管？对此一些经济学家和保险理论家提供了一些理论解释。这些解释大体可以归纳为两大类：一是建立在凯恩斯经济学和福利经济学基础上的保险监管理论；二是建立在政治经济学基础上的保险管制理论。

在保险监管理论看来，政府监管成了市场的拯救者。首先保险业本身是一个特殊的行业，保险业明显区别于其他行业的特征决定了对其监管的必要性，这些特征包括保险产品的无形性、时滞性、技术强度高，甚至公共性以及社会性。其次保险市场与其他市场一样也面临诸多市场失灵的问题，如大量的信息不对称、垄断、公共品、规模经济递增以及外部性等问题。在这种背景下，如果让保险业用市场力量自发地配置保险资源，保险资源和市场运行不可能达到所谓的“帕累托最优状态”，也就是市场的自发运行将会损失部分经济效率。如果保险公司破产或倒闭，将有损于广大被保险人利益，且影响面要比一般行业大。为纠正这些保险市场失灵问题，保护被保险人的利益，必须对保险业进行管制和监督。大多数国家也以此来确立其保险监管目标，如《国际保险监管核心原则》第二条就指出，保险监管的主要目标是"为了保单持有人的利益，促进一个有效、公平、安全和稳定的保险市场"。中国保监会也要求："着力解决市场秩序和行业诚信的突出问题，着力防范化解保险业存在的风险隐患，切实保护被保险人的合法权益，促进保险业综合实力、竞争能力和抗风险能力的不断提升。"①

保险管制理论认为，在政治制度不完善的情况下，无法确定什么是社会利益，而且政府监管的目标可能会与社会利益不一致，这种理论又可以分为政府掠夺论和特殊利益论。政府掠夺论认为，任何管制和监管都是由政府推行的，是由政治家一手策划的。因此，政府和政治家的行为模式是保险业监管产生的关键。政府和政治家并非像众人所想象的那样是社会利益的代表，他们有自己的利益和自己的效用函数，并与社会利益存在很大的差异。政府之所以要对保险业进行监管，其直接目标是自身利益（包括政治利益和经济利益）的最大化，而不是纠正市场失灵、保护被保险人的利益、保证保险市场的健康发展。政府实施监管是要为政府干预经济找到借口，并以此扩张其权力范围，为获取"租金"和利益最大化创造机会。特殊利益论认为，保险监管是利益集团通过政治斗争而形成决策的产物，不同的社会经济利益集团是保险监管需求者，而政府中的政治决策机构是保险业监管制度的供给者。以自身利益最大化为出发点的监管者所进行的监管活动与其政治支持最大化目标是一致的。因此，保险监管者可能会有一种亲产业的倾向，以便获得产业界的经济和其他方面的支持。另一方面保险监管者也可能从事一些对消费者有利的活动以获得他们的支持，对产品和费率进行管制、打击误导消费等。在实践中可以看到，一些组织良好且资金充裕的特殊利益集团常常为自身利益而影响保险监管活动和立法。例如在美国，之所以会对保险业进行区域和行业的反垄断管制，其关键的原因在于中小保险公司在国会中享有十分重要的影响力。而双重监管机制是美国联邦体制的产物，通常也被认为是各州与国会政治力量妥协的产物。

对于这些保险监管的理论，目前没有任何研究对此进行证实或证伪，没有证据表明保险监管与市场发展、与被保险人利益保护之间的止向相关关系。有

① 参见吴定富主编：《中国保险市场发展报告2008》，电子工业出版社2008年版，第8页。

人研究认为，“整体的印象是……保险产业界并未支配监管过程”；也有研究认为，在加拿大保险监管的某一部分存在监管捕获理论的证据，这一点同样适用于美国的保险监管①。在实践中，以上各种情况都存在，并且在不同时期的表现会有所不同。政府监管能不能“拯救”市场，主要取决于：一是监管机构的职能是否界定清晰。二是政府及其监管机构对市场经济的政治干预和控制能力；监管决策的制度是否掺杂着官僚个人意图，这种意图是否与社会目标严重偏离。如果对政府寻租活动或腐败现象打击不严，监管就可能成为政府与利益集团“分肥”的手段。三是政府及其监管机构的独立性与公正性。政府是否能够为全体公众利益服务，对利益冲突和特殊利益集团保持一个中立态度，排除特定利益集团对监管决策的不当影响（严重时监管机构甚至被利益集团捕获而成为其代言人）。四是政府及其监管机构的技术能力，包括正确引领行业发展的能力以及防范风险的能力，监管机构的资源和知识技术是否充足。五是对监管机构本身的监督与评估。是否提供一个有效的制度框架和机制以激励和约束监管者行为，使之为社会目标服务。

二、商业健康保险监管的主要内容

从各国的商业健康保险监管实践来看，各国监管的侧重点和严格程度有所不同，按《国际保险监管核心原则》，包括商业健康保险在内的保险监管重点主要包括市场行为、偿付能力以及公司治理等三方面，即通常所说的“三支柱”框架。

（一）市场行为监管

市场行为监管强调保险活动当事人按照公平、公开、公正的原则进入保险市场，从事保险经营活动，不得违反法律规定从事反竞争行为。这包括要求保险机构不得利用其在保险市场上的强势地位误导或者损害消费者的利益，也包括对于消费者欺诈行为的打击，其目的是为保险业发展创造一个健康的环境。市场行为监管本身包括市场规则的制定、规则执行情况的监督检查以及对违规行为的处理。从各国对商业健康保险市场行为的规则制定来看，这些规则涉及经营活动的各个环节，如市场准入、经营范围、条款费率、交易行为、从业人

① 参见［美］肯尼思著：《人寿与健康保险》，北京大学出版社2007年版，第952页。

员资质、投资行为等。大部分国家要求，未经许可不得从事保险经营活动或变相从事保险经营活动，并对于经营健康保险的组织形式、资本金额度等做出明确规定。如中国《保险法》就规定，保险公司应当采取股份有限公司或国有独资公司的组织形式；"设立保险公司，其注册资本的最低限额为人民币二亿元"，并要求"保险公司注册资本最低限额必须为实缴货币资本。"并非所有的国家都允许所有的保险机构经营健康保险业务，部分国家对于财产保险与人身保险进行严格的区分，将健康保险作为人身保险业务的一部分，不允许财产保险公司经营健康保险业务（如2003年前的中国）；部分国家则只允许专业的健康保险公司可以经营健康保险业务，其他保险公司不得经营（如德国）。目前中国则允许专业健康保险公司和寿险公司可以经营长期和短期健康保险业务，财产保险公司可以经营短期健康保险业务。世界上很多国家对健康保险条款和费率进行审查和管理，例如在美国，大多数州要求，在个人和团体健康保险保单中应包含约定的最低宽限期以及不可抗辩条款；如果在个人和团体健康保险保单中包括既存状况条件，则要明确对这种状况免除赔付责任的时间限制，并要求个人和团体健康保险保单提供法定给付。很多国家严格监控保险机构的一些不公平行为，特别是不实告知、销售误导、回扣和不公平歧视等，例如中国《保险法》第17条、第106条、第131条都对保险交易行为做出明确规定；2008年7月召开的保险监管工作会议也明确提出，要以防范销售误导为切入点整顿人身保险市场。在从业人员资质方面，中国《保险公司管理规定》第7条第2和第3款规定："保险公司的高级管理人员必须符合中国保监会规定的任职资格；经营寿险业务的全国性保险公司，至少要有三名经中国保监会认可的精算人员；经营寿险业务的区域性保险公司，至少要有一名经中国保监会认可的精算人员。"大部分国家（尤其是实行实体监管的国家）对于保险资金的投资范围和比例都有比较具体的规定。

（二）偿付能力监管

偿付能力是保险公司承担所有到期债务和未来责任的财务支付能力，保险公司偿付能力的强弱，取决于其资产负债状况，取决于其自有资产和各项准备金是否足以满足承担其责任的要求，其目的在于确保保险业的财务健康，并以此保护公众利益。偿付能力监管主要包括三方面内容：一是偿付能力的计算方法，包括保险公司资产和负债的评估标准、风险资本的评估标准和法定最低偿付能力标准等；二是偿付能力真实性的检查，包括财务报告、精算报告制度、偿付能力报告，现场检查及非现场检查制度等。三是偿付能力不足时的处理方法，即监管部门对于偿付能力不足的保险公司所采取的监管措施。各国保险法对偿付能力要求及监管措施各不相同。在实践中，监管者需要在防止保险公司出现偿付能力不足（甚至破产）与保证消费者买得起并买得到保险产品两者之间进行权衡。理论上实施非常严格的保险监管制度，可以保证不出现偿付能力不足的情况，但此时保险产品会变得非常昂贵或根本买不到；或者保险产品非常便宜，但此时保险公司面临偿付能力不足的风险就非常大。为建立救济机制，部分国家建立了保险保障基金制度，以便对偿付严重不足的保险公司或购买了破产公司保单的被保险人实施救助。

（三）公司治理监管

国际保险监督官协会（IAIS）于 1997 年发表的《保险监管核心原则》（ICP）中，首次将保险公司治理结构监管列为重要内容，并在 2000 年、2003 年版本的 ICP 中不断强化和细化公司治理监管的内容。目前公司治理监管已成为保险监管的三大支柱之一。中国保监会于 2006 年 1 月颁布了《关于规范保险公司治理结构的指导意见（试行）》，明确了公司治理监管的基本准则。

按照 IAIS 提出的保险监管核心原则，保险公司治理结构监管标准分为基本标准和附加标准。基本标准包括：（1）保险公司应遵守所有适用的公司治理原则；（2）董事会应发挥其在公司治理结构中的重要作用，如明确其自身职责、制定政策、目标及落实政策实现目标的方法、建立和维护有效审慎的公司内部组结构、任免、评价和监督公司高级管理人员、建立公司员工的业务操守标准、制定公司处理利益冲突等方面的政策，等等。(3) 高管人员应履行其职责；（4）董事、高管、精算师等关键职位人员应具有相应的资格；（5）保险公司股东应符合一定要求；（6）保险公司股权变更应置于监管之下；（7）业务转移受到一定监管；（8）保险公司应进行适当的信息披露。附加标准包括：（1）董事会可设立相应的专业委员会；(2) 薪酬制度应具有良好的行为导向作用；（3）董事会指定专人负责确保公司合规经营；（4）精算师应能直接与董事会联系；（5）考核审计师和精算师合格适宜性的标准包括专业水平、实践经验等；（6）对审计师和精算师的资格，监管机构可依靠制定和实施相关执业准则的专业组织；（7）保险公司应提供股东的信息。

三、商业健康保险监管的主要手段

商业健康保险监管的主要手段包括以下几种[①]：

（一）市场分析

监管机构运用可以取得的资源与资料，对可能影响保险公司和保险市场的因素进行监测和分析，通过分析得出结论并采取相应的措施。IAIS 核心监管原则要求：（1）监管机构定期进行市场情况分析；（2）市场分析可以是定量或定性的，可以使用公开或机密的信息；（3）监管机构或其他机构出版有关的市场资料，并可以向保险业或其他有关各方提供；（4）监管机构分析和监测具有广泛市场影响、影响保险市场财务稳定的事件。并建议分析不限于保险业和国内的情况，也应包括国际因素和宏观经济对保险业财务稳定及消费者利益的影响。

（二）现场检查

现场检查是指监管机构通过定期或不定期地在公司现场稽核与检查公司的管理状况、财务状况、业务状况和经营状况。通过现场检查，监管机构可以证实或获得可靠的数据和信息，并以此分析和判断公司的经营管理水平及偿付能力状况。IAIS 核心监管原则认为：（1）监管机构要有完全的权力进行现场检查；（2）通过现场检查核实监管机构定期发布的监管信息；（3）监管机构可以进行全面的现场检查，也可以就某一具体问题进行专项现场检查；（4）监管机构就发现的问题及需要采取的改正措施，及时与保险公司进行交流，并从保险公司得到反馈；（5）监管机构要进行跟踪，确保需要采取的措施已经采取；（6）监管机构可以从中介组织等处取得信息。

（三）非现场检查

非现场检查是指监管机构分析评估各保险机构定期或不定期报送的报表、资料等材料，以评价保险公司和市场风险状况。非现场检查是保险监管部门的

---

① 参见李扬、陈文辉主编：《国际保险监管核心原则——理念、规则及中国实践》，经济管理出版社 2006 年版，第 180 ~ 207 页。

日常性标准工作，IAIS 核心原则要求：（1）监管机构对报送的材料和信息做出规定；（2）被监管机构应按要求提供准确的信息，包括及时报告影响监管机构对其评价结果的重大情况；（3）监管机构要经常检查有关信息报送的规定，确保能满足其目标，并能够有效执行。

（四）预防与改正措施

当保险公司未达到监管要求或出现偿付能力不足时，监管机构必须对其采取措施，以维护市场秩序和被保险人的利益。IAIS 核心原则要求：（1）当保险公司无法正常经营或不满足监管要求时，监管机构拥有并采用足够的手段，保证及时采取预防和改正措施；（2）当问题变得更为严重或保险公司的经理层对监管机构的正式建议置之不理时，应当有逐步升级的处理措施和补救方法；（3）监管机构有能力与保险公司进行交流，保险公司接受监管机构的建议，确保相关轻微的预防和改正措施得以实施；（4）必要时，监管机构要求保险公司提供改正问题的方案；（5）监管机构制定措施，以防止违法行为发生，并对损害被保险人利益或妨碍其监管目标的违规行为进行及时有效的处理。

（五）执行与处罚

监管机构实施改正措施，必要时，可根据公开、清楚和客观的标准进行处罚。IAIS 核心原则要求：（1）监管机构有权及时采取救济措施；（2）监管机构应当有足够的处罚手段。通常处罚手段包括限制业务活动、停止接受新业务、禁止新活动或收购、要求保险公司停止不安全或不正当的行为、将保险公司的资产进行托管或限制这些资产的处置、吊销执照、解散并退出市场、撤销董事或高管人员的资质、禁止个人进行保险业务等；（3）监管机构必须保证不让保单持有者面临更大的风险。

（六）信息披露

监管机构要求保险公司及时披露有关信息，以便使利益相关者清楚地了解公司的业务经营活动和财务状况，了解面临的风险，目的是通过市场和利益相关者和公众来监督保险公司。IAIS 核心原则要求：（1）保险公司披露的信息具有相关性、可获得性、无偿性、全面性、有用性、可靠性、可比性及一致性等特点；（2）披露的信息应包括关于财务状况和财务表现方面的定量和定性的信息；（3）要求保险公司至少每年提供一次经审计的财务报表；（4）监管机构对保险公司披露的信息进行监控，采取必须的措施保证符合披露要求。

四、分业监管，还是合并监管

对于商业健康保险监管的模式各国有所不同，大体上可以分为分业监管和合并监管两种方式。具体来讲有以下几种情况：（1）成立专门的健康保险监管机构，如澳大利亚。1989 年，澳大利亚成立商业健康保险管理委员会（Private Health Insurance Administration Council. PHIAC），这是为商业健康保险产业专门设立的监管机构，该机构是独立的法定机构。（2）在保险监管机构内设立单独的部门来监管，如德国及美国部分州保险监管局。（3）与人身保险混同监管，有的国家在监管人身保险业务的部门内设立处室来监管健康保险，如 2003 年中国保监会在人身保险监管部下设养老与健康保险处，负责养老保险与健康保险的发展协调与部分监管工作；也有些国家没有设立单独的处室来监管健康保险，而是将健康保险与其他人身保险业务完全混同监管。前两种情况是属于专业监管，后一种情况属于合并监管。

对于商业健康保险采取什么样的监管模式，是否需要采取专业监管的模式，这主要取决于：一国商业健康保险在医疗保障体系中的地位、商业健康保险在保险业的份额与地位，以及发展商业健康保险的战略与思路。呼吁商业健康保险专业化监管的理由主要来自健康保险业务与寿险业务的区别，以及快速推进商业健康保险有序发展等两方面。如表 4－6 所示，列示了健康保险业务与寿险业务的区别，健康保险业务与寿险业务在风险因素、理赔、精算基础、经营风险等方面均存在明显的差异，将两者混同监管，不利于效率的提高。

表 4－6　健康保险业务与寿险业务的比较

	寿险	健康保险
风险因素	死亡	疾病与失能
风险发生次数	1 次	N 次
理赔额	确定	不确定
外部环境对风险的影响	小	大
精算基础	生命表	疾病发生率、住院费用等经验数据
对经验数据的依赖	低	高

续表

	寿险	健康保险
常用精算要素	死亡率、利率、附加费用率、退保率等	起付额，赔付上限和共保因子或住院率、住院天数和医疗费用等
逆向选择风险	低	高
道德风险	低	高
核保要求	低	高
理赔程序	简单	复杂
管理成本	低	高
营销员的告知解释义务	少	多
业务参与主体	保险人、被保险人	保险人、被保险人、医疗服务提供方
最担心的风险	资产负债是否匹配	医疗费用支出是否合理

资料来源：陈文辉主编：《（健康保险管理办法）指引》，中国劳动社会保障出版社 2006 年版，第 17 页。

另一方面是来自发展的需要。中国保险业发展的经验表明，专业化是推进健康保险发展的重要途径和方向。中国的健康保险是伴随着寿险的发展开始萌芽成长的，大部分的健康险产品都是作为寿险产品的附加，成为开展寿险业务的“敲门砖”。在产品设计时，很多健康险产品具有显著的寿险产品特征。健康保险的经营理念和经营方式也大都沿用寿险模式。健康保险在保障功能、风险评估、管理成本、核保理赔等各方面都与寿险存在显著差异。忽视健康保险的特殊性，把健康保险定位于寿险的附加地位，将无法形成独立的健康险产品体系，导致健康险市场上产品设计雷同、有效供给不足，使得健康保险的专业保障功能无法充分体现。健康保险的特殊性，使其在经营过程中必须强调专业化经营。显然，专业化监管是专业化发展的龙头，只有专业化监管了，才能加快解决商业健康保险发展过程中面临的矛盾、问题与新情况，才能更好地推动专业化发展与经营。

第五章

政府与市场——社会保险与商业保险关系分析

一个国家的历史经验、文化、经济、政治理念、社会组织、教育水平、生活水准和对于福利与国家作用的态度决定了这个国家提供卫生保健的方法①。而医疗保障提供方法的核心问题是确定政府与市场的关系，在某种程度上是要确定社会保险与商业保险的关系，因为无论采取什么样的医疗保障制度，政府与市场均在体系中发挥了程度不同的作用。政府与市场在医疗保障体系中作用的空间、责任、领域以及相互关系，决定了一国医疗保障体系的特征。对于大部分国家而言（尤其是对于实行社会医疗保险制度的国家而言），政府与市场的关系很大程度上就反映在社会医疗保险与商业健康保险的关系上。

建设或改革一国的医疗保障体系或制度，在一定程度上就是要理清社会医疗保险和商业健康保险的作用空间、责任领域与相互关系。理清社会保险与商业保险的关系，明确社会保险与商业保险在医疗保障体系中的地位、作用空间、领域，是医疗保障制度改革和建设的重要内容。政府与市场，或社会保险与商业保险能否在各自的空间与领域发挥好作用，其必要条件有两个方面：其

① 参见威廉·科克汉姆：《医学社会学》，华夏出版社 2000 年版，第 269 页。

一是政府与市场是否有足够的动力发挥好其作用。从政府的角度来看，政府作为社会的代表在建立、健全医疗保障体系中所获得的收益，这种收益随着市场化、社会化进程的加快而不断增大。从市场的角度来看，商业保险机构在外在的竞争压力下追求其利益的最大化，即“逐利”是其内在的动力。其二是政府与市场是否有能力发挥好其作用。从政府的角度来看，现代社会中，政府拥有一定的管理能力及权威，而市场机制会引导经济社会资源的最优化配置。

作为一种机制，政府与市场的最大区别在于，政府的行为主体不可能像市场行为主体一样成为独立的“所有权主体”。政府通过再分配的方式来缩小社会差距和社会不平等，缓解财富分配过分不平等带来的社会冲突。政府的作用实质上是通过组织其全体或特定居民去承担他们集体的责任，完成他们个人无能力或无效率去承担的事情，并以此促进经济发展成果由全体居民共享，当然这一前提是经济发展成果首先应该由那些创造财富的人分享。

第一节 社会保险与商业保险关系的理论分析

在医疗保障领域，社会保险与商业保险之间存在竞争替代、互补合作和协调渗透三种关系，以下分述之。

一、商业健康保险与社会医疗保险的竞争替代关系

（一）基本理论依据：市场化与非商品化

市场机制与政府机制是解决医疗费用风险问题的两种不同机制，一方的作用通常可以在一定程度上为另一方所替代。政府机制与市场机制，或者说社会医疗保险与商业健康保险，各有其优点、长处与不足。它们发挥其长处的空间与领域存在差异。总体来看，政府机制与市场机制的关系存在三种情况：政府容易做到但市场难以做到；市场容易做到但政府难以做

到；政府与市场都可以做到但各自成本不同。在第一种情况下，需要发挥政府的作用；在第二种情况下需要发挥市场的作用；在第三种情况下，需要进一步权衡。

医疗保障具有商品的本质特征。医疗保障首先是一个自我保障的体系，通过个体（家庭）保障或市场保障来解决。对于绝大多数社会成员而言，劳动是其谋生和发展的基本和根本手段，通过对劳动收入的理性使用能够防范和化解其面临的医疗费用风险。市场机制是解决医疗保障问题的重要机制和手段，市场保障是一种社会化的保障机制，能有效提升个体（家庭）防范疾病风险的自由和可行能力。随着经济社会的发展，政府逐步介入到医疗保障领域，并组织提供政府医疗保障，包括直接组织提供医疗服务、实施社会医疗保险、提供医疗救助等，这是一个非商品化的过程。其背景就是越来越多的国家将人的全面发展作为政策目标，将社会保障权作为人的基本权利，作为人权保障在社会保障领域的具体体现。“当一种服务是作为权利的结果而可以获得或当一个人可以不依赖于市场而维持其生计时，非商品化便出现了[①]。”很显然，医疗保障作为一种权利[②]，更大程度上是一种生存的权利或是初级发展的权利，而不应该是成长层次或享受层次上的权利，而且在不同时期这种权利的“度”是可以调整的。非商品化主要通过政府机制和行为来实现，在此要防止将医疗保障看成公共物品的错误观念，因为如果是公共物品很大程度上只能而且必须由政府来提供，而将政府组织提供医疗保障看成是医疗保障非商品化，则意味着市场机制和政府机制都可以解决医疗费用风险问题，市场机制是第一位的，是基础性的，那么就应该考虑如何使用好这两种方式和机制，通过合理选择和组合促进社会福利的最大化。

（二）主要表现之一：社会医疗保险对商业健康保险的挤出效应

政府保障与市场保障的竞争替代关系集中体现在社会医疗保险与商业健康保险之间。实践中社会医疗保险与商业健康保险的竞争替代关系主要表现为社

---

① 参见考斯塔·艾斯平·安德森著：《福利资本主义的三个世界》，法律出版社 2003 年版，第 23 页。

② 阿马蒂亚·森认为，在一个私人所有制的市场经济中，人们所公认的典型的权利关系主要包括四种：以贸易为基础的权利、以生产为基础的权利、自己劳动的所得、继承和转移权利。居民基本医疗保障的权利可以理解为政府转移的权利，而商业健康保险则属于以贸易为基础的权利。

会医疗保险对商业健康保险的挤出效应。挤出效应的实质在于，一个社会医疗保险计划向个人提供了一个在疾病发生以后享有一定的经济损失补偿索取权的制度化保证，这就使得个人有条件减少购买商业健康保险。社会医疗保险的“基础性”地位使其在实施过程中对商业健康保险具有很强的“挤出效应”。政府组织提供的社会医疗保险处于基础性地位，这是由社会医疗保险制度的性质决定的。首先，从保障功能来看，政府提供的社会医疗保险和商业健康保险同属于医疗保险体系，都是依据保险的经营原理，对于因疾病风险导致的损失提供经济补偿。其次，政府提供的社会医疗保险在运作过程中具有风险评估的整体性和费用缴纳的减免性特点，从而使其在医疗保险体系中占有独特的地位。风险评估的整体性是指社会医疗保险在评估疾病保险、确定缴费水平时，着眼于社会整体，而不是参保成员个人。费用缴纳的减免性是指社会医疗保险对于部分成员的保费实行减免的政策，并由政府、企业分担参保成员的部分缴费负担，以保证社会医疗保险“保障社会稳定”这一政策功能的实现。再次，社会医疗保险在实施的过程中，通常带有强制的性质。各国政府利用其政府权威通过立法或规章的形式强制要求符合一定条件的社会成员参加社会医疗保险。强制往往意味着权威，意味着通过威胁或限制减少人们的选择权来促进协作或参与。显然，与商业健康保险相比，参加社会医疗保险，参保成员享受保障的权利远远大于其承担的义务，对于疾病风险高的成员尤其如此，从而在考虑医疗保障规划时优先考虑社会医疗保险，体现了社会医疗保险在整个医疗保险体系中的基础性地位。而社会医疗保险制度的后一个特点又在一定程度上剥夺了社会成员在社会医疗保险制度与商业健康保险制度之间的自由选择权。这些特点都确立了社会医疗保险制度在整个医疗保障体系中的基础性地位。

图5-1描述了社会医疗保险对商业健康保险的挤出效应，D为医疗保险需求曲线，代表全体居民在一定医疗保险费率下对医疗保险的需求量，主要取决于居民的收入水平、面临的疾病风险程度、医疗保险价格、医疗保险替代产品（如个人自我储蓄保障、社会医疗救助等）的可获得性及其功能等；S_1 为医疗保险总体供给曲线，包括社会医疗保险和商业健康保险。医疗保险的供给与需求通过市场调节达到均衡，Q_1 为医疗保险的均衡量，P_1 为市场提供医疗保险的均衡价格；S_2 为社会医疗保险的提供曲线，是一条垂直于横轴的直线，曲线完全没有价格弹性，在收支平衡的条件下，社会医疗保险的筹资水平以及社会保险经办机构的规模决定社会医疗保险水平，在短期内社会医疗保险的供

给量是确定的，不随着保费的调整而调整，对于医疗保险市场来说是一个由政府决定的外生变量。Q_0 为社会医疗保险的均衡供给量，P_0 为社会医疗保险提供的价格，P_2 为政府和企业分担部分费用后由劳动者个人负担的价格。社会医疗保险的提供直接导致商业健康保险的均衡量缩小为 Q_1Q_0，挤出效应为 Q_0。

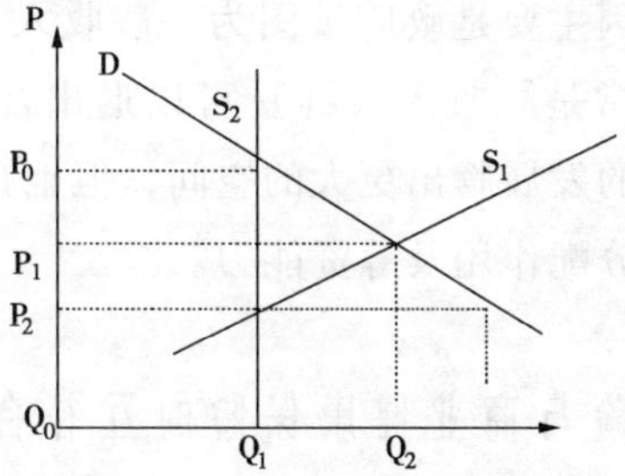

图 5－1　社会医疗保险制度的“挤出效应”

在医疗保障领域，社会保险对商业保险的“挤出效应”是一种替代效应，并且可以分解为价格效应与收入效应两部分。从价格效应来看，由于社会保险的费率相对于商业保险便宜，引起社会保险对商业保险的替代，减少人们对商业保险的需求。从收入效应来看，社会保险的介入在一定程度上提升了个人收入的购买力，会提高个人对商业保险的需求。两种效应作用方向是相反的，最终结果取决于两者之间的对比，通常价格效应要远远大于收入效应，因此，表现出社会保险对商业保险的净替代。

社会医疗保险的“挤出效应”在世界各国医疗保险的发展历程中得到证明。社会医疗保险对商业健康保险的影响程度用社会医疗保险与商业健康保险的相对份额来表示。社会医疗保险制度框架及其运行状况直接决定商业健康保险在整个医疗保险体系所可能占有的市场份额。政府提供的社会医疗保险保障范围越广、保障水平越高的国家，商业健康保险的市场份额就越低，从而给政府财政带来的压力比较大，社会医疗保险体制存在的问题比较多，如英国、瑞士等西欧国家。而在社会医疗保险保障范围有限、保障水平比较低的国家中，商业健康保险就比较发达，医疗保险体系整体运作相对良好，如法国、美国、荷兰等国家。

（三）主要表现之二：商业健康保险作为社会医疗保险的替代保险（或称平行模式）

一些以社会医疗保险为主体的国家或地区，允许特定的人群自由选择参加社会医疗保险还是商业健康保险，参加商业健康保险即可以不参加社会医疗保险。形成这种机制的原因主要是政府试图为一般收入人群提供社会医疗保险。由于允许特定人群（通常是高收入人群）可以退出社会医疗保险，这种机制一方面为商业健康保险的发展腾出更大的空间，但也在一定程度上削弱了社会医疗保险制度的收入再分配作用及筹资能力。

二、社会医疗保险与商业健康保险的互补合作关系

（一）基本理论依据：商业健康保险与社会医疗保险的相同与不同

商业健康保险与社会医疗保险存在互补合作关系的主要原因，在于两者之间存在许多相同之处和不同之处。两者的相同之处主要表现在以下几方面：

1. 保障的对象是一致的。商业健康保险与社会医疗保险都是为社会成员的生活提供医疗保障的，它们在客观上都能起到安定社会团结、稳定社会秩序的作用。两类保险的保障对象都是医疗费用风险，保障人们的健康。

2. 基本的职能是一致的。商业健康保险和社会医疗保险都具有分散风险和损失补偿的基本职能。商业健康保险和社会医疗保险都是通过集合众多面临疾病风险或医疗费用风险的被保险人（投保人），并收取一定的保险费，建立保险基金，用以对某些被保险人因约定保险事故造成的损失给予经济补偿，从而实现其保障功能。

3. 运营的原理是一致的。商业健康保险和社会医疗保险都实行互助共济，按照大数法则，在被保险人的范围内统一筹集和调剂使用资金，依靠集体的力量均衡负担和分散风险。

社会医疗保险与商业健康保险是两种既有区别又有联系的保障机制，基于保障对象、保障职能及运营机制相同基础上，两者存在很大的区别，因此两者既能明确社会角色和空间分工，又有相互合作。两者的本质区别主要体现在以

下几方面[①]：

1. 两者的目的不同。社会医疗保险是一项由政府组织提供的社会政策，体现的是政府的职能和责任，具有社会福利性和政策性，其目的在于保障居民的基本的医疗保障需求，促进社会安定，注重社会效益和公平，不以营利为目的。而商业健康保险则是一种商业经济行为，通过出售保险服务和保障获取利润，在追求利润最大化的同时承担一些社会责任，经济效益和效率往往是第一位的，是其永恒追求的主题。

2. 两者的实施方式不同。社会医疗保险一般由政府通过立法，强制居民参与，并由法律法规明确规定保障范围、缴纳保费标准、赔偿标准等，被保险人选择的自由通常较小，属于法定强制保险。而商业健康保险则遵循平等、互利、自愿的原则，投保人（被保险人）投保与否属于自愿，在投保险种、保障责任及水平、缴纳保费的水平以及退保等方面具有自主权。

3. 两者保障的范围和水平不同。社会医疗保险具有普遍性特点，享受社会医疗保险需要具备一定的资格条件，其保障覆盖范围通常是法律法规所规定范围内的特定劳动者或全体居民，其保障水平主要是基本的医疗保障需求。而商业健康保险的保障覆盖范围通常依收入状况具有选择性，保障水平有的属于基本保障需求，更多的则属于成长型或享受型等更高层次的保障需求。

4. 两者的保费计算与来源不同。社会医疗保险的保费来源于个人、用人单位和政府，通常是事先测算出当前或以后社会医疗保险补偿的总额，然后按

---

① 对于社会医疗保险与商业健康保险的区别，国内外学者均有论述。例如罗世瑞、刘择（2001）认为：商业健康保险与社会医疗保障的本质区别主要体现在从事业务所采取的手段、覆盖的对象及运行机制等方面。中国商业医疗保险研究课题组认为：商业医疗保险具有自愿性、选择性、营利性和自负盈亏等特点，社会医疗保险具有强制性、互助共济性、非营利性及财政兜底等特点；两者的区别在于：扮演的角色、保险人与投保人的关系、计算保险费的方法、产品性质以及营利性等方面的不同。郭学勤、魏炜（2007）认为：社会医疗与商业医疗保险存在保障主体、保障目的、营利与否、保费的测算原则与费用的负担方式、交易费用等方面的不同，社会医疗保险除了在检查、用药、治疗等方面有严格的补偿范围规定外，每年统筹基金的支付还有一定的限额。起付线以下、支付限额以上的住院费用和社会保险机构规定范围外的检查和治疗项目（包括药物）只能由职工个人或通过商业医疗保险等途径来解决。尼古拉斯·巴尔（Nicholas barr）认为，社会保险与商业保险在两个重要的方面有不同之处：一是社会保险具有强制性，打破保费和个人风险的联系是可能的；二是社会保险合同没有商业保险具体，但可以对商业保险无法承保的风险进行保障，风险也可以随着时间而改变。参见罗世瑞、刘择："论新时期商业医疗保险与社会医疗保险之关系"，《经济师》2001 年第 5 期，第 207 页；中国商业医疗保险研究课题组：《中国商业医疗保险研究》，中国金融出版社 2002 年版，第 5 页；郭学勤、魏炜："职工互助保障与社会医疗和商业医疗保险的比较"，《经济分析》2007 年第 1 期，第 69 页；尼古拉斯·巴尔（Nicholas barr）：《福利国家经济学》，中国劳动社会保障出版社 2003 年版，第 128 页。

一定比例强制分摊给每一个参保的被保险人和单位；在保费计算时也采用保险精算方法，但更多的是考虑以收定支和个人、用人单位的缴费负担能力，也考虑政府财政补贴能力。而商业健康保险的保费则严格按照保险精算方法计算出来，保费通常完全由个人或用人单位承担，定价要考虑偿付能力、市场竞争能力，以及目标对象的收入水平。

5. 两者的权利义务关系不同。社会医疗保险是由国家立法来规定权利义务，被保险人尽到缴纳社会医疗保险费的义务后，就可享受到相应的保险待遇，其保费缴纳水平与待遇水平没有直接联系。而商业健康保险则主要依据保险法和合同法等法律确定权利义务关系，合同双方当事人是平等互利的关系，缴纳的保费与其享受的保障是直接关联的，所谓“多保多得，少保少得，不保不得”。

6. 两者的管理体制不同。社会医疗保险通常是政府行为，由政府统一领导，由政府指定的专门社会保险经办机构负责组织实施和经营管理。而商业健康保险通常由具有法人资格的企业组织，自主经营，自负盈亏。

如表 5－1 所示，戴维（David）对社会保险和商业保险主导原则和经济假设进行了比较，对于进一步认识商业健康保险与社会医疗保险之间的不同有启发意义。在戴维看来，商业保险和社会保险在个人责任、保险人责任、公平性、风险池、准入和保费等方面均存在差异。

表 5－1　　社会保险和商业保险的主导原则和经济假设比较表

主题	商业保险	社会保险
个人责任	个人具有确定自己健康风险和保险效用的知识和信息，人们可以自由地使用这些知识和信息。	群体范围越大，对一般公民越有利，因为群体越大，用于评价集体风险的知识和信息范围越大，群体也能够改善医疗保险的再分配效用。
保险人责任	保险人依法提供保障，以收取保费；每个被保险人的待遇是事先确定好的；保费和待遇在保险合同中都是不变的。	保险人为所有被保险人提供标准化的保险利益和保障，而不管个人参加保险的条件，交费和保险利益是可变的。
公平性	公平性体现在当保险人赔付个人所购买的保险的全部保障利益时。	公平性体现在所有的成员都能得到相同的保险利益和保障，而不管个人的缴费水平和参保时间。

续表

主题	商业保险	社会保险
风险池	集合具有相似性但风险相互独立的风险成员，高风险者往往被排除。	所有保险参加者都被看成分享国家为集体风险而承担的保险责任。
准入	自愿性。	强制性，不排除高风险人群。
保费	根据保险人对被保险人风险可能发生情况来确定，并与享受的待遇相关。	统一性，要求待遇在成员之间分配，每个人都按工资的同一比例缴费，对于非就业人员则可能要求缴纳同等额度的保费。

资料来源：David M · Dror：Reform Health Insurance：A Question of Principle，international social security Review，vol. 53，2002（2）。转引自刘子操主编：《中国社会保障制度研究》，中国金融出版社 2008 年版，第 222 页。

（二）主要表现：两者的有效衔接

社会医疗保险与商业健康保险的互补合作关系主要表现在两者的有效衔接上，主要体现在两者的保障项目、保障水平和保障范围可以相互补充合作。从保障项目来看，社会医疗保险保障项目通常限定在较窄范围内，例如在中国，城镇基本医疗保险对医疗费用报销的范围限定在“三个目录”之内，同时目前没有开展长期护理保险、失能收入损失保险等项目。对此，商业健康保险可以提供相应的产品，弥补社会医疗保险的不足。从保障水平来看，社会医疗保险通常要求与社会经济生产力发展水平相适应，与财政、用人单位及个人的承受能力相适应，因此一般提供基本保障，保障水平通常较低。例如在中国，城镇职工基本医疗保险的实际报销水平通常在50%左右，而新型农村合作医疗则不超过30%。对此，商业健康保险可以开发与社会医疗保险相衔接的产品，提高保障水平，以满足多样化的、不同收入阶层的健康保障需求。从保障范围来看，通常只有符合法律规定范围内的人员才能享受社会医疗保险的保障。而商业健康保险则是在平等互利的原则下自愿投保，所有社会成员都可以参加，从而使得社会医疗保险实施范围之外的人员也有机会获得保障，以扩大医疗保障体系的覆盖面。

在商业健康保险与社会医疗保险的互补合作关系中，商业健康保险发挥补充作用。作为社会医疗保险的补充，商业健康保险的发展空间在于六个方面：（1）社会医疗保险中规定的个人自付比例部分和医疗费用超封顶线部分。包括门诊、住院起付标准以下个人自付部分；统筹基金支付需个人按比例自付部分；门诊、住院大额医疗互助支付需个人按比例自付部分；超封顶线部分。(2) 社会统筹医疗保险不保的特殊药品。(3) 社会统筹医疗保险不保的诊疗项目，如健康体检护理费用、高科技技术移植手术等。(4) 社会统筹医疗保险不保的医疗服务设施和非指定医疗机构。如康复治疗、陪护费、急救车费、高级床位费、私人诊所、特需病房等。生活水平的提高和对健康的关注，必然引发护理、看护、私人门诊、健康咨询、好的病房环境等消费需求。(5) 收入补贴型和护理津贴型费用。(6) 社会医疗保险的未覆盖人群。包括非就业群体或职工家属，如幼儿、学生、老年退休人员、个体业主、乡镇企业职工及农民。

三、商业健康保险与社会医疗保险的协调渗透关系

(一) 基本理论依据：医疗保障制度的目标取向

医疗保障制度作为一项社会政策，其建立、发展与改革目标主要有维护社会公正与提高经济效率两个，通常需要兼顾公平与效率①。

从公平②的角度来看，公平作为伦理学上的概念，是指人们对既定社会中人与人之间各种关系的认识和评价。公平是一个社会历史的、相对的概念，对于不同的社会历史发展时期、不同的社会制度条件下，公平具有不同的内涵与外延。就同一个国家来说，不同地区、不同部门、不同阶层的人，对公平的理解也是不同的。医疗保障制度是经济发展和社会进步的产物，它关注的是社会全体成员的医疗保障和健康，尤其是社会医疗保险，其关注的是社会全体成员的基本保障，以促进整个社会的安全和稳定。医疗保障意义上的公平是强调对人们健康权的保证，即如何在保证或不过多损害效率的前提下，使竞争中的患

① 对此在本书第四章“医疗保障中的政府”关于制度设计目标中有进一步的论述。

② 一般来说，有三种意义上的公平，即起点的公平、过程的公平和结果的公平。起点的公平是指社会成员占有大体相同的社会经济资源，即大家的禀赋基本相同，站在一条起跑线上；过程公平是说大家面对同样的比赛规则，不搞特殊，生产要素的所有者除接受相同的法律法规的约束之外，可以毫无限制地根据自己的意愿选择而将自己占有的要素投入到能够使自己收益最大化的产品、部门和地区，而且，生产要素可以自由流动，并能够获取相同或相近的报酬率；结果公平则是同等能力与贡献的社会成员能够得到大体相同的报偿，社会成员的贫富不能太过悬殊。经济学意义上的公平是指有关经济活动的制度、权利、机会和结果等方面的公正和合理，即过程公平，而起点公平和结果公平则更具社会学和伦理学的意义。

有疾病者有一定的健康保障，也就是说医疗保障制度在起点不公平的条件下，力图做到过程和结果公平。医疗保障公平是一个相对的概念，是一个人或一群人相对于其他人的状况的比较与判断。公平要求“同等地对待相同的，不同等地对待不相同的”①，即存在水平公平与垂直公平的问题。当然，这里所说的结果公平是在一定保障水平上，即基本保障层次上的公平。医疗保障制度特别强调对于全体社会成员的公平性，在某种程度上也具有平等性的含义，健康权的保障日益被许多国家的法律规范并受到相关制度安排的保证，这是追求过程平等和结果有限平等的结果。从这个意义上说，扩大政府医疗保障项目的覆盖面，为全体居民或更多的居民提供基本医疗保障，对于公平的实现是具有重要意义的。

从效率②的角度来看，有竞争的市场是效率的代言词。个体（家庭）保障的效率要低于市场保障和政府保障。从理论上讲，政府直接提供医疗保障制度（尤其是社会医疗保险计划）或加强对市场保障的监督管理，均能够一定程度地提高制度效率。那么一种类型的医疗保障，究竟是由政府直接组织经营，还是由市场提供并接受政府监管，这主要取决于对市场机制和政府机制两种交易组织方式效率的比较。在“看不见的手”的原理下，市场是出清的，生产会自动形成有效的产量组合，但其前提条件是：完全竞争、完全市场、不存在市场失灵，以及具有决定性的完全信息。只要这些条件成立，那就不应该因效率原因而进行政府干预，但在实际经济运行中，这些条件往往不能同时成立，此时的市场均衡是低效率，进而为其他组织介入经济活动提供了基础。在信息不对称、市场限制等原因导致了市场不完备的假定条件下，并考虑到逆向选择、信号、市场成本等因素对经济的影响，没有政府干预，就不可能实现有效的市场配置。

社会医疗保险和商业健康保险都需要同时考虑制度的公平与效率，但各自的侧重点不同。社会医疗保险是在公平基础上追求效率。建立社会医疗保险制

---

① 参见 Timothy Evan 等编著：《挑战健康不公平——从理念到行动》，第 25 页。

② 经济学意义上的效率是指在人们偏好既定的条件下，经济资源的有效利用和有效配置。它是指资源配置达到这样状态，以至于对产出组合 $X^* = (X_1, X_2, X_3, \cdots X_n)$ 的任何偏离，将使至少一个人的情况变坏。显然，在这种状态下，社会边际单位的产出价值与其社会边际收益相等。就总体均衡而言，需要同时具备三个条件：(1) 生产效率，即资源投入与生产产出的最优比率，在投入既定的情况下生产行为能够获得最大产出，或在产出既定的条件下投入最少；(2) 最优的产品组合，生产出来的产品符合社会需要；(3) 消费效率，即消费者应在其收入及所购买商品的价格既定的约束条件下，以使其效用最大化的方式来安排其收入。

度或政府介入医疗保障体系，对经济效率的提高主要体现以下几方面：一是界定产权制度①。政府建立社会医疗保险制度，无疑对个人、企业和政府在医疗保障制度中的权利和义务予以明确，从而能够为经济运行提供一个稳定的框架，以减少不确定性。二是节约交易成本。科斯认为，市场价格机制存在内在缺陷，那就是交易成本的存在。在经济发展中，交易成本高昂，甚至高得使许多在零交易成本世界中可以进行的交易化为泡影。而建立社会医疗保险制度能在一定程度上形成规模效应、减少谈判过程、节约交易成本。三是从社会的角度实现帕累托最优。医疗保险存在外部经济，这会导致市场供给不足，政府作为社会利益的代表，是医疗保险外部经济的最终受益者，并能从社会的角度，将供给量推进到其社会边际收益等于社会边际成本的点，增进社会福利。四是对不可保风险的承担。如政府提供的社会医疗保险可包括门诊费用，而商业健康保险通常将门诊费用视为不可保风险。

商业健康保险是在效率基础上追求公平。一般而言，市场的运行效率一定要高于政府的效率。商业健康保险追求的公平是过程公平，所有主体在公正、公开、统一的规则下运行。人人平等的法律法规和市场机制能够保证过程公平，谁付出的多，谁的贡献大，谁的决策正确，谁就可以得到更多的报酬。但过程公平却不能保证起点和结果的公平，因为，人从出生的那一刻，或者说在他未出生之前，他就面临着和别人不同的生存环境，他自身的体力和智力，也就是他所拥有的自身的人力资本是和别人不同的，他家庭的社会地位和财力、权力也跟别人是不同的，遗传基因和人类历史使每个人面临着不同的“起点”。即使过程是公平的，由于起点不同，就会导致结果的不公平，而过程公平有时还会使社会的分配结果出现更大的不均等性。

在一个竞争性的市场上，市场失灵、对社会公正的要求以及对人口中某些弱势群体的保护，是社会医疗保险产生的重要原因，并以追求结果公平，或减少结果不公平为目的。而对市场效率的呼唤，以及优化资源配置效率的要求，又推动了商业保险等市场化机制和手段发挥更大、更重要的作用。社会医疗保险与商业健康保险在具体的运营机制和经办方式等方面就可以相互借鉴，

① 科斯定理认为，在一个存在正交易成本的世界中，权利的初始界定将会对最终经济绩效产生强烈影响。如果产权制度将权利分配给能最有效地运用它们的人，并且激励人们有效地配置资源，制定明晰的、便于操作的制度以降低权利转移的成本，那么，人们可承受相应成本，直到最优结果。即便如科斯定理所说的由私人谈判后市场解决外部性，那也需要在一定形式的组织或机制下进行，交易越多，要求的组织也就越多，那么，政府就是现存的具有很大优势的组织。

例如在社会医疗保险领域引入市场机制以提高其运行效率，而在商业健康保险中引进保证公平的做法，以提高商业健康保险在保障社会公平方面的作用。

（二）主要表现：社会医疗保险商业化

社会医疗保险与商业健康保险的协调渗透主要表现在社会医疗保险的商业化，包括在社会医疗保险内部引入市场竞争机制，或由商业保险接受政府委托，具体经办某些社会医疗保险项目。在社会医疗保险内部引入市场竞争机制从全球范围来看比较普遍，特别是在一些社会福利国家已成改革趋势，对此在后面的章节做进一步讨论。

商业保险经办社会医疗保险，主要是在提供审核报销服务、参与基金管理和方案制定、配合管控医疗行为等方面发挥其行业和专业优势。商业保险经办社会医疗保险、医疗救助等政府医疗保障项目具有五大行业和专业优势：一是风险分散优势。保险公司可通过在全国范围内进行承保和在全球范围内进行再保险有效分散健康保险的经营风险。保险公司的健康管理理念和服务有利于人们形成正确的健康观念和生活习惯，预防疾病发生；二是服务产品优势。保险公司可以针对不同地域、不同人群设计相应产品，满足多元化健康保障需求；三是费用控制优势。商业保险介入医患关系后，可以有效缓解医患之间的矛盾，减少医患信息不对称所产生的负面影响，建立投保人和医疗机构之间的有效制衡机制，控制经营成本和医疗费用；四是管理优势。保险公司之间的有序竞争和专业化经营可以提高健康保障体系的管理效率；五是精算优势。保险公司可以充分运用精算技术，科学测算和管理风险，提高健康保险的经营管理水平。

第二节　社会保险与商业保险关系实证分析

由于社会医疗保险与商业健康保险的发展受到诸多因素的影响，并受限于数据资料的短缺，很难通过数量分析来得出某一区域或时期社会医疗保险与商业健康保险之间的关系及其影响程度[①]。这里主要通过历史回顾和部分国家经验数据来实证分析社会医疗保险与商业健康保险的关系。

一、中国大陆的实践

（一）计划经济时期社会医疗保险与商业健康保险的关系（1949—1978年）

这一时期的社会医疗保险制度由机关事业单位的公费医疗、城镇国有集体企业的劳保医疗和农村居民的合作医疗三部分组成，其主体部分是面向城镇职工的公费医疗和劳保医疗。这三部分政府医疗保障项目性质是不同的，政府在其中的作用也是不同的，公费医疗由政府举办，各级财政出资；劳保医疗实质上是一种企业保障，政府负责一定的基金补足和调剂责任；农村居民的合作医疗则是社区保障，政府往往只是一种文件上的鼓励，而没有业务的指导和经费的负担等举动[②]。这三个社会医疗保险项目在整个医疗保障体系中占绝对主导地位，并在卫生费用筹资中占主要地位。1978年，政府公费医疗和劳保医疗制度覆盖了全国75%以上的城镇职工及离退休人员，享受劳保医疗的人群达到1.14亿人，享受公费医疗的人群达到2300万人，全国用于公费医疗和劳保医疗开支的专项经费达到28.3亿元，占当时职工工资的6.03%[③]。到1965年

① 有部分学者对于商业保险和社会保险的关系做了些回归等数量上的分析，这些结论对于分析社会医疗保险及其改革对商业医疗保险的影响具有一定的启发意义。例如，李好好等（2003）以养老保险为例回归分析社会保险改革对商业保险的影响，回归分析的结论认为，中国社会养老保险改革与商业人寿保险业发展之间具有比较明显的相关性，并将社会养老保险改革对商业寿险业的影响划分为促进、刺激作用与抑制作用两方面。社会保险制度改革的推进有利于提高居民的风险和保险意识，社会保险替代率下降能释放出较大的商业保险需求空间。而社会保险覆盖面的扩大对商业保险有替代作用，社会保险部门经办补充业务对商业保险有挤出作用，此外，企业缴费负担沉重也会抑制其对商业保险的购买力。曹乾、张晓（2006）结合中国实际对社会保险与商业保险的关系做了实证分析，得出结论：社会保险因素对商业寿险的需求影响是正向的，且统计上接近显著（T值=1.6591）。其原因在于：社会保险和商业保险既有互相替代的一面，也有互相补充的一面。社会保险的基本特征是“低水平、广覆盖”，这就给商业保险留下了发展的空间，经济发展水平高的地区中的企业和居民由于其可支配收入比较高，基本的社会保险满足不了其转移风险和获得补偿的要求，因此他们还可能购买商业保险。参见李好好等：“社会养老保险改革对商业人寿保险业的影响研究”，《中国管理科学》2003年11月，第220页；曹乾、张晓：“替代还是互补：社会保险与商业保险关系的理论和实证分析”，《金陵科技学院学报（社会科学版）》2006年12月。

② 笔者将农村合作医疗保险归于社会医疗保险项目或其雏形。

③ 参见乌日图：《医疗保障制度国际比较》，化学工业出版社2003年版，第234页。

年底，已有山西、湖北、江西、江苏、福建、广东、新疆等十多个省（自治区、直辖市）的一部分市县实行了合作医疗制度，合作医疗制度受到农民的欢迎，到 1976 年，全国已有 90% 的农民参加了合作医疗。1978 年卫生总费用为 110.2 亿元，其中政府卫生预算卫生支出为 35.44 亿元，社会卫生支出 52.25 亿元。

计划经济时期几乎没有开展过商业健康保险。1949 年中华人民共和国成立前后，人民政府接管了官僚资本的保险公司，并批准一部分私营保险公司复业，1949—1958 年，共收取保险费 16 亿元，全部为财产保险。1959 年全部停办了国内保险业务，直至 1980 年 2 月，中国才全面恢复国内保险业务。

由于经济体制的原因，在制度上就排斥了商业保险发挥作用的空间与领域，社会医疗保险几乎等同于医疗保障制度，包揽了全部医疗保障的责任和空间。由于商业保险的不存在，社会医疗保险与商业医疗保险没有直接接触，几乎就不发生关系。这一时期，社会保险在医疗保障体系中占绝对垄断地位，社会医疗保险几乎等同于社会医疗保障，这一时期的医疗保障体系属于政府包揽模式，有以下特点：

1. 名义上的公平、实质上的不公平。政府提供或介入的医疗保障项目覆盖面高，几乎所有的居民都能被一种制度所覆盖，但实际上三种政府医疗保障项目之间待遇差别非常大，更多的资源用于保证特殊阶层的医疗服务。由于医疗服务市场不存在，政府医疗保障项目在很大程度上就是医疗资源分配的唯一手段与途径。农村合作医疗、劳保医疗和公费医疗三套社会医疗保险制度并行，尤其是合作医疗与后两者的保费缴纳、医疗待遇存在较大的差别，造成了农民、工人和干部的苦乐不均。在城镇医疗保障制度中，个人事前不用缴纳保险费，看病时个人基本不用分担医疗费用。而在农村地区，农民参保时要付保费，看病时也要分担医疗费用，待遇水平很低。由于劳保医疗和公费医疗制度的医疗费用来源于企业所得或财政，在存在很大工农价格剪刀差的时代，这种制度设计本身存在很大的公平性问题，导致广大未保群体向已保群体、低保障群体向高保障（即公费医疗）群体的费用转移，而实际上，未保群体是弱势群体，是低收入群体；高保障（即公费医疗）群体是高收入群体，是特殊群体。制度本身成为不公平新的根源①。

---

① 1957 年周总理在中共中央八届会议第三次扩大会议上的讲话中，也明确指出，城市慷慨的医疗保障制度与我国人口多、底子穷和广大农民生活水平还比较低的现状不相适应，也不利于逐步缩小城乡差别和工农差别。

2. 运行低效率。这几乎与当时计划经济的背景一脉相承。三个政府医疗保障项目之间条块分割，制度本身内部也是分离的，统筹层次非常低，保险互助共济的作用几乎没有发挥出来。此外，没有建立起激励约束医疗服务提供者、消费者和购买者（单位）三方行为的利益机制，医疗服务的过度消费和浪费现象非常普遍。例如 1960 年国家规定公费医疗费用平均每年每人 18 元，实际用了 24.6 元；1964 年国家规定公费医疗费用平均每年每人 26 元，实际用了 34.4 元①，接近超过一半。

3. 市场抑制。商业保险和市场根本就没有在医疗保障体系中发挥作用。

（二）经济转型时期社会医疗保险与商业健康保险的关系（1978—2003 年）

1978 年改革开放以后，中国的经济体制逐步由计划经济体制向社会主义市场经济体制转轨，政府包揽模式的传统医疗保障制度无法适应经济体制市场化改革的新形势和新情况，暴露出来的问题与弊端日益突出。新的形势变化主要表现在以下几点：一是城镇经济主体的性质发生重大变化。国有企业成为经济活动中的主体，在市场竞争中步履艰难、缺乏活力和竞争力，要求尽快摆脱原有体制下企业保障所带来的问题；各种形式的非公有制经济不断成长壮大，并在经济中占有一定的地位，而这部分企业职工的医疗保障问题急需解决。二是农村经济体制发生根本性变化。合作医疗制度赖以存在的基础——农村合作社出现滑波，直至几乎完全消失。各地开始对农村卫生组织和合作医疗制度进行整顿。据 1985 年全国 10 省 45 个县的调查，农村居民中仍参加合作的仅占全国的 9.6%，1986 年这一比例继续下降到 5.5%，在农村地区因病致贫、因病返贫的现象比较普遍。三是制度缺乏激励约束机制。劳保医疗和公费医疗的经费绝大部分由政府和企业包揽，职工个人既不缴纳保险费，又基本上不负担医疗费用，医疗需求在没有约束的背景下过度膨胀，刺激了一些不合理的医疗消费。四是在市场竞争过程中，收入不平等的问题逐步严重，并产生新的绝对贫困和相对贫困人群。

在这种背景下，社会医疗保险项目内部开始一些自发性改革，这些改革主要是控制医疗费用的不合理增长，提高制度的运行效率及其对新经济社会环境

① 参见郑功成等著：《中国社会保障制度变迁与评估》，中国人民大学出版社 2002 年版，第 121 页。

的适应性；与此同时，调整了一些保障项目、水平和范围，越来越多的人员游离于社会医疗保险范围之外①。商业健康保险抓住这一机遇，积极发展。1982年经上海市人民政府批准，人保上海分公司经办了“上海市合作社职工医疗保险”，经试点后于1983年1月实施。据现有资料显示，这是我国大陆恢复保险业务后第一笔健康保险业务。自此，人保先后在部分地区试办附加医疗保险和母婴安康保险、合资企业职工健康保险等险种。1991年人保在国内率先开办中小学生和幼儿园儿童住院医疗保险，年底时有近200万名中小学生、幼儿参保；到1992年底，累计医疗保险基金达到2369万元。太平洋保险公司和平安保险公司也于1993年前后推出一些团体医疗保险产品和个人医疗保险产品。20世纪90年代后期，随着市场经济制度的逐步建立和社会经济快速发展，居民收入大幅度增加；公费、劳保医疗和旧农村合作医疗制度的弊端日益突出。为此，在政府主导下，积极探索医疗保障制度改革，要求商业保险在医疗保障体系中发挥更积极的作用，这为商业健康保险的发展腾出较大空间。与此同时，保险市场格局发生急剧变化，“人保”一统天下的格局不复存在，经营主体不断增多，平安人寿、太平洋人寿快速发展，泰康人寿、新华人寿相继成立，外资公司友邦人寿也在部分地区开展业务并引入个人营销员制度，产品创新和经营管理等方面有了很大进步。在这种背景下，健康保险取得了快速发展，并积极探索有中国特色的健康保险发展道路。1995年，我国首次推出个人附加定期重大疾病保险，提供了包括癌症、脑中风、心肌梗塞、冠状动脉绕道手术、尿毒症、瘫痪和重要器官移植在内的7种重大疾病保障。此后，各家寿险公司相继推出了多款重大疾病保险产品，并逐渐成为商业健康保险市场的第一大险种。1998年国务院颁发了《国务院关于建立城镇职工基本医疗保险制度的决定》（国发［1998］44号），全面启动社会基本医疗保险制度的改革，这标志着在中国实行了40多年的公费、劳保医疗保障制度即将被新的社会医疗保险制度所取代。新的社会医疗保险制度的指导思想是“低水平、广覆盖”，实行社会统筹和个人账户相结合的医疗保险模式，并提出“……超出最高支付限额的医疗费用，可以通过商业医疗保险等途径解决。”财政部也下发了关于企业建立职工补充医疗保险的文件，企业补充医疗保险费在工资总额4%以内的部分，可从应付福利费中列支。这些改革为商业健康保险创造了广阔的发展空间和历史机遇，保险业加快健康保险产品创新，与社会基本医疗保

① 关于社会医疗保险制度的改革历史在本书第七章将做进一步讨论。

险制度衔接的高额医疗保险以及包括住院和门诊医疗的保障综合型医疗保险等产品纷纷出现，并推动这一市场的快速发展。但由于经验不足等方面的原因，此后该市场出现严重亏损，部分公司又逐步退出这一市场，造成一定的负面影响。

经济转型时期医疗保障体系以社会医疗保险为主体，社会医疗保险以城镇职工基本医疗保险（1998 年以前是劳保医疗）和公费医疗制度为主，以正规就业人员为保障对象。社会医疗保险的改革为商业健康保险在医疗保障体系中发挥作用及发展提供了机遇和空间，逐步由政府包揽模式向政府主导模式过渡。经济转型时期医疗保障体系呈现以下特点：

1. 政府医疗保障项目覆盖率不断下降，公平问题越来越突出。医疗保障制度的覆盖范围和对象减少，特别是国民经济中最为活跃的部门和就业人口没有纳入医疗保障。如表 5－2 所示，在经济转型时期，政府举办的各类医疗保障项目覆盖率大幅度下降，城市地区社会医疗保险的覆盖率由 1993 年的 70.9%下降到 2003 年的 43%，由于商业健康保险的发展，各种医疗保险总体覆盖率由 1993 年的 72.7%下降到 2003 年的 55.2%，下降幅度略小于社会医疗保险覆盖率的下降幅度。如图 5－2、图 5－3 所示，到 2003 年将近一半的城镇居民和超过四分之三的农村人口没有任何保障，而城镇地区明显要好于农村地区。

表 5－2　　中国城乡居民各种医疗保险覆盖率及其变化

	1993	1998	2003	10 年变化（%）
城市地区	72.7	55.9	55.2	－24.07
其中：社会医疗保险	70.9	49.8	43.0	－39.35
农村地区	15.9	12.7	21.0	32.08
其中：社会医疗保险	5.8	4.7	3.1	－46.55

资料来源：饶克勤、刘新明主编：《国际医疗卫生体制改革与中国》，中国协和医科大学出版社 2007 年版，第 3 页。

2. 以就业人员社会医疗保险为主导。这时期政府的医疗保障项目主要针对就业人员，而且是正规部门的就业人员。虽然部分地区对于非就业人员、自谋职业者以及非正规部门就业人员的医疗保障问题做了一些有益的探索，但总体而言就业依然是参加并享有政府医疗保障待遇的前提条件。1998 年改革后，在政策层面要求不断扩大城镇职工基本医疗保险制度的覆盖面，如图 5－4 所示，城镇职工基本医疗保险的覆盖率由 1998 年的 7.4%上升到 2002 年的 32.4%，并在医疗保障

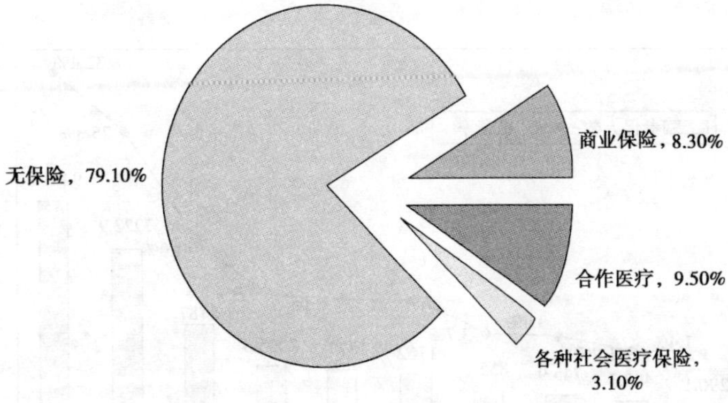

图 5-2 2003 年中国农村医疗保障情况

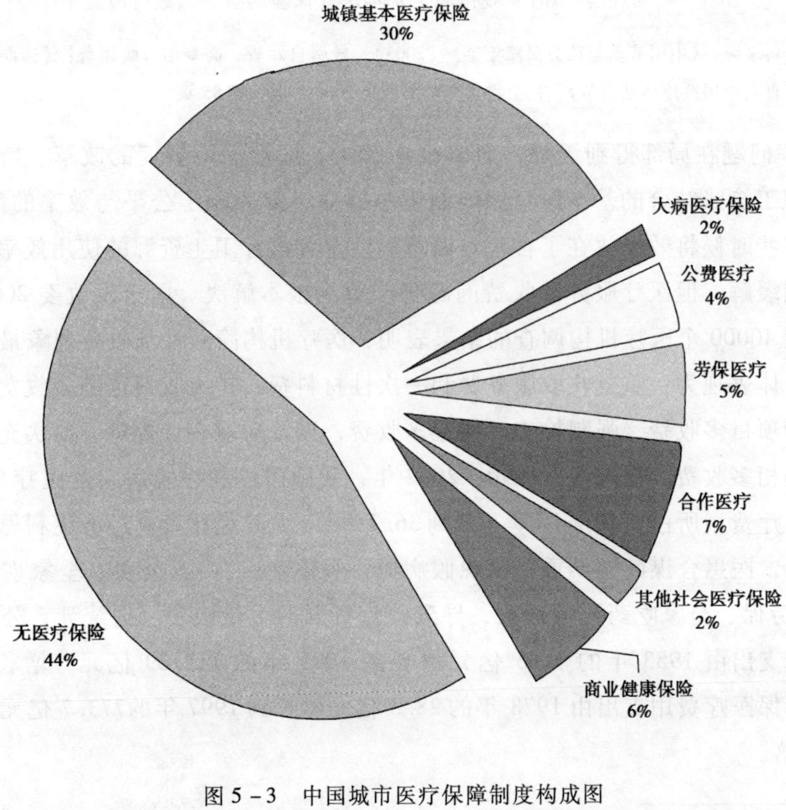

图 5-3 中国城市医疗保障制度构成图

体系起主导作用，正规部门就业人群的医疗问题相对得到比较好的保障。

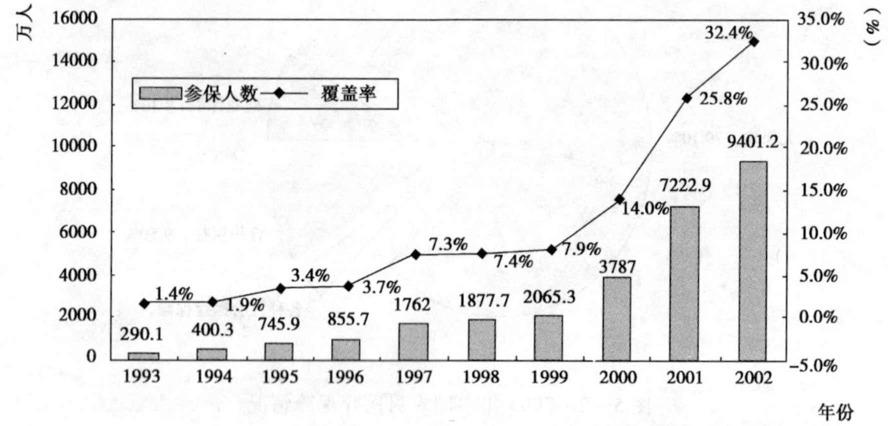

图 5－4 经济转型时期城镇职工基本医疗保险的参保人数与覆盖率

资料来源：《中国劳动与社会保障年鉴》（2003），转引自顾昕、高梦滔、姚洋著：《诊断与处方——直面中国医疗体制改革》，社会科学文献出版社 2006 年版，第 85 页。

3. 效率问题在局部得到缓解，但未根本解决。医疗保障制度的改革，特别是城镇职工统账结合的基本医疗保险制度的确立，都兼顾了公平与效率的问题，甚至某些时候将效率放在了首位。改革后资金和医疗卫生资源的使用效率在局部得到缓解，但医疗服务乱收费问题仍未得到根本解决。国家发改委 2005 年对全国 40000 个医疗机构调查的结果表明，医疗机构隐蔽性乱收费现象最为突出，具体表现为：重复收取服务费和一次性材料费，扩大收费范围多收费，分解收费项目多收费，强制检查、检验多收费，以及采取多计数量、以次充好等手段变相多收费。据统计，1990—2002 年，我国门诊和住院病人的医疗费中，检查治疗费用所占比例从 28% 上升到 36.7%①。尤其是在商业经济逐利思潮的冲击下，医患合谋问题严重，出现假病历、假住院、"一人公费、全家享受"、"一人劳保、全家吃药"等现象，导致医疗资源的大量浪费。据统计，公费医疗费用支出由 1953 年的 1.05 亿元增长到 1995 年的 112.29 亿元，增长 105 倍；劳保医疗费用支出由 1978 年的 28.3 亿元增长到 1997 年的773.7 亿元，增长 28 倍。

① 参见魏杰、王韧："我国医疗服务体系的内在特性与改革思路"，《上海财经大学学报（哲社版）》2006 年第 1 期，第 56 页。

4. 商业健康保险努力探索补充作用。商业健康保险业务增长迅速，产品逐步丰富并规范，但依然以长期健康保险为主，一年期的医疗保险业务发展滞后，并形成以寿险公司为主、产寿险公司均可经营的健康保险市场格局。商业健康保险开始进入农村市场，并且进行了一些探索试点，在部分地区起到了基本保障的作用。在城镇地区，出现了与基本医疗保险制度衔接的补充医疗保险产品。如表 5－3、图 5－5 所示，商业健康保险的保费规模和市场份额不断增长，到 2002 年商业健康保险的总保费规模达到 122 亿元。

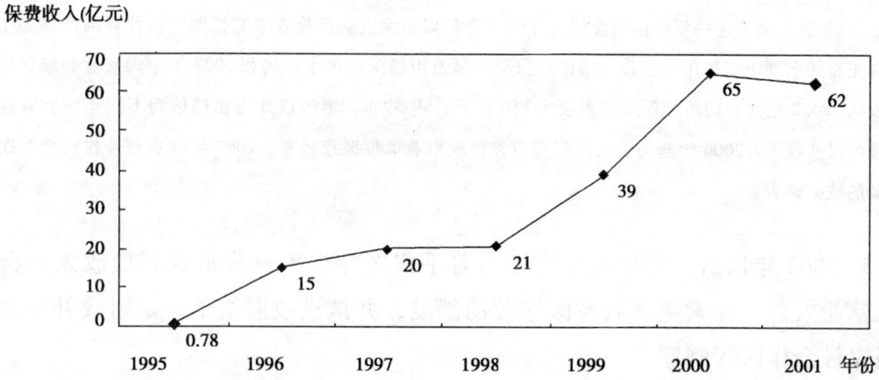

图 5－5　1995—2001 年中国健康保险市场情况图

表 5－3　　部分年份各类医疗保障制度情况表　　（单位：亿元）

年份	公费医疗基金支出	职工大病统筹基金收入	商业健康保险	
			保费总收入	医疗保险保费
1978 年	5.08			
1980 年	6.68			
1985 年	15.56			
1990 年	44.34			
1992 年	58.10			
1993 年	76.33	1.4		
1994 年	92.02	3.2		
1995 年	112.29	9.7	0.78	0.3042
1996 年	135.99	19.0	15	5.85
1997 年	159.77	52.3	20	7.8
1998 年	176.75	60.6	21	8.19

续表

年份	公费医疗基金支出	职工大病统筹基金收入	商业健康保险	
			保费总收入	医疗保险保费
1999 年	191.27	89.9	39	15.21
2000 年	211	170.0	27.7	25.35
2001 年	235.75	383.6	60.7	24.18
2002 年	251.66	607.8	122	47.58

资料来源：郑功成：《中国社会保障制度变迁与评估》，第 132 页；《中国统计年鉴（2006）》第 125 页、908 页。由于这些年中国商业健康保险一直是以重大疾病保险等带有长期储蓄性质的产品为主导，真正直接起到医疗费用补偿作用的医疗保险产品及市场份额很小，例如 2007 年中国商业健康保险保费收入 384.2 亿元，而医疗保险保费收入 150 亿元，占 39%，笔者以此为比例估测不同年份商业医疗保险的保费收入。2000 年起公费医疗经费改称行政事业单位医疗经费。2002 年前农村合作医疗和医疗救助的数据缺失。

5. 2002 年以后，开始在制度层面着手将医疗保障逐步覆盖到低收入人群或无就业人群，探索建立城乡医疗救助制度，并试点政府给予一定财政补贴的新型农村合作医疗制度。

（三）市场经济时期社会医疗保险与商业健康保险的关系（2003 年—至今）

市场经济时期的医疗保障制度改革是不断扩大覆盖面，渐进式建立覆盖城乡全体居民医疗保障制度的过程。城乡医疗救助制度初步形成并在逐步发展之中；城镇职工基本医疗保险努力扩大覆盖面，将越来越多的农民工甚至非正规部门就业人员纳入社会医疗保险的保障范围，并在费用控制机制等方面做了一些有效的探索。2003 年开始试点新型农村合作医疗，并要求在 2010 年前实现覆盖所有农村居民的目标。2007 年开始启动城镇居民基本医疗保险试点，也要求在 2010 年前实现覆盖所有城镇居民的目标。如果新型农村合作医疗保险和城镇居民基本医疗保险制度实施顺利，预计到 2010 年所有的居民都能享受到政府组织提供的基本医疗保障，即至少在形式上实现了全民医疗保障的目标。

市场经济时期的商业健康保险发展是其专业化发展、快速化发展的过程。根据 2002 年修改后的《保险法》，从 2003 年开始，财产保险公司也可以经营短期健康保险，大部分财产保险公司逐步涉足销售短期健康保险产品。同时，

2003年上半年，中国保监会颁布了《人身保险新型产品精算规定》，按照该规定，分红健康保险必须退出市场，取而代之的是非分红的健康保险，强调健康保险对疾病风险的分担机制及保障功能。在这一过程中，行业对健康保险的认识不断深化，逐步理清了健康保险专业化发展思路。2002年中国保监会组织的“中国商业医疗保险”研究课题完成，明确提出中国商业健康保险发展必须走专业化发展道路的研究结论。同年，中国保监会主办首届商业健康保险发展论坛，宣传专业化经营理念，扩大健康保险的行业影响。2003年底中国保监会下发《关于加快健康保险发展的指导意见》文件，鼓励保险公司推进健康保险专业化经营；并继续主办第二届商业健康保险发展论坛，研讨专业化经营的具体问题，深化对专业化经营理念的认识。2004年，人保健康、平安健康等5家专业公司获得批准筹建，新公司专注于健康保险业务，专业探索健康保险专业化经营模式，推进中国特色的健康保险专业化经营道路。2005年，人保健康、平安健康等4家专业公司顺利开业，健康保险专业化经营迈出实质性的步伐。2006年6月，国务院下发的《国务院关于保险业改革的若干意见》（国发［2006］23号）明确指出，商业保险是社会保障体系的重要组成部分，并要求加强对专业健康保险公司等专业公司的扶持力度，促进商业健康保险的发展。2006年8月，中国保监会颁布《健康保险管理办法》，这是健康保险第一部专门化监管规章，这一办法进一步推动商业健康保险专业化进程，并力促商业健康保险回归健康保障功能。

这一时期的医疗保障有以下特点：

1. 从制度上确立人人享有基本医疗保障的目标，而且通过三大基本医疗保险项目的建设，确立医疗保障以社会保险为主体的模式框架，从根本上或者从行动上回绝了英国模式（NHS）在中国的实施。

2. 政府在医疗保障体系中的作用得到进一步提升。政府举办的各类基本医疗保障项目处于主导地位，并从制度框架上将为全体居民提供一份基本医疗保障。如表5-4所示，2007年中国医疗卫生总费用10966亿元，占GDP的4.81%，人均卫生总费用828元，其中政府预算卫生支出占18.1%，社会卫生支出占32.6%，个人卫生支出占49.3%[①]。新型农村合作医疗基金支出346.6亿元，城镇职工基本医疗保险基金收入2214亿元，商业健康保险保费收入384.2亿元。2007年城镇职工基本医疗保险参保人数18020万人，城镇

① 参见卫生部网站，2007年中国卫生事业发展统计公报。

居民基本医疗保险参保人数4291万人，新型农村合作医疗参保人数73000万人。

表5-4　2003—2007年各类医疗保障制度情况表　（单位：亿元、万人）

	行政事业单位医疗经费	城镇职工社会医疗保险		新型农村合作医疗		医疗救助支出	商业健康保险保费收入
		收入	参保人数	支出	参保人数		
2003	286.47	890.0	10902			—	242
2004	323.47	1141	12404	25.37		4.43	271
2005	374.30	1405.3	13873	61.75		7.8	312
2006		1747	15732	155.81		21.2	375
2007		2214	18020	220	73000	42.5	384.2

资料来源：《中国统计年鉴（2006）》、各年民政事业发展统计报告。2000年起公费医疗经费改称行政事业单位医疗经费。城镇居民基本医疗保险2007年覆盖4291万人，此前数据缺失。

从各类医疗保障项目赔付的情况来看（如图5-6所示），2007年政府医疗保障项目赔付占总赔付的95%，其中城镇职工基本医疗保险基金支出1552亿元，占67.5%；商业健康保险赔付116.86亿元，占5%。城镇居民基本医疗保险刚起步，基金支出10亿元，新型农村合作保险220亿元，公费医疗支出在400亿元左右，分别占9.5%和17%。

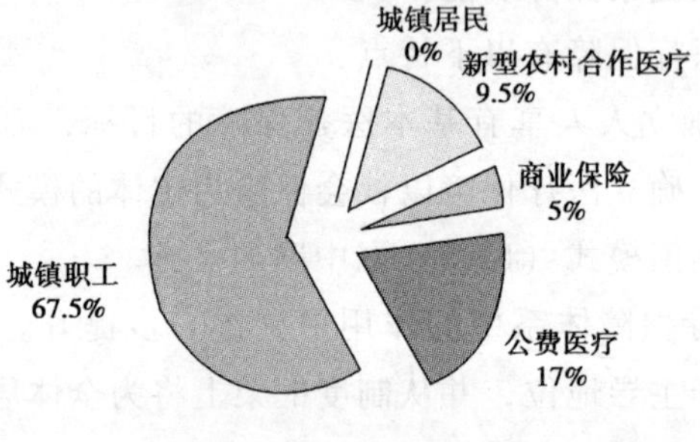

图5-6　2007年各类医疗保险（赔付）支出比例图

3. 商业健康保险成为医疗保障体系的重要组成部分。市场经济时期在一定意义上是社会医疗保险和商业健康保险同步快速扩张的时期，两者之间面临严重的冲突。中国保监会与劳动保障部、卫生部在如何理顺商业健康保险与社会医疗保险的关系，明确各自发展空间等问题上存在不同的意见。劳动保障部门在城镇基本医疗保险的基础上又举办了各种形式的补充医疗保险，并扩大城镇居民基本医疗保险的试点，这些使得商业健康保险的发展空间受到挤压，短期内面临业务调整任务。商业健康保险希望积极参与新型农村合作医疗、城镇居民基本医疗保险的经办工作，并强烈要求社保部门退出补充医疗保险领域。这些利益诉求毫无疑问会遭到来自卫生部及劳动保障部等部门的抵制，既得利益调整压力以及部门扩张冲动是这一抵制的主要原因。即便如此，中国保监会第一次参与国务院的“深化医药卫生体制改革工作”，商业健康保险的利益诉求得到较好的表达渠道。商业健康保险与社会医疗保险的关系得到逐步理顺，在有关文件进一步明确了商业健康保险在医疗保障体系中的地位与作用。

4. 商业健康保险得到快速发展，但作用依然较小。在市场经济阶段，商业保险积极发挥其精算、风险管理、核保核赔等方面的行业优势，发挥其社会管理职能，积极参与医疗保障不同层次的试点，为医疗保障体系的建设和社会主义和谐社会的构建贡献力量。商业健康保险业务质量相对提高，公司注重产品的内含价值，逐步形成了寿险公司、财产保险公司以及专业健康保险公司等多种形式经营主体共同经营健康保险的格局，但专业健康保险公司刚刚起步，寿险公司在健康保险市场中依然占据垄断地位，寿险公司经营的健康保险业务占全部业务的90%以上。2007年中国商业健康保险保费收入384.2亿元，其中医疗保险保费收入150亿元，占39%。商业健康保险占医疗卫生费用的比例为3.5%，低于世界平均水平①。《2003年国家卫生服务调查报告》显示，2003年被抽样调查的城市居民中商业健康保险的参保率仅为5.6%，农村居民为8.3%。

二、中国台湾地区的经验

中国台湾地区全民健康保险制度实施前，就有专家预测全民健康保险制度对商业健康保险市场的影响有正反两方面。黎仲剑、王治超、朱铭来等人②（2007）回顾台湾地区全民健康保险制度的发展历程，分析了全民健康保险制

① 2001年世界上有39个国家的商业健康保险占总医疗卫生费用的比例大于5%，有7个国家该比例大于20%，他们分别是乌拉圭（37.3%）、美国（35.6%）、纳米比亚（25.1%）、津巴布韦（23%）、智利（22.6%）、南非（42.4%）、巴西（20.9%）。2004年，美国的社会医疗保险覆盖人群占总人口的27.2%，商业医疗保险覆盖人群占68.1%。

② 参见黎仲剑等主编：《台湾地区全民健康保险制度研究与借鉴》，中国金融出版社2007年版，第5页。

度对商业健康保险的影响。分析认为，台湾地区全民健康保险与商业健康保险之间同时存在替代性和互补性，其中互补性起主导作用，并将台湾地区社会医疗保险对商业健康保险的助推作用总结为以下五方面：（1）帮助和引导民众了解疾病、关注健康，认识到人身伤害和疾病风险的危害性与严重性，从而建立起正确的防范和化解此类风险的主动意识；（2）普及保险知识，推广健康保险教育，加深民众对健康保险产品的认知程度，扩大对商业健康保险的现实需求；（3）商业健康保险可以充分利用社会保险积累的数据，开发产品，降低成本；（4）社会医疗保险开展的健康检查与预防及伤病的早期治疗，可以帮助商业健康保险控制道德风险，并降低赔付水平；（5）商业健康保险可以有效利用社会保险中所用的医疗费用控制方法，从而控制公司医疗费用赔付支出。

表 5－5　台湾地区商业健康保险与社会医疗保险的保费收入及赔付情况

年　份	全民健康保险（亿新台币）		商业健康保险（亿新台币）	
	保费收入	保险赔付	保费收入	增长速度
1995 年	1940	1568	196	
1996 年	2413	2229	267	36%
1997 年	2436	2376	358	34%
1998 年	2605	2620	471	32%
1999 年	2649	2859	615	31%
2000 年	2842	2852	821	33%
2001 年	2861	3018	1003	22%
2002 年	3076	3233	1134	13%
2003 年	3368	3371	1259	11%
2004 年	3518	3527	1406	12%

资料来源：朱泽民：《台湾地区全民健康保险实施现状及面临的问题》（会议资料）。

从表 5－5、图 5－7 可以看出，台湾地区商业健康保险并未因为全民健康保险制度的实施而降低发展速度，相反在全民健康保险制度实施前 6 年，商业健康保险均保持了 30% 以上的增长速度，2001 年以后则保持比较平稳的增长，增长速度也超过 10%。统计资料显示，台湾地区全民健康保险制度实施以来，商业健康保险占人身保险总保费收入的比重不断增加，由 1995 年的 6.03% 上升到 1998 年 9.62%，2001 年为 13.76%。从图 5－3 中也可以看出，在医疗保障体系中，商业健康保险的相对份额在不断提升，到 2004 年商业健康保险占

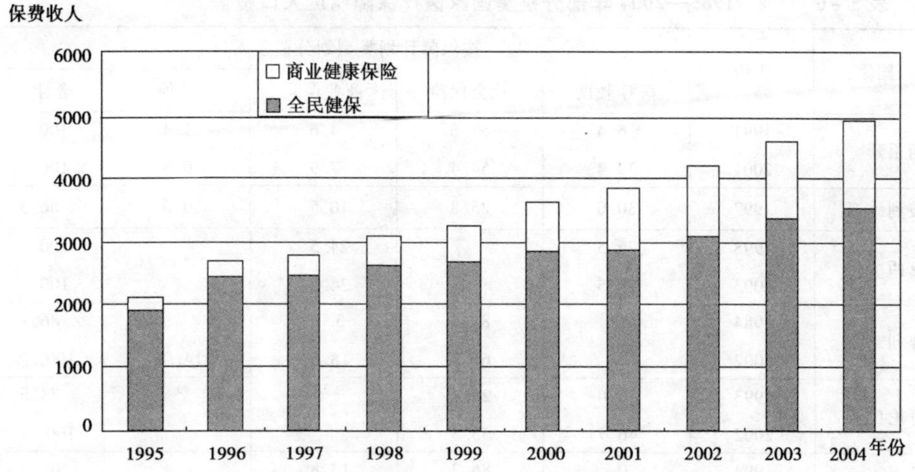

图 5-7 台湾地区全民健康保险与商业健康保险保费收入图

比达到 28.55%，比 1995 年（9.18%）上升近 20 个百分点。

健康状况、成本、社会医疗保险是否保障及其水平是购买商业健康保险主要考虑的三个因素。台湾地区全民健康保险制度的实施在一定程度上会降低群众购买商业健康保险的意愿。但对此，没有进一步的经验分析，其中可能的一种原因是：市场表现的结果是综合性的，很难区别不同因素的影响程度。

三、拉美国家的经验

从拉美国家的医疗保障制度来看，大致也都包括医疗救助、社会保险和商业保险等几种保障项目形式，但国与国之间的差别很大。如表 5-6 示，政府举办的各类医疗保障项目覆盖率参差不齐，有的国家高达 86% ~100%，如智利和巴西；有的则只有 57% ~68%，如海地等国。通常政府举办的医疗保障项目覆盖率高的国家，商业健康保险的覆盖率就低。拉美国家的医疗保障制度相对比较稳定，大部分国家商业健康保险与社会医疗保险的结构相对比较稳定，商业健康保险覆盖率变化比较小，甚至没有变化，如巴西、哥斯达黎加等国商业健康保险的覆盖率在 5~10 年的时间里几乎没有变化。而有些国家，如智利、危地马拉等，商业健康保险在医疗保障体系的作用在过去 5~10 年间提升较大，商业健康保险覆盖率在智利由 1984 年的 3.1% 提高到 2002 年的 18.5%；危地马拉则由 1995 年的 12% 提高到 2000 年的 30%。

表 5－6　1985—2004 年部分拉美国家医疗保障制度人口覆盖

国家	年份	按保障计划类型划分覆盖人口				
		医疗救助	社会保险	商业保险	其他	合计
阿根廷	1991	36.4	57.6	4.6	1.4	100
	2001	37.4	54.4	7.9	0.3	100
玻利维亚	1997	30.0	25.8	10.5	0.0	66.3
巴西	1998	75.5		24.5		100
	2003	75.5		24.5		100
智利	1984		83.4	3.1		86.1
	2002		67.5	18.5	14.0	100
哥伦比亚	1993	50.0	23.7			73.6
	2002	46.7	53.3			100
哥斯达黎加	1994	0	86.2	13.8		100
	2003	0	86.8	13.2		100
危地马拉	1995	30.0	16.6	12.0		58.6
	2000	26.0	16.6	30.0		72.6
墨西哥	1985	47.7	41.8		10.5	100
	2002	41.8	45.3		12.9	100
巴拿马	1996	39.9	61.1			100
	2004	35.4	64.6			100
乌拉圭	1987	27.2	15.8	30.8	13.9	87.7
	2000	38.7	15.9	34.7	7.9	97.2

资料来源：陈佳贵、王延中主编：《中国社会保障发展报告（2007）——转型中的卫生服务与医疗保障》，社会科学文献出版社 2007 年版，第 199 页。其他保障计划主要是针对军人、公务员、教师等特殊人群的医疗保障计划。

第三节　社会保险与商业保险关系案例分析

一、竞争替代关系的案例分析

（一）补充医疗保险由社会保险机构经办

1998 年国务院下发《关于建立城镇职工基本医疗保险制度的决定》（国发

[1998] 44号)，确立了我国医疗保障体系的方向和模式。该文件将城镇职工医疗保障制度分为基本医疗保险和企业补充医疗保险两大部分。对于基本医疗保险，要求与财政、企业和个人承受能力相适应，实行社会统筹和个人账户相结合。对于超过最高支付限额的医疗费用，鼓励企业建立大额补充医疗保险，并允许通过商业医疗保险等途径解决。城镇职工基本医疗保险制度的确立，适应了我国社会主义初级阶段生产力水平，使政府举办的社会医疗保险制度从原来的无限责任回归到有限责任，有效减轻了国家财政压力，同时实行多方筹资机制，强调了医疗保障中的个人责任，调动了参保职工参与管理的责任意识。应该说，国务院44号文件符合中国基本国情，顺应国际改革趋势，方向和思路是正确的，对深化医疗保障制度改革、促进国民经济发展做出了积极贡献。但对企业补充医疗保险的经营主体、经营方式以及资金管理等方面，国务院44号文件没有作出明确规定，尤其没有明确政府与市场的责任和界限，大部分地方社保机构在举办基本医疗保险的同时，利用地方法规或行政条例等形式，强制举办超过基本医疗保险最高支付限额以上部分的大额补充医疗保险。在社保机构强制举办大额补充医疗保险的地区中，又可分为社保机构自办自营、整体转包商业保险经营、委托商业保险提供管理服务等三种管理方式，其中以社保机构自办自营为主要方式。

（二）高收入人群的可选择性

德国的《社会法典全书》规定，原则上所有获得收入的人群和其他特定的群体（如失业者、退休人员、农民、学生、艺术家、残疾人等）必须参加法定医疗保险。但收入在一定水平以上的公民（约占全人口的10%）可以选择参加法定医疗保险和商业健康保险的其中一种，也可以同时参加，但如果退出法定医疗保险，则除非收入降到一定标准，否则不能再次加入法定医疗保险。该收入标准每年由联邦劳动部根据平均收入进行调整，2002年为月收入3375欧元。

荷兰医疗保障体系主要由特殊医疗支出的公共全民保险（包括长期护理服务和精神卫生等）、对低收入人群的强制性社会健康保险和对高收入人群的自愿商业健康保险等三部分组成。荷兰法律规定65岁以下、年收入低于法定标准（2002年为30700欧元）的人口和接受社会救助者都必须参加疾病基金计划，这一要求是强制性的。但法定社会医疗保险不接受部分高收入者，这部分人目前约占全体人口的40%。

二、互补合作关系的案例分析

这里主要介绍保险业参与城镇职工补充医疗保险的案例。

1998 年《关于建立城镇职工基本医疗保险制度的决定》文件下发以来，"为配合城镇职工基本医疗保险制度改革，商业保险公司与社保机构合作，不断创新补充医疗保险经营管理模式，在封顶线以上的高额部分、自费药品和自费项目等方面，提供了灵活多样的商业补充保险，切实提高职工的医疗保障程度和水平。2007 年有 18 家保险公司在 26 个省（市、自治区）的 700 多个县（市、区）开展了城镇职工补充医疗保险业务，参保人数 2425 万人，保费收入（基金规模）30.3 亿元，支付赔款 18.7 亿元，并涌现出福建、厦门等典型。从目前来看，保险业参与城镇职工补充医疗保险，并与其基本医疗保险形成互补合作关系，主要有"第三方管理 + 浮动管理费用"型模式、"盈亏自负 + 保费可调整"型承保模式、"盈亏自负 + 保费不可调整"型模式、"第三方管理 + 盈亏自负 + 保费周期性调整"承保模式等四种模式①，下面分述之。

（一）厦门市的"第三方管理 + 浮动管理费用"型模式

1997 年，厦门市政府率先提出商业保险参与城镇职工医疗保险制度改革的新思路，通过投保商业健康保险解决职工高额医疗保障的需求，参保对象为参加基本医疗保险的企事业单位员工，也包括退休人员和公务员。每名职工年保费 52.8 元，其中职工个人缴纳 36 元，财政补贴 16.8 元；赔付基本医保封顶线 5.3 万元以上、医保目录范围内最高 15 万元的医疗费用。自 1997 年 7 月至 2006 年 6 月，太平洋人寿厦门分公司补充医疗保险参保职工 48 万人，占全市在职职工的 91%。累计保费收入 1.13 亿元，赔款支出 1.01 亿元，提供了 290 万人次的补充医疗保险服务，较好地解决了职工的补充医疗保障问题。2006 年，厦门再次创新，将原有模式成功转型，保险公司与社保机构之间建立起"风险共担、利益共享"的合作机制，采用了"第三方管理 + 浮动管理费用"模式：即在未来两年内，政府每年给予保险公司 6% 的管理费用，同时保险公司也承担一定风险。赔付率高于 103% 时，保险公司只能得到 3% 的管

① 参见中国保监会办公厅："商业保险开办补充医疗保险的实践与探索"，《保险监管参考》2007 年第 366 期。

理费用；赔付率低于97%时，保险公司将最多得到9%的管理费用。新模式既坚持了第三方管理的原则，又具有一定的保险性质，增加了保险公司和医保机构双方控制医疗费用增长的动力，得到了各方认可。在基金运作上，每年由厦门社保中心按约定的人均保费和参保人数确定总保费，转入太平洋人寿独立账户，成为补充医保基金并进行单独运作。如果在扣除管理费后基金出现收不抵支的情况，则由社保中心额外划拨补充资金；若出现盈余，自动滚存到下一年度。2007年，参保职工突破50万人，覆盖率达到100%，成为厦门城镇职工大病医疗的"保护伞"。

运行的主要成效有以下几点：一是现行"厦门模式"，既有第三方管理特点，又保留了商业保险性质，保险公司既提供管理服务，又承担有限的保障风险，减轻政府在职工医疗保障方面的责任和压力。二是社保机构与保险公司建立了长期的利益制约机制，双方对医疗费用控制和管理有共同的目标和动力，充分发挥社保机构的行政管理力量，加强对医疗服务行为的监管，对遏制不合理医疗费用增长起到积极作用。三是补充医疗保险的保障人群中，50岁以上的占66%，多是退休职工。通过补充医疗保险，这部分人群获得了高额医疗保障，缓解了职工因病致贫、因病返贫的社会压力。

（二）太原市的"盈亏自负+保费可调整"型承保模式

2003年以来，在太原市政府的支持下，中国人寿太原分公司开展了城镇职工大病补充医疗保险。参保人群为已参加城镇职工基本医疗保险的在职人员和退休人员；每人月缴费8元，其中企业缴费5元，个人缴费3元；保障超过社保封顶线2.4万元以上属于个人自付部分的医疗费用，最高为10万元。截至2006年年底，累计保费收入近1.7亿元，赔款支出1.5亿元，综合赔付率88.6%，共有1.2万人次获得补偿，件均获得补偿1.25万元，达到了低保费、高保障的预期目的。目前覆盖人群72万人，参保率90%以上，有效弥补了太原市社会基本医疗保障水平低、覆盖面窄的缺陷，取得了良好成效，被称为"民心工程"。

太原市政府专门出台了实施细则，要求各单位积极开展补充医疗保险。保费由社保中心负责收缴，再由社保中心作为投保人向中国人寿太原分公司集体投保。保险公司采用风险承保方式，不收取管理费用，但每年都可以根据基金盈亏情况调整缴费额度。为了控制赔付成本和逆向选择风险，同时减轻患者负担，在补偿方面实行了比例支付与定额支付相结合的办法：对社保目录范围内的医疗费用按90%的比例赔付；对于机采血小板、心脏搭桥等特殊医疗费用则实行定额包干。在服务方面，中国人寿实行专业化运作和管理，组织专门力量接案、初审、理算和赔付；在社保中心设立咨询服务岗，开展理赔咨询和快速纠纷处理；成立大病理赔案件调查组，专人专车进行实地调查。

（三）保定市的“盈亏自负+保费不可调整”型模式

保定市自2001年起开展补充医疗保险，但由于医疗费用的高速增长和医疗保险的体制障碍、观念陈旧、资金短缺三大因素，导致承保率低、赔付率过高，经营难以为继。2002年以来，保定市劳动和社会保障局、医保中心和中国人寿保定分公司合作，共同推进补充医疗保险工作。承保范围不仅包括参加基本医疗保险的在职职工、退休人员和公务员，还可以是灵活就业人员。保费分为六档，分别在60～120元之间，主要由个人缴纳，企事业单位酌情予以补贴，公务员则由财政补贴。保障责任：市区业务，赔付基本医保封顶线4.2万元以上、医保目录范围内、最高至21.7万元的医疗费用，其中甲类目录范围内报销85%，乙类目录范围内报销80%，慢性病报销60%～65%；县区业务，赔付基本医保封顶线以上、最高15万元的医疗费用，报销比例为85%，慢性病报销60%～65%。市区业务自2003年6月启动，目前有超过30万的职工参保，参保率90.5%；县区业务自2002年年底启动，由刚开始的7个县（市）发展到目前除容城外共21个县（市）参保，参保人员32万人，参保率96%。累计保费收入约1.4亿元，赔付支出1.2亿元，有4800多人获得补偿，人均补偿额超过2万元。

医保部门和保险公司合作伊始，就打破了原来的全市统一保费标准的做法，根据经济发展状况和居民收入水平，实行划档征缴：市区每人每年120元；县区分为60元、72元、84元、96元、108元和120元6个档次。调整缴费标准后，双方采用风险承保模式，由市医保中心作为投保人统一向保险公司投保，保险公司自负盈亏风险。

（四）无锡市的“第三方管理+盈亏自负+保费周期性调整”承保模式

无锡市的基本医疗保障水平一直处于全国前列，但随着医疗费用的逐年增长，个人仍需承担较高支出。2001年，经无锡市政府同意，市总工会和退休职工管理委员会（以下简称“退管会”）决定建立城镇职工补充住院医疗互助保险制度。平安人寿无锡中心支公司主动与相关部门合作，利用自身在产品开发、管理和服务等方面的经验，积极参与制度设计，并于2003年1月1日起正式启动。该制度分为在职职工（不包括公务员）和退休职工补充住院医疗互助保险两部分，分别由市总工会和退管会主办。在职职工一年期每人缴费32元、三年期每人缴费95元，原则上由个人承担、单位视情况予以补贴；退休职工每人每年缴费60元，其中个人缴纳45元，政府补贴15元。保障责任为医保目录范围内属于个人自付部分的医疗费用，其中在职职工补偿60%，退休职工补偿50%，无给付次数和额度的限制。

截至2006年年底，累计保费收入6010.95万元，支付赔款3918.3万元。其中第一个周期（2003—2005年度）保费收入4267.85万元，支付赔款2598.30万元，简单赔付率60%，有近11万人次获得补偿，补偿面超过10%，件均补偿238.21元；第二个周期的2006年度保费收入1743.1万元，支付赔款1320万元，简单赔付率75.3%，比第一个周期上升15个百分点。目前在职职工参保9.8万人，参保率达25%；退休职工参保24万人，参保率接近100%，社会反响及发展势头良好。

采用协议承保方式，平安人寿按保费收入提取15%左右的运营管理费，发生亏损则由公司承担。以3年为一个运作周期，在同一周期内，缴费标准和补偿方案保持不变；新的周期开始，则可以根据上一轮运行情况修订方案。

三、协调渗透关系的案例分析

这里主要介绍保险业参与新型农村合作医疗、医疗救助等政府医疗保障项目管理的案例。

（一）案例之一：商业保险参与新型农村合作医疗

2007年，中国人寿等7家保险公司在14个省（市、自治区）的114个县（市、区）参与了新型农村合作医疗经办工作，基金规模达36.6亿元，参合人数3017万人，先后涌现出中国太平洋人寿的江苏省江阴模式、中国人寿的河南省新乡模式和广东省番禺模式等典型。从这7家保险公司参与新型农村合作医疗的基本做法看，主要在以下几方面协助政府做好工作：

1. 提供审核报销服务。保险公司在县（市、区）建立新型农村合作医疗业务管理中心，在定点医疗机构设立服务窗口，聘用医保专管员或驻院代表，建立电脑信息技术平台，形成“以定点医院为基础、以医保专管员为依托、以信息技术为手段”的审核报销管理体系。医保专管员通过服务窗口和业务管理中心之间的电脑联网，将参合农民的有关报销信息传送到业务管理中心，经专业人员审核后，及时完成报销支付。

2. 参与基金管理。保险公司参与合作医疗的基金管理主要有两种方式：一种是合作医疗基金储存于县（市、区）财政专户中，县级合管办和财政部门定期拨付给保险公司。保险公司建立新型农村合作医疗资金的专项账户，并定期向合管办提交结算报表。江苏江阴、浙江宁海等地采用的是这种做法。另一种是县级财政部门将筹集基金拨付给保险公司，保险公司按照收支两条线进行资金管理和财务核算。比如中国人寿河南新乡分公司市县两级公司在农行开设了9个专项账户，用于新型农村合作医疗资金的收支结算。

3. 参与制定新型农村合作医疗方案。一些保险公司配合政府和有关部门，参与了新型农村合作医疗方案拟订的全过程，利用保险精算技术和管理经验，对当地疾病发生、患者住院情况、医药费用情况、基金征缴标准、住院医疗费用补助的起付线、封顶线和补偿比例等因素进行测算，并紧密跟踪方案实施过程，根据实际情况适时提出调整方案的建议。比如在江苏江阴，保险公司最初参与新型农村合作医疗时，采集了两个乡镇在过去3年内的住院、治疗数据，并结合全市医疗支出的整体情况，预测了医疗费用和住院率的增长趋势，运用精算技术进行测算，向政府提出了补偿方案建议。

4. 配合管控医疗行为。一些保险公司积极配合政府制定定点医疗机构管理办法，提供合理管控医疗行为的建议；一些保险公司在补偿审核过程中，从第三方管理者角度来分析定点医疗机构在住院标准、用药范围、诊疗项目等方面执行情况，及时发现问题，提交合管办研究处理；一些保险公司建立了医保专管员巡房制度，防止出现“挂床住院”等现象。在江苏江阴，保险公司协助相关部门，按照政府有关部门的规定和要求，对定点医院使用超出目录的药品和诊疗项目进行审核，把其中不合理的病例报告合管办。

（二）案例之二：保险业参与城镇居民医疗救助

2007年有8家保险公司在9个省（区市）的42个县（市区）参与医疗救助经办工作，参保人数214万人，基金规模5768万元，累计赔付2215万元。保险业参与城市特困居民重大疾病医疗救助保险的经办工作，创建了“政府投保、民政管理、商业运作、部门配合”的模式，并取得以下成效：

1. 优化了社会救助机制，减轻了地方政府的社会管理负担。在社会救助制度框架下，通过引入市场机制，实现了行政救助与商业保险的合理嫁接，弥补了单纯行政手段的不足。首先是利用保险公司现有人力和物力，降低了政府的救助成本，减轻了社会管理负担；其次，通过商业保险机制，集中使用救助资金，提高了资金的使用效率；再次，通过强化对定点医院的监督和管理，降低了医疗费用成本，减少了弄虚作假等道德风险。

2. 提高了医疗救助水平，解决了特困居民医疗难的问题。通过商业保险运作，遵循危急性救助原则，提高了医疗救助水平和强度。例如锦州市政府全额出资为特困居民投保商业医疗保险后，救助的病种由原来的 4 种增加到 8 种，补偿比例从 50% 提高到 80%，补偿限额由 1 万元提高到 5 万元，起付线由 1000 元降到 500 元。

3. 树立了保险行业形象，创造了良好的社会效益。通过参与医疗救助管理，在政府部门中树立了保险业勇于承担社会责任、专业化经营的行业形象，促进了保险公司与地方政府其他保险业务的合作；与此同时，商业救助保险受到当地群众的广泛赞誉，得到了社会各界的普遍关注，提高了群众对商业保险的认知度。

第六章

国际比较及启示

中国经济已经成为世界经济的重要组成部分，世界经济的发展离不开中国，中国的经济发展与改革也离不开世界经济，中国经济社会发展与改革既需要世界经济社会的平稳背景，同时也需要国际先进经验与技术的支持。一国的经济社会政策改革很难排除国际及全球化的影响，全球化缩短了国与国之间的距离，为经验、理念及技术在国与国之间的交流提供了便利。全球化削弱了一国独立制定其政治制度的能力，这其中当然包括制定其医疗保障等社会福利制度政策的能力。医疗保障制度的建设与改革受到来自国际方面的影响，这种影响表现为内在和外在两个方面，一方面，各种国际组织甚至政府对别国，特别是发展中国家，输送其意识形态及政治观点。在医疗保障领域，一些为国际社会所认同的理念，如主张尽可能为更多的居民，尤其是弱势群体提供力所能及的医疗服务保障；如强调政府与市场等多种手段在医疗保障及卫生服务领域的混用，以求效率与公平的共同提升等，这些理念由发达国家向发展中国家传递。20 世纪 90 年代以来，越来越多的国家努力建立覆盖全民的医疗保障制度，就是一个例证。另一方面，国内决策者受竞争的压力，很难逆医疗保障国际发展趋势而动，决策者也希望回避别国所走的弯路，付出较小的改革成本。

医疗保障制度领域没有非常成功的模式，而且医疗保障制度改革不能“照抄照搬”别国模式已经成为中国改革的共识，但这并不意味着改革不受来自国际方面的影响。“它山之石可以攻玉”，不同医疗保障模式中的保障内容、保障程度、政府与市场的作用，以及社会保险与商业保险的关系都有很大的不同。中国医疗保障制度的建立、发展与改革应该学习和借鉴国际医疗保障制度的经验，并与中国国情相结合。分析不同医疗保障模式中的社会保险与商业保险的关系，对于吸取各国在建立与改革医疗保障制度中的经验和教训，对于更好地建立和完善中国医疗保障制度，具有重要意义。要对世界各国医疗保障制度进行梳理、分类和总结，是一件很难的事情。因为几乎没有两个国家的医疗保障制度是相同的，各国之间的差异非常明显，各国医疗保障制度深深地打上了民族烙印，甚至对于中国这样一个大国而言，各地医疗保障制度也存在显著的差异。对于医疗保障制度的分类及其特征的总结，也因人而异。本书主要讨论市场与政府在医疗保障体系中的作用与责任，按照政府在医疗保障制度中的角色定位与目标选择、政府介入医疗保障体系的程度、政府承担责任的大小与方式，将各国的医疗保障制度划分为政府包揽型、政府主导型和政府补缺型等三种模式。下面分述之，并比较分析不同医疗保障制度模式运行的绩效，讨论决定一国医疗保障制度模式的因素，以及可资借鉴的经验教训。

第一节　政府包揽型医疗保障模式

一、政府包揽型医疗保障模式的主要特点

政府包揽型医疗保障模式具有以下特点：

1. 价值取向。目标选择上，政府包揽型医疗保障模式完全偏向于“公平”，并把公平定义为“待遇的均等化”，认为享受较好的医疗服务是公民的权利，国家有责任为全体居民提供好的医疗服务。制度以需求为导向，要求政府尽可能满足居民的医疗保障和医疗服务需求。例如英国讨论建立医疗保障制度时，著名经济学家马歇尔就提出，英国的医疗保障制度必须免费为全体居民提供国力所能提供的最好的医疗服务，而不应该是最低标准的服务，而且居民享受卫生服务的权利是一致的。

2. 政府的责任。在政府包揽型医疗保障制度中，政府几乎包揽了医疗保障和医疗资源分配的事宜，通常直接举办医疗机构或购买私人医疗服务，并为全体国民或特定人群免费或基本免费提供基本的医疗服务。

3. 筹资结构以税收为主。在政府包揽型医疗保障制度中，医疗服务系统的资金主要来源于政府财政预算，政府税收占主导，其次还有国民缴纳的健康保险费，个人不承担或要求少量分担医疗费用。

4. 政府提供统一的医疗保障项目，保障内容非常全、保障水平很高。在制度安排上，将个人责任和市场机制作用的空间减到最小。

5. 从覆盖面来看，政府提供的医疗保障项目覆盖全体居民或几乎覆盖全体居民。商业保险在医疗保障体系中处于附属的地位，发挥作用的空间很小，市场机制几乎不在医疗保障体系中发挥调节作用。商业健康保险往往只能对政府的医疗保障项目提供有限补充作用。

采用政府包揽型医疗保障制度为基本制度或主体制度并以此覆盖全体或绝大多数居民的国家主要是一些经济发展条件比较好的西方福利国家，英国是实行政府包揽型医疗保障制度的典型代表，加拿大、瑞典、西班牙、澳大利亚、新西兰等国也建立了类似的制度。此外，即使是在一些采取政府主导型或政府补缺型医疗保障模式的国家中，针对某些特定人群，也可能会采取政府包揽型的医疗保障模式，例如美国对联邦雇员，现役军人，退伍、退役军人和土著人实行政府直接提供医疗卫生服务的方式，在一定程度上属于政府包揽型的模式，但这通常不在其医疗保障制度中占主流地位。

二、基本的理论依据：福利国家主义

任何一种制度的建立与改革是渐进式的社会变革过程，也是不同利益阶层力量对比与博弈的过程，这一过程需要理论上的支撑。以英国为代表的政府包揽型医疗保障制度，在其建立与改革的过程中受到不同社会保障思想来源的影响，其中影响比较大，或者说其理论依据还是福利国家主义，包括福利经济学及受其影响的费边社会主义和贝弗里奇报告。1948 年，英国首相艾德礼宣布英国第一个建成了福利国家，瑞典、芬兰、挪威、法国、意大利等国也纷纷效仿，致力于建设福利国家。时至今日，福利主义依然是社会保障理论界一大流派，福利国家模式虽然面临许多挑战，但还在相当多的国家存在。

（一）福利经济学及其社会保障政策主张

福利经济学是以一定的伦理价值判断为前提，对经济体系的运行进行社会评价，以寻求最大社会经济福利的规范经济学。该学说形成于20世纪初的英国，后来在美国、瑞典、法国等国得到传播，主要研究在不改变资本主义制度的条件下，如何通过最适度的资源配置、国民收入分配和集体选择，来使整个社会经济福利极大化。福利经济学分旧福利经济学和新福利经济学。

庇古是旧福利经济学的创始人，被誉为“福利经济学之父”。庇古在其1920年出版的代表作《福利经济学》一书中用分门别类的处理方法和细致琐碎的逻辑推理，从经济福利的角度着重考察了在什么条件下私人产品与社会产品会发生偏差，进而妨碍国民净产品的增加，并提出了运用政府干预等措施对之加以矫正的必要性和可能性。具体而言，庇古的以下思想与观点对医疗保障制度有重要影响：

一是通过改善分配来增加社会福利总量的思想。庇古认为，“福利”是人们对享受、满足的心理反应或主观评价，来自于对财物、知识情感、欲望的占有和满足。福利分为广义的“社会福利”和狭义的“经济福利”，只有“经济福利”才是“福利经济学”的主要研究对象。基于边沁主义与“收入的边际效用递减规律”的前提，庇古提出两个基本的福利命题：（1）国民收入总量越大，福利越大；（2）国民收入分配越平均，福利越大。他指出经济福利在相当大的程度上受影响于国民收入的数量和国民收入在社会成员之间的分配情况。因此要使社会经济福利达到最大，就必须使国民收入达到最大，这要通过社会生产资源的最优配置来达到。庇古认为，由于边际效用递减规律的普遍存在，收入的边际效用也是递减的，这样，就同样失去单位货币收入来说，高收入者的货币边际效用必定小于低收入者的货币边际效用。因此，通过分配，把收入从高收入者向低收入者进行“自愿转移”与“强制转移”，从整体来说，就一定能够得到更大满足，就会提高社会经济福利总量。

二是通过政府干预来提高社会福利总量的思想。提供社会保险计划是政府干预医疗保障制度的重要内容，庇古甚至提出，要实行普遍社会保障制度，或按最低收入进行普遍补贴的制度，通过有效的收入转移支付实现社会公平。庇古的社会经济福利第二定理集中反映其政府干预的思想，他认为，在收入转移的两种方式中，通过高收入者自愿拿出部分收入来举办公益事业的“自愿转移”不是主要的，主要的是政府应该实行“强制转移”，通过政府课税等方式将高收入者的部分收入直接或间接地转移给低收入者，直到高收入者和低收入者的货币收入的边际效用完全相等为止，此时，由于社会全体成员的货币收入边际效用相等而使社会经济福利达到最大。在庇古看来，随着时代发展，政府机构已经得到了极大改进，而且日益能担负起为社会谋利益的责任，由于政府在摆脱信息不灵、部门私利等局限性方面有一定的优势，政府干预具备为社会提供更大福利的可能性。任何企业只要在私利引导下会引起投资配置与最大国民净产品的要求之间出现差异，则就存在着政府干预的正当理由。庇古探讨了政府干预的效果，认为对于政府自己经营或投资是否会比对私人企业加以各种控制效果更好的问题，需要从生产效率的观点对两者利弊加以权衡。庇古认为，这种权衡仅凭现有的资料很难进行，但政府自己经营并没有理由一定比商业的效率低，但政府自己经营也有一定的风险，包括非商业手段的使用以排斥竞争对手、政府效率的损害和政府官僚等。

三是“外部性理论”。庇古对边际私人成本与边际社会成本所作的区分成为后来发展起来的“外部性理论”的基础，并成为政府干预经济活动的重要依据。在某些资源使用中，单位投资品中总有一部分收益或成本无法为投资者所获取，而转移给了投资者以外的其他人，并对之产生了与投资者无关的益处或损害，此时外部性就产生了。庇古认为，由于外部性的存在，从私人角度和社会角度来看单位投资所产生的报酬会产生背离，并成为资源有效配置的一个严重障碍。政府干预是矫正外部性的重要措施，但庇古指出，不能指望政府会自动追求最佳资源配置，私人企业对理想配置的偏离也不能成为政府直接干预的充分理由，政府干预有可能产生比商业企业更糟的结果。

新福利经济学①是在批判和吸收旧福利经济学的基础上于20世纪50年代形成的，主要的代表人物有帕累托、卡尔多、希克斯和萨缪尔森等人。新福利经济学反对旧福利经济学的边际效用概念，引进效用序数概念，认为只能用序数数词表示效用水平的高低，并在此基础上认为福利是在自由选择条件下的个人偏好的满足。新福利经济学以“边际效用序数论”和“无差异曲线图”为基础，建立起“一般均衡论”，探讨“最大社会福利的最适度资源配置”，并提出三个基本命题：（1）个人——不是别人——是他本人的福利的最好判断

① 参见丁冰主编：《现代西方经济学说》，中国经济出版社1995年版，第498页。

者；（2）社会福利取决于组成社会的所有个人的福利；（3）如果至少有一个人的境况好起来，而且没有一个人境况坏下去，整个社会的境况就算好起来[①]。帕累托提出的福利标准是：任何变革只要能使部分人受益而无人受损，就是福利优化。这种理论忽视了最大福利的充分条件，也无视每一项经济政策将难免使一些人受益而使另一些人受损的客观事实。新福利经济学进而提出了“补偿原则论”与“福利函数论”，对检验社会福利的标准问题进行争论。

以卡尔多、希克斯等人为代表的“补偿原则论”认为，如果生产与交换的任何改变使一部分人的福利增加而使另一部分人的福利减少，那么，只要增加的福利超过减少的福利，就可以认为这种改革会增加社会福利，因而是可取的。并进一步认为，在长期的政策改变中，对收入和分配的影响是或然性的，从而结果将互相抵消。以伯格森和萨缪尔森为代表的“社会福利函数论”则主张既要经济效率又要社会公平分配，认为社会福利是社会所有个人购买的商品和提供的要素以及其他有关变量的函数，确定社会福利唯一最优极大值的关键前提是确定国民收入的最优（公平）分配。

此后，英国福利经济学家利特尔提出了个人经济福利增加的标准，认为一个社会要达到唯一的“最适度”状态，除了要满足生产和交换的“最适度”条件外，还要求福利在个人之间进行理想的分配，而实际收入的平均分配近乎使幸福达到最大值，并建议把个人利益与社会利益协调起来使“社会福利”最大化。

（二）费边社会主义

费边社会主义是19世纪末20世纪初资本主义开始从自由竞争向垄断过渡时期的阶级矛盾急剧尖锐化的产物，是在费边社基础上形成的一种社会思潮。1884年成立的费边社，是英国社会主义运动中心以研究和教育宣传为主要目的的组织，它试图用温和的、渐进的改良方式来实现其所主张的“社会主义”，费边社的价值观念及其在社会保障领域的主张后来成为英国等福利国家实施“普遍福利”政策的理论基础。费边社会主义的价值观念总体来说是一种集体主义价值观，并建立在对国家高度信任的基础上。费边社会主义者认为，由资本主义到社会主义的实现是一个渐进而必然的转变过程。贫困及其根

---

① 参见米香：“福利经济学概观：1939—1959年”，《经济学杂志》1960年6月，第199页。

源是可以消除的，消除的主要办法是把资本与土地的收入作为公共财富用到公共事业上，“社会主义将要把社会保险及对重大事故的预防列为第一位[①]。”费边社会主义有三个基本的价值理念，即平等、自由和互相关怀。平等有利于社会的整合，自由可以使公民实现自己的生活价值和目标，互相关怀能够弘扬利他主义，促进社会和谐。费边社会主义强调社会保障对改善个人物质生活条件的重要性，并认识到社会保障对提高公民道德水平、促进社会文明发展的重要影响，而且强调了政府的责任。费边社会主义者认为，在任何一个社会中，老弱病残都会存在，他们的需要应该由公共福利来承担，这是一种社会责任；国家是一个理想的、为社会服务的工具，社会仅仅依靠市场力量进行分配是不够的，政府的任务是调整市场所造成的不公正，以一种集体主义的精神关心社会的福利和平等。

费边社会主义所提出的社会保障主张，符合当时英国工人阶级的利益和要求，并被工人阶级所广泛接受。此后，费边社的有关人员还参与协助了英国工党的成立，并成为工党中颇有影响力的成员。因此，在一定程度上，费边社会主义为工人阶级参与医疗保障制度等社会政策改革提供了思想武器，并推动了政府包揽型医疗保障制度这种带有很大福利性质的政策在英国实施。

（三）贝弗里奇报告关于医疗保障的主要观点

在社会保障史上，贝弗里奇报告是一部具有划时代意义的历史文献，它所提出的建立“福利国家”的基本思想，决定了战后英国包括医疗保障制度在内的各项社会保障政策的发展方向，也影响了当代西方资本主义的发展轨迹。1941年，英国成立社会保险和相关服务国际协调委员会（以下简称“委员会”），着手制定战后社会保障计划。经济学家贝弗里奇爵士出任委员会主席，负责对当时的国家社会保险方案及相关服务进行调查，并就战后重建社会保障计划进行构思设计，提出具体方案和建议。第二年，贝弗里奇提交了题为《社会保险和相关服务》的报告，这就是著名的贝弗里奇报告，该报告将各种改革者的不同愿望融进了一个有内在联系的框架中，并确立了战后英国福利体系重建的基本框架，标志着福利国家思想由理论转化为现实。

报告正文分六个部分。第一部分简要介绍了委员会的工作过程和整个报告的主要内容。第二部分审视了英国当前保障制度存在的诸多问题，详细论述了

---

① 参见萧伯纳：《费边论丛》，三联书店1958年版，第60页。

报告所建议的23项改革的理由及具体建议。第三部分重点讨论待遇标准和房租问题、老年问题以及伤残赔偿途径问题。第四部分主要涉及社会保障预算。第五部分为社会保障计划。其中提出了通过社会保险、国民救助和自愿保险三个层次保障人们不同需要的重要观点。第六部分为社会保障和社会政策，明确了社会保障计划的目标是：确保每个公民只要尽其所能，就能在任何时候都有足够的收入尽自己的扶养义务，满足自己的生活需要。

贝弗里奇报告是一个全方位的福利问题的报告，其中心观点是“社会保障应旨在维持居民的最低限度的收入”、“国家所组织的社会保险、社会救济的目的在于保证以劳动为条件获得维持生存的基本收入”。报告从人们的需要出发，提出相应的对策，涉及了一整套“从摇篮到坟墓”的社会福利制度，形成了一个完整的福利体系。英国政府基本接受了贝弗里奇的建议，于1944年发布了《社会保险白皮书》，并制定了国民保险法、国家卫生服务法、家庭津贴法、国民救助法等一系列法律。贝弗里奇也因此获得了“福利国家之父”的称号，报告的发表及其观念在英国的实施，对欧洲其他国家产生了巨大影响。

三、典型国家的介绍：英国

英国是老牌资本主义国家，是世界上第一个福利国家，较早建立包括乡村医疗保障在内的社会保障制度，代表了国家福利型医疗保障制度发展进程及其特征。英国目前实行的国家卫生服务制度（National Health System，NHS）属于典型的政府包揽型医疗保障模式。

（一）制度变迁及发展历程

1908年英国政府派财政大臣到德国学习该国医疗保险经验，并于1911年颁布法律，首次正式提出了“全民义务健康保险法案”，要求对于因疾病、生育而不能工作者给予现金补贴和医疗照顾。“二战”结束前夕，英国政府承诺要变“warfare state”为“welfare state”，并于1942年通过了以“国民保健服务”（National Health Service）为支柱的贝弗里奇报告。1944年英国政府提出“国家卫生服务”的口号和建议，并提出医疗保险服务的三个原则：要对每个人（包括农民）提供广泛的医疗服务；卫生服务经费基本由国家税收支出；

卫生服务体系应该由地段初级服务、地区医疗服务和中央医院服务三个部分组成[①]。并于1944年在贝弗里奇报告的基础上正式提出“国民保健服务”方案，4年以后颁布了《国家健康服务法》。英国法律规定，英国实行惠及乡村的全民免费医疗制度，所有民办医院和市政医院都收归国有，健康保险范围进一步扩大到牙科和眼科。中央政府实行卫生规划，使医生在全国各地区均匀分布，地方政府则负责规划医院和分配预算的经费，保险经费不是来源于个人的保险费而是来自于税收。《国家健康服务法》和其他4个法律一起构成了英国的社会保障体系。也正因如此，英国首相艾德礼于1950年自豪地宣称，英国是世界上第一个建成了从“摇篮到坟墓”的“福利国家”。1964年，英国又通过了《国家健康服务法》补充条款，该条款规定：任何一个国民生病，都可以找自己喜爱的医生治疗，所有的医生都实行免费医治，即便技术最为精湛、最有名的医生也不例外；并规定“国民保健费用88%由政府支付，其余部分由医院承担。患者只需交付挂号费”。

随后制度运行并没有达到预期的效果，医疗费用快速上涨，并使政府背上沉重的财政负担，使得英国财政常年赤字。如在1994—1995年615亿英镑社会保障费用中，国民保健服务方面的投入达到362.92亿英镑，占据整个英国社会保障经费总数的59%，仅1978年的疾病保险津贴一项就达到6.88亿英镑。按此推算，医疗保障费用支出将占整个英国GDP的15.8%左右。在这种背景下，医疗保障制度受到广泛的批评，进而引发改革。

从20世纪80年代起，英国医疗保障领域的改革主要有以下三个方向：一是确立国家有限责任原则，医疗费用实行国家和个人共同负担。二是确保医疗服务公平原则，通过进一步规范医疗保障制度，防止各种“寻租”行为的发生。三是充分挖掘医疗资源，通过发挥私人医院在国民医疗保障中的作用，鼓励私人医院和国立医疗机构展开公平竞争。同时，鼓励私人保险机构等开展国民医疗保障服务，从而最大限度地保障和提高国民医疗卫生水平[②]。为此，1980—1981年度，英国政府将病人的短期津贴减少了5%，1982年1月取消了与收入相联系的疾病短期津贴，同时，将原来向病人提供8周疾病津贴的责任转移给患者的雇主，雇主因此增加的支出可以通过减少其应缴纳的社会保险费来补偿。在此基础上，1982年英国中央政策评估委员会提出了一项削减政府

① 参见侯立平：“英国医疗保险体制改革”，《中国改革》2006年第8期。

② 参见高连克、杨淑琴：“英国医疗保障制度的变迁及其启示”，《北方论丛》2005年第4期。

公共支出的建议，其中也包括用私人健康保险制度代替国民健康服务制度等。1983 年英国政府认为，“国民健康服务的私有化减轻了国民健康服务制度的压力，私有化为国民健康服务制度提供了一个有用的选择，它表明在国民健康服务方面存在解决问题的不同办法”。1983 年英国健康与社会保障大臣福勒受撒切尔政府委托开始对现行社会保障制度进行全面调查，并于 1985 年提交了《社会保障改革计划》绿皮书。“绿皮书”指出，应该建立一种新型社会保障制度，明确国家与个人的作用和责任，也就是说，社会保障应该是个人与国家共同的责任与义务。“绿皮书”为整个英国社会保障改革规划了蓝图，也为英国医疗保障制度改革奠定了基础和方向。1989 年 1 月，英国政府发布了《医疗制度改革白皮书》，这也是英国免费医疗制度实施 40 多年来最重要的一次改革，其根本目的是减少政府财政压力，提高国有医疗机构工作效率，确保医疗保障资源公平享用。它采取普遍性和选择性相结合原则，引入市场机制，改革医疗保险制度，强调公民有权自主选择医院，同时，也扩大地方保健当局权限等等。1990 年年底，梅杰首相上台后，为了应对经济危机、通货膨胀、失业人口以及民众对医疗服务制度不满情绪的增长，梅杰延续了撒切尔政府的医疗保障改革理念以及改革措施，继续实行医疗保障制度改革，力图既减少政府财政支出又能够提高医疗服务效率，实现医疗资源的有效利用。为此，英国颁布新的国民健康服务与社会关怀法。法律规定，医院和各类社会关怀机构应该从地方健康当局的直接控制下摆脱出来，建立起自主经营的国民健康服务公司，地方健康当局不再对其进行管理，只是确定当地健康服务需求的基本目标和任务。同时提倡企业以及其他“第三部门”自办医疗保险等保险项目，凡是有条件的企业，经政府有关部门批准后可以自己举办医疗保险项目，鼓励效益好的企业为雇员设立更优越的医疗保险。法律还规定，从 1993 年 4 月起，“医疗保障制度不再对私人或志愿性寄宿医院的新增人员提供帮助，地方健康当局有义务确定此类需求人员的要求是否属实，并采取适当措施为其提供有效服务”。1993 年以后，梅杰政府又对国民健康服务体系进行了重组，首先将地区卫生局和家庭医疗服务机构合并，简化管理责任、消减管理费，仅伦敦就由 12 个减少到 9 个，每所医院根据就诊人数向政府提交经费预算。其次，精简医疗管理层次和管理人员，全国 14 个大区合并为 12 个，177 个地区减少到 77 个，社区和通科医生管委会直接由地区负责。再次，医院和地区卫生部门签订合同，超支则减少人员乃至关门。同时，保持初级和二级医疗服务的一致性，加强中央政府对市场的控制。总之，1991 年以来的改革通过引入内部市场机制，既提高了医疗服务效率（4 年提高了 1%），降低了治疗成本，增强了信息的透明度，又使患者的满意度有所提高。但是，医疗管理费用快速增长的态势始终没有能够降下来。

1997 年，工党领袖布莱尔出任首相后，提出了“新英国、新经济”口号，并在前政府福利政策基础上继续深化这场“福利革命”。新政府试图在减轻国家财政负担的前提下不降低国民的健康福利，发挥社区等“第三部门”在医疗保障中的积极性，努力在社会保障权利与义务之间寻求“第三条道路”，变原来的“消极福利”为现在的“积极福利”，强调“没有责任就没有权利。”针对 20 世纪 80 年代以来两届政府在医疗保障领域里的改革过分强调压缩医疗保障费用、削减民众医疗保障待遇而忽视中下层尤其是弱势群体利益情况，是年 12 月，布莱尔政府发布了新的国民健康服务白皮书，指出“增加医疗经费来源；明确病人权利和完善评价指标；提高服务效率和质量；改革内部市场、代理和计划机制；降低管理成本；建立卫生服务地区。”显然，布莱尔政府试图实行控制医疗保障费用和提高服务效果两大目标并举措施，即“在提高筹资来源、规模的基础上比以前更加突出卫生服务提供的公正性、可及性和效率”。但布莱尔政府的这场改革依然没有达到预期目标，到 2002 年 3 月底，英国有 100 多万病人在等候做手术，其中 20 多万人已经等了半年多。

21 世纪初英国医疗保障制度的改革依然集中在促进公平和提高效率两方面，并以提高效率为主。改革措施包括进一步按原定计划医疗保障的资金，积极鼓励私人资本和商业医疗机构进入医疗服务领域和市场，并腾出空间以支持商业健康保险的发展等。到 2005 年年底，英国约 80% 的私人诊疗中心开设了包括出具便民门诊处方到实施小型外科手术在内的非住院医疗服务；商业保险公司也涉足于提供初级医疗服务。此外，英国政府还注重通过利用外资或引进国外先进医疗技术，来弥补英国整体医疗资源的不足，缓解医疗服务供给不足的矛盾。

（二）制度框架及主要特点

如图 6－1 所示，英国医疗保障制度主要由国家卫生服务体系（NHS）、社会医疗救助制度和商业健康保险三部分构成。社会医疗救助制度具有救助性质，主要提供老年家庭护理和上门保健服务，精神病患者和儿童优先服务；商业健康保险主要是保障那些在 NHS 制度下需要长期等待的可选择项目。

英国目前医疗保障制度主要依据 1975 年通过的《社会保障法》以及 1986 年实施的《国民保健制度》。英国医疗保障制度的核心是国家卫生服务体系

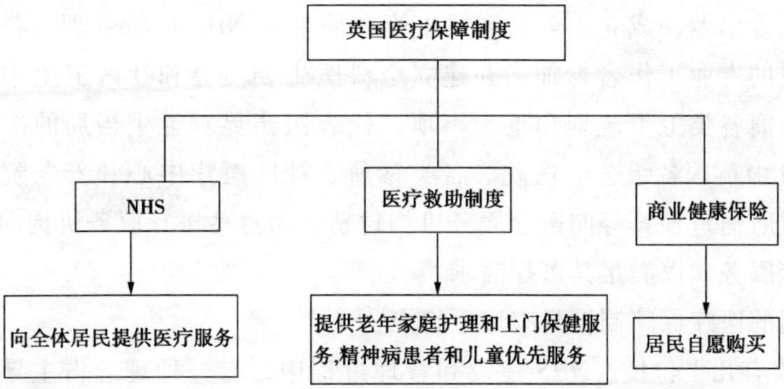

图 6－1　英国医疗保障制度框架

(NHS)，该制度始建于 1948 年，其目的就是要为全体英国国民提供免费的医疗服务。对于医疗服务的内容，1977 年颁布的《国家卫生服务法》明确规定，首相应承担提供服务的责任，应满足人民所有合理的要求。

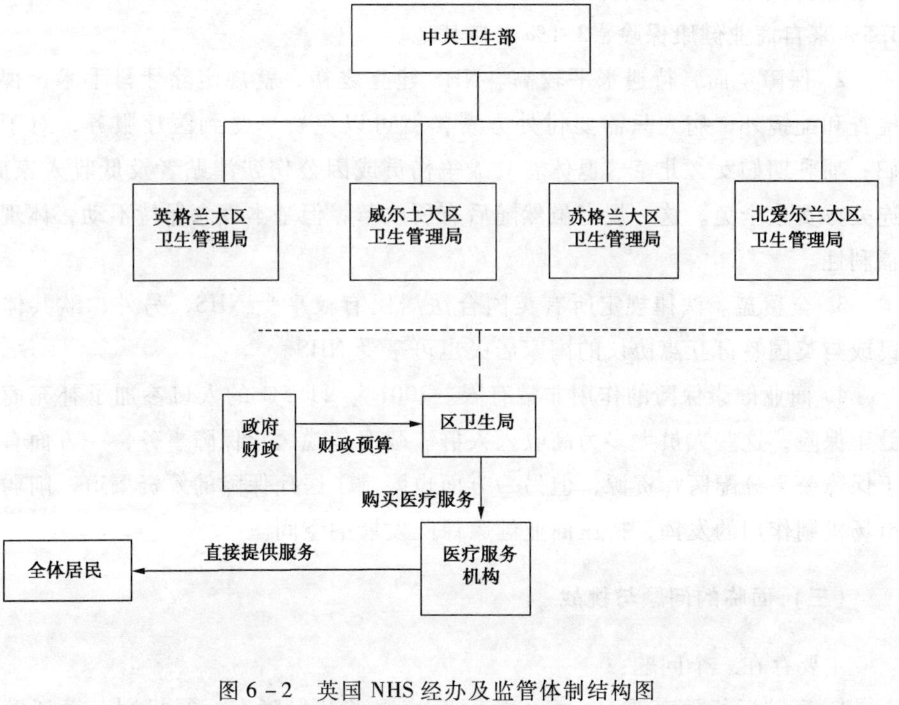

图 6－2　英国 NHS 经办及监管体制结构图

图 6－2 描述了英国 NHS 的经办及管理制度框架。1996 年英国政府经过改

革后，将卫生保健的责任委托给了英联邦的4个行政区：英格兰、威尔士、苏格兰和北爱尔兰，成立4个大区卫生管理局来对NHS进行管理，各区卫生局中有大量的专业工作者参加，并建立全科医生委员会和社区卫生委员会等组织，以协商各类卫生规划和重大事项，代表医药界对卫生当局的决策发挥影响。NHS由英国各级公立医院、各类诊所、社区医疗中心和养老院等联合体组成，政府通过预算等向医疗服务机构付费，由这些医疗服务机构向参保居民提供医疗服务，以满足其医疗需求。

英国的医疗保障制度具有以下特点：

1. 政府几乎包揽。NHS建设和管理过程中，有一种理念占主导地位，即卫生服务必须是国力所能提供的最好服务，政府应尽可能多地投入资源，以保证居民无差别地接受同等待遇的医疗服务。政府全面介入到医疗保障的所有环节，政府既负责筹资又负责提供服务，并在卫生费用筹资中占垄断地位。NHS资金的82%来自政府财政拨款，12.2%靠国民保险税筹集，其余来自慈善机构的捐款及少量非免费医疗收入。从医疗总费用的资金来源结构看，1998年卫生总费用的73.5%来自税收，9.8%来自国家保险税，11.1%来自自费，3.5%来自商业健康保险，2.1%来自其他。

2. 保障全面，待遇水平较高。NHS建立之初，就规定除牙科手术、视力检查和配镜外，病人只需要付处方费，就可以免费享受到医疗服务，对于产妇、哺乳期妇女、儿童、退休者、战争伤员或因公伤残津贴者及低收入家庭，连处方费也全免。这一规定虽然随后有所改革，但基本理念保持不动，体现高福利性。

3. 全覆盖。法律规定所有英国合法居民有权享受NHS，另外，欧共体居民或与英国签订互惠协议的国家居民也可享受NHS。

4. 商业健康保险的作用非常有限。2001年11.5%的人口参加了补充商业健康保险，这些人员大多为高收入人群。政府包揽医疗保障事务，一方面有利于保障公平分配医疗资源，但另一方面也限制了医疗保障的筹资渠道，削弱了市场机制作用的发挥，挤压商业健康保险发展的空间。

（三）面临的问题与挑战

主要存在三个问题：

1. 医院运行效率低下。由于英国医疗服务及保障在运行机制、管理模式以及经费来源等方面实行计划管理模式，医院属于国家，88%的经费由政府提供，医护人员领取国家固定工资。这样就无法调动医院尤其是医生的积极性，医院服务效率低下、医务人员工作积极性不高等现象普遍存在。据调查，英国门诊医生平均每天诊治患者30人左右，而日本为55人。也正是由于医生的报酬与付出没有直接联系，外科医生不愿多做手术，而全科医生则常常以预约已满为由而拒绝给予患者治疗，或者动辄就将患者转到上一级医院。由于这些因素，导致医患双方供需矛盾十分尖锐。据统计，1971年英国登记等待住院的患者有60万人，1979年达80多万人，1989年则增至85万人。有关资料显示，到2002年3月底，英国有100多万病人在等候做手术，其中20多万人已经等了半年多。在英国，每1000个居民平均拥有4张病床，而在法国和德国则为10张。针对这种情况，布莱尔政府认为，既要适当提高医疗保障经费以保证必要的医疗供给水平，也要加强医疗费用控制。为此，2000年1月，英国财政大臣戈登·布朗在财政预算报告中宣布，今后4年中，英国的全国医疗费用将由目前的不足500亿英镑增加到近700亿英镑，医疗卫生费用将增至国民生产总值的7.6%，以解决医疗供求矛盾问题。政府还规定，有些治疗项目所产生的费用必须由患者自己支付，如患者应当自己支付看牙或购买某些药物的费用。另外，患者生病时先找普通医生登记看病，然后才能被决定是否住院治疗或者接受专科医生治疗，以防止医疗资源的浪费。总之，英国医疗保障改革目前仍在进行之中，改革效果正为人们拭目以待。

2. 国有资产流失以及医疗费用上涨。由于英国医院服务效率低下，不少患者只好自费到私人医院去看病，这样又反过来促进私人医院的发展和壮大，使得私人医疗保险迅速发展起来。但是，这种情况又带来了新的后果。一方面，私人医院追求经济效益的倾向必然导致城乡居民医疗费用负担的变相增长。另一方面，通过“寻租”方式使国家医疗卫生经费不断地流入私人医院为私人所有。这样，就使得民众对政府的国民保健服务项目日益产生不满情绪。

3. 国民保健费用支出不断增大，使政府背上沉重的财政负担，导致英国陷入了前所未有的财政危机。与其他西方国家相比，英国的筹资水平是不足的，医院设施陈旧的问题比较普遍。

第二节 政府主导型医疗保障模式

一、政府主导型医疗保障模式主要特点

政府主导型医疗保障模式有以下特点：

1. 价值取向。在目标选择上，以追求社会公平为主，效率次之。强调权利与义务的对等，要求雇主和个人缴纳相应的保险费并分担医疗费用，并成为享受医疗保障待遇的前提条件之一。

2. 政府的责任。政府通常不负责直接购买或提供医疗服务，其主要责任是加强监管，并提供相应的财政支持。以韩国为例，该国政府一直严格贯彻执行《医疗保险法》，即使在社会医疗保险实行分散经营、保险基金多达360多个的阶段，中央政府从未放松过监督管理。与此同时，政府对社会医疗保险给予直接的财政补贴，如对私立学校教职员保费20%的固定补贴，以及对个体劳动者的保费补贴。政府补贴帮助这些人群顺利进入政府医疗保障体系。

3. 筹资结构税费结合，以费为主。采取这种模式的国家通常建立覆盖全体居民的社会医疗保险制度，由国家通过立法强制实施，要求单位和个人按一定比例缴纳保险费，财政给予一定的补助，建立起社会医疗保险基金，支付个人（或其家属）在生病时的医疗费用。社会医疗基金通常由医疗保险机构统一筹集、管理和使用，不以营利为目的，并要求坚持“以收定支，收支平衡”的原则。例如2002年韩国一年医疗保险基金收入约230亿美元左右，资金来源分三大部分：一是参保单位和个人缴纳的保费，约180亿美元；二是政府财政补贴，约30亿美元；三是国家烟草收入中的专项医保补贴，约20亿美元。

4. 政府医疗保障项目保障内容比较全、保障水平一般属于中等水平。在制度安排上，强调政府、单位、个人三方责任的有机结合。例如，韩国将医疗服务划分为在保与不在保两大类。不在保的部分，全部费用自付；在保的部分，按照住院、门诊、就诊项目规定不同的自付比例，门诊为30%～55%，住院为20%，专家挂号及超过规定等级的，一般为50%；1998年医疗费用支

出中的总自付率为58%。

政府医疗保障项目有的比较分散，有的采取统一的制度向全体居民提供保障，部分国家通过改革，将分散的医疗保障制度最后统一成一种制度覆盖全体居民，提高制度的公平性。例如，2002年前韩国的社会医疗保险制度按职业和居住地的不同分为单位医疗保险、地域医疗保险和公教医疗保险。单位医疗保险对象为雇用5人以上的企事业单位；地域医疗保险对象分为农村地区和城市地区，雇用5人以下的小企业工人亦加入该保险；公教医疗保险对象为公务员（包括国立学校教职员）和私立学校教职员。2002年韩国将这三大社会医疗保险子系统合并成统一的制度。1994年前中国台湾地区政府举办的医疗保障项目也包括劳工保险、公务人员保险及农民健康保险等三种形式，1994年完成统一的全民健康保险制度建设。

5. 从覆盖面来看，政府医疗保障项目从制度上覆盖全体居民或绝大多数居民。商业保险在医疗保障体系中处于补充地位，有一定发挥作用的空间，市场机制能够在医疗保障体系中发挥调节作用。商业健康保险既可以对政府的医疗保障项目提供补充作用，也可以对没有加入社会医疗保险项目的人群提供基本保障作用。

在政府主导型医疗保障制度中，医疗保险和医疗服务提供的模式呈现出多样化的特征，政府为全体国民提供的强制性社会医疗保险，对于社会医疗保险之外的医疗保障需求通过商业保险等途径来解决。政府在医疗保障及医疗资源分配中起到主导作用，自愿性的商业健康保险起到补充性的作用，在诸多国家商业健康保险成为医疗保障体系的重要组成部分。德国是实行政府主导型医疗保障制度的典型代表，法国、新加坡、韩国、日本等国家也建立了类似的制度。

二、基本的理论依据：国家干预主义

国家干预主义是指一种主张削弱市场经济活动范围，政府干预和参与社会经济活动，在一定程度上承担多种生产、交换、分配、消费等经济职能的思想和政策。该理论并没有否定市场机制的作用，主要强调必须由政府干预来弥补自由市场机制的缺陷，具体到社会保障等社会政策方面，政府应该发挥其在社会财富再分配中的重要作用，负起“文明和福利”的职责。国家干预主义主要包括德国新历史学派、凯恩斯主义、新剑桥学派等，是政府主导型医疗保障模式的理论依据。

（一）德国新历史学派及其社会保障政策主张

德国新历史学派又被称为“讲坛社会主义”，其代表人物有施穆勒、布伦坦诺等人。19 世纪末，面对德国社会中存在的日益尖锐的劳资矛盾，一些学者提出在不改变资本主义生产关系的条件下，由政府通过立法，实行某些社会政策，提高工人的物质生活待遇，以缓和阶级矛盾，维护资本主义社会秩序。新历史学派本质上是“社会改良主义”，它的社会改良政策有两个支撑点：一是从伦理道德出发，认为劳资冲突不是经济利益上的对立，而是感情、教养和思想上存在差距而引起的对立。因此，在新历史学派看来，劳资问题是一个伦理道德问题，不需要通过社会革命来解决，而只要对工人进行教育，改变其心理和伦理道德观念，便可以解决。二是国家观。该学派主张国家至上，国家直接干预经济生活，负起“文明和福利”的职责。新历史学派的政策主张包括：一是国家的职能不仅在于安定社会秩序和发展军事实力，还在于直接干预和控制经济生活，即经济管理的职能。二是国家的法令、法规、法律至上，并决定经济发展的进程。三是经济问题与伦理道德密切相关，人类经济生活并不是仅仅局限于满足本身的物质方面的欲望，还应满足高尚的、完善的伦理道德方面的欲望。四是劳工问题是德国所面临的最严峻的问题。五是国家应通过立法，实行包括社会保险、孤寡救济、劳资合作以及工厂监督在内的一系列社会措施，自上而下地实行经济和社会改革。

新历史学派的政策主张被当时的俾斯麦政府所接受，从而在一定程度上催生了德国率先建立社会保障制度。从 1883 年第一个推出《疾病保险法》起，德国先后出台了《工业伤害保险法》、《老年与残疾保障法》、《孤儿寡妇保险法》等一系列的社会保险法典。该学派的主张后经过制度学派而得以在美国发展，并得到欧洲一些国家的认可，进而成为这些国家建立包括医疗保障在内的社会保障制度的思想基础。

（二）凯恩斯主义及其社会保障政策主张

凯恩斯主义是由英国经济学家凯恩斯于 20 世纪 30 年代创立的，该学说以有效需求理论为基础建立了其社会保障经济理论，最早对社会保障制度进行了实证分析和推理。在社会保障史上，凯恩斯主义是一个新的里程碑，他所提出的国家干预经济的思想直接推动了“二战”后社会保障制度在全球范围内的建立与发展。

凯恩斯主义是在自由资本主义向垄断资本主义、特别是国家垄断资本主义过渡这一历史过程中形成的，自其诞生之时起凯恩斯主义就在理论争论中站在自由主义的对立面。1936 年凯恩斯发表《就业、利息与货币通论》，提出有效需求不足理论以及相应的国家干预经济的思想，旨在寻求资本主义大萧条的原因及其救治措施。凯恩斯在其提出的就业理论、工资与物价理论和经济周期理论基础上，提出了一整套企图实现充分就业、克服经济危机的经济政策主张，而所有这些政策主张都是以国家必须干预和调节经济运行为前提。

凯恩斯认为失业和危机的根本原因在于有效需求不足，包括消费需求不足和投资需求不足两方面内容，前者是因消费倾向偏低而形成的，后者是因资本边际效率相对于利息偏低而产生的。进而他认为，仅仅依靠市场机制的自动调节无法扩大由三个基本心理法则所决定的有效需求不足，而必须借助于国家政权的力量。根据这一理论，国家应该采取主动措施，甚至通过赤字财政政策，扩大需求，大幅度提高生活福利，包括提高工资标准和扩大社会福利，即采取“普遍福利”政策，抑制经济危机。凯恩斯主张国家干预经济的目的是挽救濒临崩溃的资本主义制度，并意识到国家干预的负面影响。他指出，对经济运行进行国家干预和调节，这虽然“是对于个人主义的极大侵犯”，但却是“可以避免现行经济形态之全部毁灭”的“唯一切实办法”①。在凯恩斯的国家干预思想中，社会保障占有相当重要的地位，他主张通过累进税和社会福利等办法重新调节国民收入分配，还提出消除贫民窟、实行最低工资法、限制工时立法等主张。凯恩斯倡导积极政府，反对自由主义的消极政策，强调维护资产阶级民主制度。凯恩斯虽然没有将政府干预的理论应用于医疗保障制度领域的研究，但他提出的政府干预能够克服市场缺陷，以及挽救资本主义制度的思想，对于后期政府干预行为的盛行及社会医疗保险制度的建立，具有重要影响。

（三）新剑桥学派及其社会保障政策主张

新剑桥学派的理论主要还是源于凯恩斯的《就业、利息和货币通论》，并以维护“凯恩斯革命”的理论，以代表“正统”凯恩斯主义自居，其代表人物琼·罗宾逊、尼古拉斯·卡尔多等。新剑桥学派强调社会历史因素分析，认为经济增长问题是“当前面临的一切问题中最大的问题”，而且是“事实上从

---

① 参见凯恩斯：《就业、利息和货币通论》，上海人民出版社 1963 年版，第 328 页。

未被回答的问题。"[①] 由于历史和制度的原因，国民收入分配和再分配的不合理是资本主义生产方式的顽疾，分配失调是引起一切社会问题的症结所在。新剑桥学派认为，工资和利润是对立的，现实条件下的经济增长不但不能解决分配失调问题，反而使之恶化，其原因在于随着经济增长，利润占国民收入的份额会越来越大，而工资占国民收入的份额越来越小。因此，国民收入在工资和利润之间分配的不公平和不合理，只有通过政府干预才能解决。新剑桥学派认为价格仅取决于生产函数，因而否定新古典学派的边际效用价值理论和均衡价格理论，并把改革资本主义社会收入分配结构、实行收入均等化作为经济政策的首要目标，其他目标均处于从属地位。

新剑桥学派从自己的理论出发，主张实行凯恩斯关于对投资实行社会管制的设想，采取收入均等化政策，改进现行税收体制和加强社会福利措施等，以解决国民收入分配失调的问题。具体的政策主张包括以下几个方面：一是用累进制税收政策来改变社会各阶层收入分配不平均的状况，并实行高额的遗产税和赠与税，以消除私人财产的大量集中，抑制社会食利阶层收入的增加；政府也可以将其所得的财产用于社会公共目标和改善低收入贫困阶层的收入状况。二是给低收入贫困家庭适当补助，提高失业人员的文化程度和技术水平，以使他们能有更多的就业机会，并能从事收入较高的技术性工作，从而拉平收入不均等的状况。三是制定适应经济稳定增长的财政政策，减少政府财政赤字，逐渐平衡财政预算，并根据经济增长率来制定实际工资增长率政策，以改变劳动者在经济增长过程中收入分配的相对份额向不利方向变化的趋势。虽然新剑桥学派并没有提出如何建立和完善社会保障制度的发展与改革，但其收入分配均等化及政府干预经济生活的主张大大促进了社会保障制度的发展，对西方国家尤其是欧洲各国的社会保障实践产生了重要的影响。

三、典型国家的介绍：德国

德国是世界上第一个通过政府强制制度变迁介入社会保障体系的国家，第一个启动现代意义社会保障制度建设的国家。德国目前实行以社会医疗保险为核心的医疗保障模式，属于典型的政府主导型医疗保障模式。德国 2003 年的卫生总费用占 GDP 的 11.1%，在 OECD 国家中位列第三，仅次于美国

① 参见丁冰：《现代西方经济学说》，中国经济出版社 1995 年版，第 106 页。

（15%）和瑞士（11.5%）。2002年德国人均卫生支出为2817美元，在OECD国家中位列第五，但增长率很低，如2002—2003年仅为0.9%，而美国为4.7%，英国为4.1%。

（一）制度变迁及发展历程

1883年德国俾斯麦政府从疾病保险开始着手社会保障体系的建设，出台的《工人疾病保险法》奠定了其现代医疗保障制度的基本框架。在后来的100多年里，德国政府虽对其医疗保障制度进行多次改革，但基本上保持了原有的理念和制度框架，这些改革主要集中在以下三方面：

一是不断扩大社会医疗保险的覆盖范围。表6－1描述了德国社会医疗保险制度覆盖面不断扩大的历程，从这个过程可以看出，政府医疗保障项目覆盖到全体居民不是一蹴而就的，德国社会医疗保险覆盖面的扩大基本上沿着从城市到农村、从就业人员到非就业人员、从发达地区到落后地区、从工业部门到其他行业、从大企业到小企业的路径进行的。例如，1883年德国社会医疗保险的覆盖率为10%，1910年为37%，1930年为50%，1950年达到70%，到1975年，超过90%的人口进行了社会医疗保险登记。

表6－1　　德国社会医疗保险制度覆盖人群的扩展过程

年份	覆盖人群
1854年	矿工
1883年	蓝领工人，工匠，受雇于律师、公证员、执行官的人员，工业合作组织
1885年	运输工人
1892年	金融办公室工人
1911年	农业和林业工人，保姆、钟点工
1914年	公务员
1918年	失业人员
1919年	公共合作部门雇佣人员、私有合作部门雇佣人员、具有受雇工作部分能力的人员，没有自己收入的家属
1927年	海员、教育及社会福利机构工作人员
1930年	所有主要依附人员
1938年	助产士、从事护理和保姆工作的自由职业者
1941年	退休人员

续表

年份	覆盖人群
1953 年	难民和受到驱逐的人、严重残疾者
1957 年	生理残疾者
1972 年	自由农业工人
1975 年	学生、所有残疾人员
1981 年	艺术人员、评论作家

资料来源：乌日图著：《医疗保障制度国际比较》，化学工业出版社 2003 年版，第 88 页。

二是逐步调整社会医疗保险待遇水平。这主要体现在三个方面：（1）将医疗保险的待遇项目扩展，以满足退休人员和失业人员等特殊群体的医疗需求，如 1995 年推行的法定护理保险。这些项目的扩展与相关社会保障制度的出台有一定关联，如法定养老保险和失业保险的出台。（2）由疾病保险向医疗保险和健康保险发展。最早德国的政府医疗保障项目只负责因疾病引起的医疗费用，此后逐步扩大了疾病治疗和服务项目，如 1929 年在工人法定事故保险中明确职业病属于医疗保险支付的范围；1959 年又将保障内容扩展到性传播疾病和预防措施等。（3）保障待遇水平不断提高，减轻个人自付负担。如 1957 年放宽了疾病赔付的时间和期限；1974 年取消了住院护理保险金赔付的期限。

三是积极探索控制医疗费用上涨的有效方法。德国实行“总额预算，超支分担”的支付制度，并引入了部门预算和支出封顶等方法，对于特别项目、检验项目、放射线核子医学检查等项目实行单项封顶，而对预防保健、健康检查等项目却不作封顶。20 世纪 70 年代第一次石油危机带来的经济萧条，使德国削减了一些服务保障项目，并降低了部分项目的支付标准。同时，采取了药品价格控制、实行门诊总额预算和住院按病种付费等方式控制医疗费用。德国对公立医院采取的是复合补偿方式：基于医院服务公众受益、政府责任的基本理念，州政府负责制定医院发展计划和维持医院基本设施；服务成本则一般由医院和疾病基金联合体（由费用份额占 5% 以上的疾病基金会联合组成）进行双边谈判后确定预算总额进行补偿，政府不参与协商过程。另外，公立医院还可通过收治商业健康保险公司的病人获取收入；教学医院的科研和教育费用主要由政府投入、社会捐助以及一些基金会资助。

这种广覆盖、高福利的医疗保障制度在运行过程中也存在一些弊端，针对这些弊端，20 世纪 70 年代以来，德国政府对社会医疗保险制度进行了一系列的改革，这些改革包括扩大医疗保险基金筹资基数、调整医疗保险支付范围、由投保人和企业共同缴费建立医疗保险风险准备金、实施总额预算制、提高缴费率等内容，其目标是控制医疗保障费用支出过快增长的势头。如 1977 年 6 月德国政府出台“第一次抑制医疗费用法”，采取了加强审查、限制医生权力、扩大个人自付额、建立全国协调机构等措施。1981 年 12 月又颁布了“第二次抑制医疗费用法”和“医院医疗费用控制法”，提高了药品费用中个人自付的比例，镶牙费用完全要求个人自付。1983 年政府又规定，部分廉价药如感冒药等费用完全自付，并控制了医院建设和医疗器械购置等费用。1984 年将临时性的劳动收入列入医疗保障费缴付基数的范围。1988 年《卫生改革法》及 1996 年《卫生结构法》出台，改革内容包括：治疗小病的药品及其辅助用品一律自费，提高药品、住院治疗、车费等方面的个人支付比例，扩大政府行政审查范围和力度，改革医院资金筹集体系，同时控制医生人数，被保险人与医生的比例降为此前的一半，为 1300 个被保险人配 1 名医生。2003 年 10 月德国吕卢普委员会向联邦政府提交《法定医疗保险金额紧急方案》，将医疗保障缴费限制在工资的 13% 之内。2004 年 5 月该委员会再次提交改革方案，规定不需要医生开处方的药品一律由病人自己负担。

（二）制度框架及主要特点

图 6－3 描述了德国现行医疗保障制度框架，德国的医疗保障体系主要由法定医疗保险和商业健康保险组成，此外，还建立了医疗救助制度及针对特定人群的医疗保障制度。法定医疗保险（SHI）占主导地位，2002 年 88% 的人口由法定医疗保险覆盖，9% 的人口由商业健康保险覆盖，2% 的人口由免费政府卫生保健体系覆盖，另有 0.2% 的人口未参加任何保险。

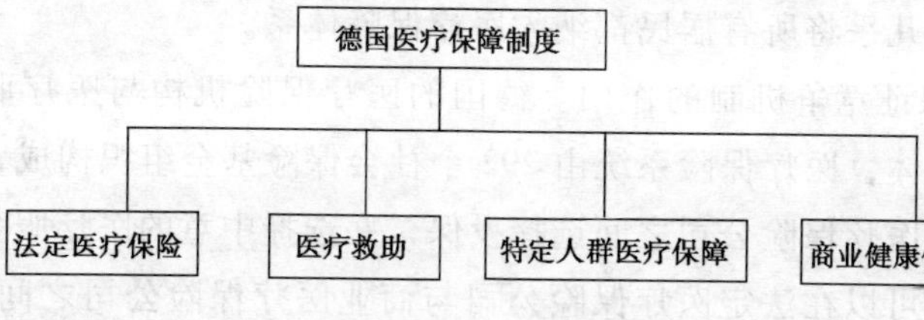

图 6－3 德国医疗保障制度框架

德国法定医疗保险制度遵循互助共济和自由选择的原则。参加社会医疗保险的所有参保人按照薪水的固定比例缴费，与健康状况和风险无关，高收入者多缴纳、低收入者少缴纳。在缴费金额上实行“封顶、保底”，如2002年最高缴费额为3375欧元，最低额为325欧元；保险费由雇主和雇员各分担50%，但对于收入低于一定限度（1990年为630马克）的雇员，只由雇主缴纳。这样在不同经济条件人群之间建立一个互助的平台，以共同对付疾病风险，所有参保者享受相同的医疗保险待遇水平。病人有选择医生、医院的自由，资金跟着病人走。对医疗服务提供者制定统一的支付制度、相同的协议医疗价格，以保证同等程度的医疗服务质量。疾病基金直接偿付给医疗服务提供者，如对门诊一般采用以人头为基础的总额预算，对住院一般按病种付费，病人不向医院或医生支付费用。

德国医疗保障体系具有以下特点：

1. 政府主导。在法定医疗保险领域，德国政府强调普遍性、公平性、社会责任等三大理念，确保所有不能承受商业健康保险的居民有平等机会享受到医疗卫生服务，并将“减少健康的不公平性”列为政府的重要目标之一。政府直接投资用于医疗卫生保健很少，仅占总费用的12%，主要承担管制、调控的职能。在联邦政府层面，联邦卫生部和议会主要承担药品、医疗产品和长期保健，卫生保健和法定医疗保险，促进健康和治疗疾病，消费者保护（主要是食品卫生）等职责；在州政府层面，州政府和州议会主要承担实施联邦政府制定的法律、进行日常监督管理（如核准医院床位等）、医院基本建设投入、制定州的法律、拥有管理教学医院并补助教学研究等卫生职能。医疗卫生保健部门在联邦法律框架内自我管理，疾病基金会、医师协会、医疗管理委员会等自治组织通过选举成员代表参与管理的方式自主管理。

2. 保障比较全面，待遇水平比较高，医疗服务水平较高。

3. 较好地体现了公平原则。社会医疗保险和商业健康保险一起基本达到全覆盖的目标，几乎将所有居民都纳入医疗保障体系。

4. 较好地保证竞争机制的作用。德国的医疗保险机构与医疗服务机构均为自主经营的主体，医疗保险系统由292个社会保险基金组织构成，居民既可以在不同的法定医疗保险公司之间选择投保，并选择中意的医疗服务机构，对于高收入人群也可以在法定医疗保险公司与商业医疗保险公司之间选择投保。这在一定程度上保证了其医疗资源利用效率及医疗保障体系运行的效率，在德国浪费和滥用的现象相对较小。

（三）面临的问题与挑战

1. 医疗卫生总费用高。德国医疗卫生支出在发达资本主义国家中居于第三位，仅次瑞士和美国。2004 年，德国人均医疗费用支出为 2808 美元，比欧盟成员国的平均水平将近高出三分之一；2004 年德国卫生总费用占 GDP 的 11%，低于美国的 13.9%，但大大高于英国的水平（7.6%）。

2. 社会医疗保险缴费率居高不下。如表 6－2 所示，德国社会医疗保险平均缴率由 1992 年的 12.7% 上升到 2003 年的 14.3%，保险基金在 12 年中累计赤字 150 亿欧元。法定医疗保险费在德国非工资劳动成本中排名第二，过高的缴费水平加重企业的负担，影响国际竞争力。

表 6－2　德国社会医疗保险资金收支状况及平均缴费水平　（单位：亿欧元）

年份	1992	1993	1994	1995	1996	1997	1998	1999	2000	2001	2002	2003
收入	1032	1136	1193	1203	1244	1260	1283	1314	1340	1360	1404	1411
支出	1080	1083	1240	1240	1280	1251	1280	1311	1340	1390	1435	1450
结余	－48	53	－37	－37	－36	9	3	3	0.2	－30	－31	－29
平均缴费率	12.7%	13.2%	13.2%	13.2%	13.5%	13.6%	13.6%	13.6%	13.6%	13.5%	14%	14.3%

资源来源：2004 年德国卫生部年报。

第三节 政府补缺型医疗保障模式

一、政府补缺型医疗保障模式主要特点

政府补缺型医疗保障模式有以下特点：

1. 价值取向。在公平与效率的目标选择上，更侧重于效率的提高和维护经济秩序的自由。当市场机制解决医疗保障更具优势时，应倾向于市场，并强调个人责任和自我保障；讲究权利与义务的对等。

2. 政府责任。奉行“小政府，大市场”的施政哲学，政府主要充当“守夜人”的角色，政府的主要责任是规范监督保险市场和医疗服务市场的行为，

保护投保人和患者的合法利益。对于市场机制发挥不了作用或是失灵的领域，政府起到补缺的作用。在政府补缺型医疗保障制度中，医疗保险和医疗服务提供上非常强调市场的作用，通过市场来组织，政府为商业保险覆盖不到的人群，如老年人、残疾人和儿童等，提供强制性的社会医疗保险，这种强制性也主要是通过利益激励机制引导居民参加。市场在医疗保障及医疗资源分配中起到主导作用，政府起到“补缺”的作用，解决商业医疗保险之外的医疗保障需求。

3. 筹资结构以费为主。商业健康保险对疾病发生概率进行数理预测和定价，投保人支付与其承担风险相对等的保险费，以取得对其遭遇疾病风险造成的经济损失进行补偿的权利。

美国是实行政府补缺型医疗保障制度的典型代表。

二、基本的理论依据：经济自由主义及有限政府干预

经济自由主义分为古典自由主义和新自由主义，以亚当·斯密“无形的手”的理论为基础，认为市场机制具有完美的自动均衡能力，一切生产要素及其价格都可以通过市场机制的自我调节完成均衡。这一理论与此后发展的美国凯恩斯主义和新凯恩斯主义主张的有限政府干预一起构成政府补缺型医疗保障制度的理论依据。

(一) 古典自由主义及其社会保障政策主张

古典自由主义产生于18—19世纪，其代表人物有亚当·斯密、穆勒等，该思想在整个19世纪引导着西方国家政府的政策，一直持续到20世纪早期。在自由主义理论体系中，经济行为的主体最基本地分为个人和企业两大类，个人一方面是消费者，另一方面是劳动、资本和土地等生产要素的所有者；企业是经济活动的最基本的单位，是劳动等生产要素的购买者和产品的提供者。所有的行为主体在个人消费偏好、资源总量、社会制度、生产技术和充分信息等一系列“背景条件”既定的情况下，最大化各自的特殊利益。古典自由主义认为，一个国家最好的经济政策就是对私人经济活动不加任何干预的经济自由主义。在其代表人物斯密看来，人的本性中最主要的决定因素是利己主义，每个人从事一切经济活动的唯一动机是追求其自身的最大利益；在市场自由竞争的条件下，这种追求自身最大利益的个体经济行为的集合，可以达到社会利益

的最大化。用斯密的话来说[①]：

“他所盘算的也只是他自己的利益。在这种场合，像在其他许多场合一样，他受着一只看不见的手的指导，去尽力达到一个并非他本身想要达到的目的。也并不因为事非出于本意，就对社会有害。他追求自己的利益，往往使他能比在真正出于本意的情况下更有效地促进社会的利益。”

古典自由主义以“萨伊法则”和“工资决定于劳动的供给和需求”这两大理论为基础，推论出在完全竞争的市场机制作用下，资本主义社会经济总是能够实现充分就业的均衡，不会出现生产过剩的危机，因而主张实行自由放任的经济政策。他们认为，政府只是“守夜人”，即把所有的任务交给那万能的“看不见的手”去自发完成，不存在政府干预的必要性。古典自由主义的社会保障思想主要包括两点：一是贫穷与懒惰有关，社会对于贫困的责任应当让位于社会对于穷人的压制；二是济贫行为不是使穷者富，而是使富者穷，它能制造出一个穷人的世界，使人人变得懒惰与傲慢。由此可见，古典自由主义对社会救济是持否定态度的，也没有充分认识到社会保障的功能与作用，或者说，古典自由主义认为市场本身就能实现“社会保障”的功能，至少说政府直接组织经营提供社会保障项目完全是没有必要的。

（二）新经济自由主义及其社会保障政策主张

20世纪30年代西方资本主义经济危机无疑给古典自由主义以无情打击，震撼了古典自由主义在西方经济学界的正统地位，事实宣告了古典自由主义的崩溃与破产。70年代以来以哈耶克、弗里德曼和拉弗为代表的新自由主义，开始倡导市场经济及自由竞争，强调有限的自由，提倡自由的共享性，反对政府对经济和社会的干预，认为自由是人的不可侵犯的权利。新自由主义分为现代货币主义和供给主义。

现代货币主义是20世纪50年代在美国形成的反凯恩斯主义学派，弗里德曼是其代表人物。现代货币主义主张经济自由，反对政府干预，鼓吹自由放任的信条，认为市场自发力量可以使资本主义经济自然地趋向均衡，这种思想在一定程度上是斯密的经济自由主义的现代翻版。现代货币主义反对凯恩斯主义的财政政策，认为资本主义经济的动荡都是由于实行政府干预市场经济的错误

---

① The Wealth of Nations（1776），book Ⅰ，chapter Ⅱ，转引自斯蒂格利茨：《经济学》中国人民大学出版社1997年版，第142页。

的财政金融政策造成的，财政政策由于政治上和实践上的困难、时滞效应以及挤出效应，其本身还会造成经济生活的不稳定性；金融政策的时滞效应也往往使政府的政策目标难以实现。因此，其主张实行所谓“单一规则”的货币政策，即把货币供应量的年增长率长期固定在同预计可能有的经济发展速度大体一致的水平上，从而为经济提供一个稳定的背景，让劳动力市场和商品市场的自发供求力量发挥作用，推动经济处于均衡状态。在社会保障政策方面，现代货币主义认为，高经济效率来自于市场上的自由竞争，没有竞争就没有效率；如果对低收入者按某一法定的标准由政府发给补助金，会挫伤人们的劳动积极性，最终有损于自由竞争和效率。但弗里德曼主张采取负所得税，通过负所得税，既帮助低收入者维持最低生活水平，又不挫伤人们的工作积极性。由此可见，现代货币主义不主张建立由政府主导或强制性的医疗保障制度，认为这样会影响市场的效率。

供给主义是20世纪70年代末在美国形成的，它针对美国经济出现的“滞胀”现象，提出了减税减支、增加供给、以刺激储蓄和投资，从而促进经济增长的政策主张，后在80年代被里根政府所采纳，对美国社会保障制度的发展走势具有一定的影响。供给主义在社会保障方面的主要论点有：（1）减税是最重要的刺激供给的手段，不会加剧贫富悬殊。持久地降低税率，将会刺激储蓄，提高储蓄率，从而增加商品和劳务的供给，进而会开辟新的税源，并使税收总额随总产量的增加而增加。（2）反对政府干预，减少限制性的规章条例。在自由竞争的市场经济条件下，让企业自主经营，取消不必要的干预和限制，就能使私人经济运行得更有效率。（3）削减政府支出，保持预算平衡。供给主义认为，美国罗斯福“新政”以来，社会福利和保障制度不断完善，社会保险、医疗补助等方面的开支连年增长，是造成巨额财政赤字的主要原因；包括社会保险在内的社会福利计划弊病无穷，社会保险制度削减个人储蓄，并助长浪费，抑制工作积极性，滋长穷人的依赖心理。也正是在这种理论和学说的指导下，1980年里根当选总统后要求国会通过法案，削减政府在几乎所有社会保障计划和项目上的开支，包括医疗保险和医疗补助计划。

综上所述，新自由主义归纳了福利国家的缺陷，对福利国家全盘否定。他们认为，福利国家对个人自由构成了威胁，导致效率低下，并对经济发展具有破坏力，社会保障破坏了市场机制的功能，严重影响了自由竞争的市场秩序，并主张社会保障的市场化、私人化和多元化。按照自由主义的观点，福利和社会保障应私人化、市场化，各人所得福利的多少依据他的支付能力大小而定，这虽然会导致不同社会阶层之间社会保障水平差距的扩大，加剧社会的不平等，但这样可以克服资本主义社会福利制度的弊端，刺激社会各阶层的积极性，推动经济发展。

（三）美国凯恩斯主义及其社会保障政策主张

1936年凯恩斯经济理论传入美国后，在实践中不断演变和发展，先后形成新古典综合理论和新凯恩斯主义，二者统称为美国凯恩斯主义。

新古典综合理论是美国凯恩斯主义理论体系的典型形式，其基本特征是将凯恩斯的宏观经济理论体系与新古典经济学的理论体系相结合，避免了两者各自在某一方面的片面性，其代表人物是萨缪尔森。新古典综合理论是一个综合体，在微观领域，支持市场机制发挥作用的自由市场经济，而在宏观领域，又强调政府对经济生活进行干预和宏观调控。因此在政策主张上也是一个多学派主张的混合体。

新凯恩斯主义的代表人物有斯特格利茨、布兰特等，其主要特征在于非市场出清的假定和市场不完全性的假定。新凯恩斯主义认为，市场之所以不能出清的原因在于市场的不完全性。新凯恩斯主义与传统凯恩斯主义一样，都承认依靠市场机制必然会带来失业与经济波动，因此都赞成要进行政府干预。但新凯恩斯主义主张着重从供给方面进行干预，并认为政府的干预力度宜缓不宜急。新凯恩斯主义的政策主张对美国的社会保障制度改革产生了较大影响。1993年克林顿总统上台后，接受了新凯恩斯主义的思想，并推出一系列改革措施。1993年2月，克林顿在其向国会递交的长达145页的经济发展计划中指出，社会保障应让个人、家庭、社区和市场共同发挥作用，并强调福利制度的非政府因素，提出了一些直接用来转移国家保障开支的手段，如创造更多的就业机会、智力投资、个人对未来保障开支进行投资、发挥私人机构的作用等，再一次突出了政府补缺型社会保障制度中的个人自由精神和对市场机制作用的充分信任。

三、典型国家的介绍：美国

在医疗保障制度建设方面，美国走的是与其他发达国家不同的道路。美国是目前世界上唯一没有由政府向全体居民提供医疗保障的发达国家，医疗保障是以复杂多样的商业医疗保险项目为主、政府医疗项目为辅的模式来实现，与之相配套的是，美国是世界上推行医疗市场化最典型的国家之一。

（一）制度变迁及发展历程

美国医疗保障制度变迁与其主流价值观是一脉相承的，美国实行自由市场经济模式，将医疗服务定义为市场商品，是医疗服务机构或医生提供给那些希望购买者的一种服务，而不是提供给所有人的社会产品，更不是所有公民的权利或某些人的特权。但这并不意味着美国就没有进行建立全民健康保险制度的努力。

在20世纪早期，商业医疗组织和非营利机构获得巨大发展，美国医学会（AMA）确立了在美国医学界的强势地位，同时私人医疗保险制度得以迅速发展，从而进一步巩固了非营利组织在美国医学界的主导地位。在这种背景下，于1912年就有人提出全民健康保险制度的设想，并设想该制度具有政府出资、强制参加、待遇平等、保险范围覆盖全体国民等特点。1935年，美国颁布《社会保障法》（Social Security Act，1935），标志着美国政府放弃不干涉政策，大规模介入社会福利事务，但是由于美国医学会的反对，政府未能把全民健康保险制度的内容纳入《社会保障法》。20世纪40年代杜鲁门总统向国会提交了全民健康保险的方案，但最终遭到国会的拒绝。1965年，美国国会以1935年《社会保障法》修正案的形式通过了医疗照顾（Medicare）和医疗援助（Medicaid）两大公共医疗保障计划，标志着美国政府全面干预医疗保障事务的开始。Medicare和Medicaid的基本目标是向老年人、残疾人和穷人提供平等的就医机会，这两大计划的实施增加了美国卫生保健的可及性，缓解了平等就医所带来的财政压力。20世纪60年代以后，美国医疗保障政策的调整、第三方支付制度的快速发展以及市场机制的引入对美国医疗保险制度的所有制结构产生了重大影响，从根本上改变了非营利机构的行为方式，动摇了非营利机构传统的主导地位。20世纪60年代至70年代中期，政府补贴的范围由设施建设扩展到了健康保险和直接为医疗保健付费。Medicare和Medicaid的产生以及私人健康保险的快速增长，使医疗卫生服务的需求大量增加。

20世纪70年代，美国经济出现滞胀，医疗卫生费用急剧上涨、私人健康保险发展迅猛，提倡全民健康保险无疑会面临严峻考验，美国在建立政府医疗保障项目问题上再次陷入僵局。在里根、布什执政的80年代，美国医疗保障制度全面收缩。80年代最大的改革亮点是根据1982年《赤字削弱法》（Deficit Reduction Act of 1982)，于 1983 年引入的预期支付制度（Prospective Payment System，PPS)。这是对美国医疗保障制度有深刻影响的一次支付制度改革。美国在政府医疗保障问题上的僵局一直延续到 90 年代。90 年代后期克林顿政府进行了一系列改革：1996 年颁布《健康保险可携带性与责任法》(Health Insurance Portability and Accountability Act）对保险公司的权利作了一定限制，并保证健康保险的可携带性；1997 年的《州儿童健康保险计划》(State Children's Health Insurance Program，SCHIP）规定由联邦政府资助各州将健康保险的范围扩展到儿童。这是继医疗照顾和医疗援助实施以来在医疗保障覆盖范围方面取得的最大进展。

（二）制度框架及主要特点

如图 6－4 所示，美国的医疗保障制度由商业健康保险和政府医疗保障项目两大部分组成，政府医疗保障项目以医疗救助为主，包括医疗照顾、医疗援助以及针对军人等特殊人群的医疗照顾等三种制度构成，商业健康保险主要由双蓝计划、商业保险公司提供的医疗保险以及 HMO 等预付型计划组成。

Medicare 覆盖 65 岁及以上人群、65 岁以下但有长期残疾的人群，以及晚期肾脏疾病患者。目前 Medicare 由住院保险（Part A：Hospital Insurance，HI)、补充医疗保险（Part B：Supplemental medical insurance，SMI）和老年保险加选择（Part C，Medicare + Choice）等三部分组成[①]。Medicaid 覆盖两个社会保障福利项目，即为有未成年儿童家庭资助项目（AFDC）和补充保障金项目（SSI)，此外部分州还设立州立儿童健康保险计划（SCHIP）为标定的低收入儿童[②]提供保障。军人保健计划主要为现役军人及家庭提供健康保障。各种政府医疗保障项目的保障范围、覆盖人口及保险费等基本情况如表 6－3 所示。

---

① 2006 年 1 月 1 日起，保险公司或其他商业机构与 Medicare 合作推出 Part D 计划，该计划也称为处方药计划，以帮助参保者节省处方药物费用。2006 年 Part D 部分提供的医疗福利标准为：处方药在 250 美元以下的，由个人全额自费支付；251～2250 美元的部分，个人自费支付 25%，其他 75% 则为基金支付；2251～3600 美元部分，则由个人自费支付；超过 3600 美元的部分，个人支付 5%，其余 95% 由基金支付。

② 低收入儿童是指生活在一个收入低于联邦贫困线 200% 或收入超过 Medicaid 资格水准 50% 但没有能力购买商业保险家庭中的儿童。

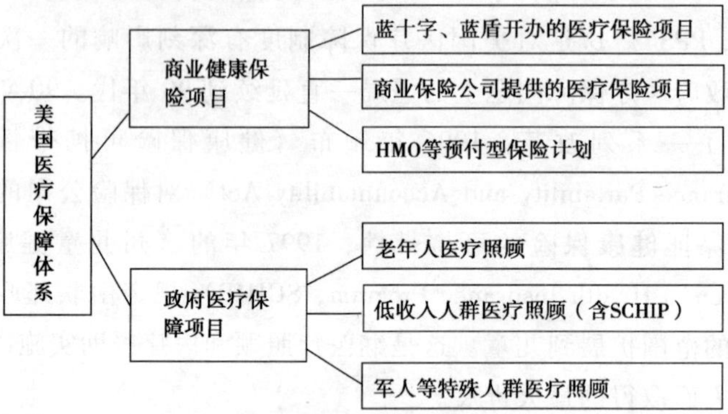

图 6－4　美国医疗保障体系结构图

表 6－3　　美国政府医疗保障项目基本情况表

保障项目	类别	保障范围	服务内容	筹资
Medicare	Part A	65 岁及以上人群，65 岁以下但有长期残疾的人群，以及晚期肾脏疾病患者	住院病人享受 90 天的住院治疗，出院后 100 天专业护理机构服务和家庭保健机构上门服务，另外有 60 天的生命晚期住院服务	税收，个人不缴纳保费，相当于个人收入的 2.9%
	Part B	2004 年参加 Medicare 的人占总人口的 13.7%	医师服务、门诊诊断检验，特定的医疗供应和设备	25% 来自缴费 75% 来自税收
	Part C		PPO，PSO，HMO	个人缴费
Medicaid		1. 从 AFDC 接受救助的有儿童的家庭；2. 孕妇和有小于 6 岁小孩的产妇，并且他们的收入不能超过联邦贫困线的 133%；3. 享受 SSI 资助的老年人、盲人和残疾人；4. 其他特殊群体。2004 年参加 Medicaid 的人占总人口的 12.9%（3750 万人）	住院医疗服务、医院门诊服务、持证专业护士的服务、化验和 X 线检查、由护理机构向 21 岁以上人群提供的服务、医师服务、计划生育服务及物品、农村医疗门诊服务、助产护理服务、对 21 岁以下人群进行早期和定期扫描、诊断和治疗服务等。此外部分州还提供选择性服务	联邦财政和州财政，各州不同，联邦财政提供 50% ~ 70% 的配套资金，平均为 55%
军人保健计划		现役军人及家庭 2004 年覆盖 370 万人		财政

注：笔者根据有关资料整理而成。

商业健康保险计划主要有两类，一是由雇主举办的团体医疗保险计划，雇主承担全部或部分缴费为在职人员提供医疗保障；二是个人投保的商业医疗保险计划，由家庭和个人自愿选择参加。

美国医疗保障制度具有以下特点：

1. 以市场机制为主导，商业健康保险在医疗保障中处于主导地位。2003年美国卫生总费用支出为16789亿美元，人均卫生费用增加353美元，达到5670美元，卫生总费用主要来自Medicare、Medicaid和SCHIP，以及商业健康保险等，如图6-5所示，2003年美国卫生总费用结构中，商业健康保险为最大的支出项目，占总费用的36%。

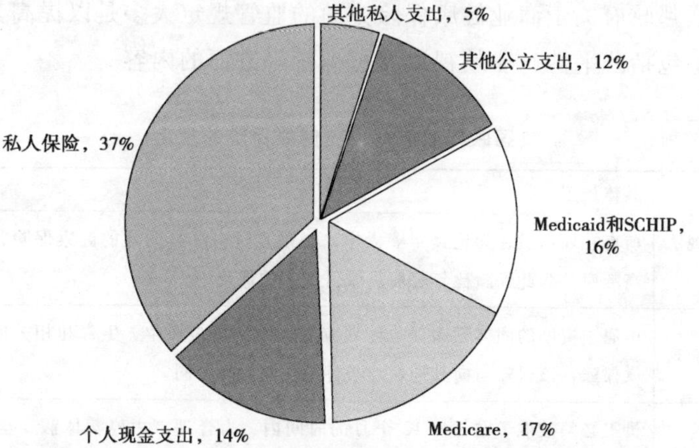

图6-5　2003年美国卫生支出费用来源图

2. 政府有限介入，主要承担托底作用。美国政府在医疗保障体系中的作用相对较弱。政府没有建立覆盖全民的社会医疗保险或医疗卫生服务制度，联邦政府不要求所有国民购买或参加某些保险计划，除Medicare和Medicaid以外，联邦政府不要求任何实体来保障大多数国民的医疗费用及服务。联邦政府给予雇主在提供医疗保险方面以较大的自主权，同时政府在服务传递和监管方面作用很小。因此，大多数美国人都是通过雇主购买私人保险来获得医疗保障，政府则向老年人、残疾人、穷人、儿童、现役军人、退役军人等提供公共保险计划，这些公共保险计划主要包括Medicare、Medicaid和SCHIP，基本覆盖所有弱势和低收入人群。这些计划很大程度上更像是医疗救助，而不是社会医疗保险，体现政府对弱势群体的关怀。

3. 医疗保障的覆盖率较高，但依然有大量人口没有任何医疗保障。2004

年美国医疗保障制度的覆盖率为 84.3%，覆盖了 2.453 亿人，比 2003 年增加 200 万，其中政府医疗保障项目覆盖 7910 万人，占 27.2%，比 2003 年 7680 万人（26.6%）有所增加；商业健康保险覆盖 68.1% 的人口，比 2003 年（68.6%）略有下降①。这种覆盖率在全球来看是比较高的，但与发达国家相比就显得不足，因为绝大部分的发达国家医疗保障几乎覆盖全体居民。2004 年美国仍有 4580 万人没有任何形式的医疗保障，占总人口的 15.7%，比 2003 年增加 80 万人②。

4. 积极提高商业健康保险的可获得性。由于社会医疗保险项目的缺失，商业健康保险的可获得性对于扩大医疗保障的覆盖面至关重要。如表 6－4 所示，美国联邦政府关于商业健康保险方面的监管规定大多是以提高其可获得性为中心的，包括公平性、非歧视以及可携带等方面的内容。

表 6－4　　美国联邦政府对商业健康保险的规定

联邦立法	具体规定
雇员年龄歧视法律	所有在职雇员，无论其年龄大小，必须有资格享有同样的健康保险，而且不要求高龄雇员为此保险比年轻雇员缴付更多的保费。
民权法案第七款	由雇主资助的团体健康保险计划应遵从此法案为怀孕、生育和相关的医疗条件提供保障，该保障与向其他医疗条件提供的保障相同。
雇员休假法	员工必须被准予在任何 12 个月的时间内，为合理事由停薪休假，至多不超过 12 周。在他们休假期间，要求雇主继续对员工提供应有的团体健康保险保障。
雇员退休收入保障法	团体医疗保障计划必须包含书面计划文件和计划概要，而且呈交年度报告，并且制定相应的行为规范。
特定保障延续法令	允许团体健康保险将终止的特定人员，通过自己缴纳保费而在合理事由发生后的一个月内继续享有其团体健康保险保障。

① 参见饶克勤、刘新明主编：《国际医疗卫生体制改革与中国》，中国协和医科大学出版社 2007 年版，第 231 页。各类保险不是互相排斥的，一个人可能在同一时间为几种保险同时覆盖，如既参加了政府举办的医疗保障项目，又购买了商业健康保险。因此，没有任何医疗保障的人口应该要大于 15.7%。

② 没有医疗保障的人群有以下几个特征：（1）840 万 18 岁以下的儿童；（2）80% 没有保险的人是在有工作的家庭；（3）50% 的无保险的人是低收入的成人；（4）以雇佣为基础的健康保险对 20% 无保险的人是可及的，但全心全意付不起保费；（5）超过一半无保险的人住在低收入家庭，少于 35000 美元；（6）超过 20% 的美国黑人没有保险；（7）1/3 的西班牙裔人没有保险。参见饶克勤、刘新明主编：《国际医疗卫生体制改革与中国》，中国协和医科大学出版社 2007 年版，第 237 页。

续表

联邦立法	具体规定
1973 年的 HMO 法案	要求雇主在特定情况下为雇员提供选择权，即确定参与联邦保险 HMO 或参与雇主团体健康保险保障计划。
健康保险可携带性与责任法	拥有团体医疗费用保险的个人一般有权通过缴纳到期保费而续保。特定个人保证有权购买个人医疗费用保险。通过限制团体医疗费用保险计划中可能包含的既存状况除外责任，健康保险可携带性与责任法增加了医疗保险的可携带性。

注：笔者根据有关资料整理。

（三）面临的问题与挑战

美国的医疗保障体系面临以下问题与挑战：

1. 政府医疗保障项目覆盖面偏低，保障不稳定。商业健康保险以雇佣为基础，与投保人就业状况紧密相联系，或是受到经济波动的影响，或是换工作期间失去保险，许多参加商业健康保险的人有时也仅仅是匆匆过客。Medicaid 等政府医疗保障项目对保险享受资格要求不断变化，更使低收入人群不能享受医疗服务。

2. 卫生费用的不断增长。美国的卫生保健行业是美国最大的行业，约占整个国民经济的 1/7，美国是世界上卫生保健开支最大的国家①。表 6－5 统计了从 1980 年到 2002 年美国卫生总费用支出情况，美国 2002 年的卫生总费用支出高达 15530 亿美元，占国民生产总值（GDP）的 14.9%，人均卫生支出 5392 美元，比经济合作与发展组织（OECD）28 个成员国的平均数高出 1 倍多。

表 6－5　　1980—2002 年间美国卫生总费用

年份	卫生总费用（亿美元）	年份	卫生总费用（亿美元）
1980	2429.99	1997	10704.27
1990	6840.04	1998	11271.14
1993	8658.02	1999	11968.16
1994	9115.28	2000	12832.75
1995	9600.60	2001	14207.00
1996	10181.87	2002	15530.00

注：资料来源于 2007 年《中国卫生统计年鉴》。

① 美国是世界强国，不仅仅是医疗费用支出是世界第一。但美国却因为人均卫生费用或卫生总费用最高而受到批评。其实许多医疗费用控制机制方面的创新都是来自美国市场。对于美国卫生总费用的居高不下以及高速增长的原因，究竟多大成份上是合理的，而多大成份上是不合理的，没有相关的研究。

其中医疗资源浪费的问题值得关注。有研究指出，美国医疗保障开支的30%是浪费的，迈阿密的医保开支是明尼阿波利斯的一倍以上，而结果却是开支低的反而更好。图 6 - 6 列示了 1966—2006 年间美国 Medicaid 支出情况，从图中可以看出，1966 年美国 Medicaid 项目支出为 16.5 亿美元，到 2006 年增加到 3243 亿美元，40 年间增长 200 多倍。

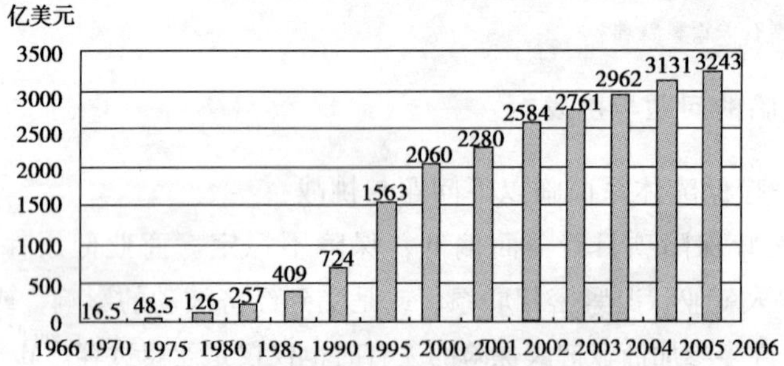

图 6 - 6 1966—2006 年美国 Medicaid 总支出情况

资料来源：1966 至 1996 年数据，见 Jonathan Gruber，Medicaid，NBER Working Papers No. 7829，August 2000，http：//www. nber. org/papers/w7829；1997 至 2004 年的数据，见 Net Reported Medicaid and SCHIP Expenditures，FY1997 - FY2004，http：// www. cms. hhs. gov/ ；2005 年的数据，见 National Health Expenditures by Type of Service and Source of Funds：Calendar Year 2005—1960，http：// www. cms. hhs. gov/NationalHealthExpendData/02 _ NationalHealthAccountsHistorical. asp # TopOfPage；2006 年的数据，见 CMS Financial Report - Fiscal Year 2006，U. S Department of Health And Human Services：http：//www. cms. hhs. gov/CFOReport/.

第四节 比较分析

一、不同医疗保障制度模式运行的绩效比较

要科学地比较不同医疗保障制度模式的绩效是非常困难的，一方面，医疗保障制度运行结果往往受到大量外生因素的影响，甚至在特定时期，外生因素

的影响要超过制度本身。即使相类似的医疗保障制度在不同国家，或在同一国家的不同时期，其作用效果都会有所不同。例如中国公费医疗制度在计划经济初期发挥了积极的作用，但随着经济发展表现出很大的不适应性，最后成了完善市场经济体制过程中需要解决的突出问题。另一方面，医疗保障制度本身及其运行结果的量度是多维的，且很难量化。对于医疗保障制度的目标，世界银行曾有过较明确的定义：一是改善人口的健康状况及促进社会福利；二是保障平等和可及性；三是保证资源使用的微观与宏观经济效率；四是加强诊疗效益；五是提高保健质量和消费者满意程度；六是确保体制的财政长期可持续能力。这些指标都很难甚至无法量化。我们也看到，大部分国家的医疗保障制度都有其亮点和不足之处，对于这些亮点与不足如何综合评价，其结果显然取决于不同评价者对于这些亮点和不足给予的权重。

这里主要引用丁纯①对美国、英国、德国及新加坡四国医疗保障体系的绩效比较分析的结论，来讨论不同医疗保障制度的绩效问题。丁纯将医疗保障制度绩效的评判标准分为效率、公平、适应性、政府作用（责任）、基本框架等5项指标，现将其研究结论节选如下。如表6－6所示，英国、德国、美国等三国医疗保障制度的效率、公平性、改革成效（适应性）、政府责任和基本框架分项得分和排序，以及总体绩效情况。

表6－6　德、英、美医疗保障制度绩效比较结果

	德国	英国	美国
效率指标	57.020	29.399	41.278
公平指标	90.648	88.142	83.173
适应性指标	68.121	70.144	59.959
政府责任指标	54.852	66.027	42.540
基本框架指数	79.343	78.039	76.043
总体得分	72.570	71.380	65.076

通过分析，丁纯得出“总体绩效德国第一、英国第二、美国最差”的结论，并认为：

① 参见丁纯：“当代四大医疗保障制度模式典型国家绩效实证比较”，《世界经济文汇》2005年第4期，第229页。在笔者的分类中，将新加坡的模式划入政府主导型医疗保障，在此对丁纯的研究结论原文引用，以供参考。

德国医疗保障体制在筹资上以雇员和雇主各自对半承担社会保险缴费，待遇上近乎全覆盖，强调权利义务对等的医疗保障体制，兼顾了体制的效率和公平性。而且政府在医疗保障中起到了严格监督和辅助筹资作用，既未像英国那样政府管得过宽过滥，导致官僚主义和医疗服务提供效率低下，也没有像美国那样失职，导致覆盖面和公平性过低的现象；制度改革的力度也不小，改革中引进的通过公民自由选择医保基金——医保基金和医疗服务提供者谈判——平抑费用上涨（包括缴费率）。提高效率这一改革路径（机制）对遏制费用上涨和提高服务效率可谓是卓有成效。

英国全民医疗服务体制公正性较高，筹资由征缴一般税解决，医疗保障覆盖全体国民，政府代为购买医疗服务；问题在于该体制的运行效率较低，这是由于其卫生费用因预算约束上涨不快，又要满足广覆盖和高待遇，只能以低效率为代价，突出表现在候诊等待时间奇长等。

美国医疗保障制度以商业医疗保险为主，其不足有三点：一是体制的公平性相对较差，现实中体现为全体国民的医疗保健可及性、健康需求满足的公平性以及医疗保险的覆盖面的分布很不均匀，尚有14%的人口没有医保覆盖。二是尽管其遏制费用上涨的微观改革很有创新性，如按病种付费（DRG）和健康维护者组织（HMO）等。但因原本的开支基数较大，费用开支的控制成效不明显。三是政府对卫生领域的干预相比还是较弱，需要加强。

从定性的角度来看，群众满意度是评价不同医疗保障制度的综合反映。1988年的一项调查研究发现，实行社会保险制（即政府主导型）的国家民众满意度最高，公费医疗制（大多是政府包揽型）次之，而实行商业医疗保险的美国（政府补缺型）最差。1998年的一项研究表明，大体而言，发达国家中民众对其医疗保障制度基本是毁誉参半，只有一小部分民众对现有医疗保障制度基本满意，认为小修小改即可；而在美国认为医疗保障制度需要完全重建的比例相对较高①。当然我们可以看到，一方面这些调查研究的时间比较早，当前经济社会环境及民众的认识都发生了些变化；另一方面不同国家民众对于其医疗保障制度的期望值及其评价标准是不同的。但这些结论还是有一定的参考价值，在那些社会主义转型的国家中，大部分都选择了社会医疗保险（即政府主导型）制度，而不是政府包揽型的制度模式。

---

① 参见顾昕、高梦滔、姚洋著：《诊断与处方——直面中国医疗体制改革》社会科学文献出版社2006年版，第417页。

最后，我们来看看这三个国家医疗保障及健康方面的指标情况。如表6-7所示，从经济指标来看，德国经济发展水平要低于英国和美国；从医疗保障投入总量指标来看，德国在这三个国家中处于中间位置，高于英国，而低于美国；每万人口病床数则远高于美国和英国的水平。从医疗保障投入的结构来看，政府卫生支出占总费用比重、政府卫生支出占政府总支出的比重等指标，德国均处于中间位置，在公共卫生支出中，德国主要通过社会医疗保障支出的方式来进行，商业预付计划支出占私人卫生支出的比重为39.1%，说明居民比较好地运用了市场机制来分担医疗费用风险。从运行的结果来盾，德国在人均寿命等指标均处于领先地位，成人女性死亡率、儿童死亡率及婴儿死亡率均为三国中最低，成人男性死亡率居中。应该说，总体看来，德国医疗保障制度的运行结果是比较好的。WHO的评估也得出基本一致的结论，在世界各国的医疗保障体系中，德国的社会医疗保险体系虽然在参保的公平性、缴费的合理性和服务的快捷性方面均名列世界前六，社会医疗保险的效率排25位。

表6-7　英、德、美三国主要健康及医疗保障指标比较（2004年）

	指标	英国	德国	美国
经济人口指标	60岁以上人口比重	21.0		16.5
	人均GDP（美元）	31308	27950	39901
投入总量指标	卫生总费用占GDP的比重（%）	8.1	10.6	15.4
	人均卫生总费用（美元）	2899.7	3521.4	6096.2
	人均政府卫生支出（美元）	2501.8	2709.1	2724.7
	每万人口病床（张）	40	86	33
投入结构指标	政府卫生支出占卫生总费用的比重（%）	86.3	76.9	44.7
	私人卫生支出占卫生总费用的比重（%）	13.7	23.1	55.3
	政府卫生支出占政府总支出的比重（%）	15.9	17.3	18.9
	社会医疗保障支出占公共卫生支出的比重（%）	0.0	87.0	28.0
	现金支出占私人卫生支出的比重（%）	91.80	57.50	23.80
	商业预付计划支出占私人卫生支出的比重（%）	8.2	39.1	66.4

续表

	指标	英国	德国	美国
健康状况指标	出生时男性预期寿命（岁）	76.0	76	75.0
	出生时女性预期寿命（岁）	81.0	82	80.0
	男性成人死亡率（‰）	102	112	137
	女性成人死亡率（‰）	63	58	81
	五岁以下儿童死亡率（‰）	6	5	8
	婴儿死亡率（‰）	5	4	6

资料来源：World Health Organization；《2007 中国卫生统计年鉴》。

二、决定一国医疗保障制度模式的因素

各国医疗保障制度千差万别，很难找出两个实行完全相同医疗保障制度的国家。一国能够接受什么样的医疗保障制度模式，最后选择什么样的医疗保障制度模式，以及这种医疗保障制度模式在该国运行的绩效如何，与下面一些因素密切相关：

（一）经济发展水平

经济发展是医疗保障制度建设的基础，医疗保障制度的选择受到政治、经济、文化、观念和历史等多种因素的制约，其中经济因素是最基本的和最关键的因素。目前，世界卫生组织 192 个成员国中，约 90 个国家建立了覆盖全体居民的卫生保健体制。按照经济发展水平划分：所有高收入国家（人均 GDP 超过 9380 美元）、60% 的中高收入国家（人均 GDP3036～9385 美元）、40% 的中低收入国家（人均 GDP766～3035 美元）、10% 的低收入国家（人均 GDP 低于 765 美元）建立了覆盖全民的健康保障制度①。一般而言，经济发达程度高的国家，医疗保障程度更高些。而发展中国家，特别是低收入国家，医疗保障水平通常较低些。并且几乎没有一个发展中国家选择政府包揽型的医疗保障制度模式。但医疗保障制度并不必然与一国或地区的经济发展水平相适应，与政

① 参见饶克勤、刘新明主编：《国际医疗卫生体制改革与中国》，中国协和医科大学出版社 2007 年版，第 5 页。

府的政策取向以及政治文化因素却有密切的关联。经济的变化引起政治、文化、社会、观念和传统的变化，从而间接或直接地影响医疗保障制度的建立和改革。

（二）经济体制

一国是实行市场经济体制，还是计划经济体制，将直接影响政府与市场在经济运行中的地位与作用，进而影响政府与市场在医疗保障体系中的地位与作用，影响医疗保障制度的模式选择及改革。例如，对于计划经济体制国家而言，政府在包括医疗资源在内的各种社会经济资源配置中起主导、甚至绝对主导作用，市场机制可能根本就不在经济社会生活中发挥作用，也就不可能选择政府补缺型或政府主导型的医疗保障制度模式，而是不可避免地被动地选择政府包揽型的医疗保障模式（如解放初期的中国），在低水平上分配医疗资源。

（三）文化理念

从美国的医疗保障制度建设道路就可以清晰地看到，价值观等文化理念在医疗保障制度选择及改革中的作用。美国是唯一建立以市场为导向的医疗卫生保障制度的工业化国家，他们认为卫生保健及医疗保障既不是所有公民的权利，也不是某些人的特权，而是可以购买和出售的市场商品，不是由政府提供给所有人的社会产品。这种政策定位的形成与其文化理念是密切相关的。而在中国，“老吾老以及人之老，幼吾幼以及人之幼”等由己及人、由近及远的仁爱思想与道德情感，以及全面建设小康社会目标的提出，对医疗保障体系选择与改革产生较大的影响。当然既有的文化理念和思维模式也可以通过改革来改变，但这一过程通常是比较长的，而且阻力较大。例如中国医疗保障制度由过去国家大包大揽，转变为政府、单位和个人多方责任的分担，经过近 10 年的时间，才逐渐被公众所接受和认同。对于商业健康保险等市场机制应该如何发挥作用，发挥多大的作用，以及在什么层面、空间和领域发挥作用等等问题，依然存在争议，可能尤其不能为传统政府部门所接受，更谈不上鼓励了。

（四）历史沿革

一国医疗保障制度的历史与现状，会影响其未来医疗保障制度改革的走向，这主要是改革成本的影响。医疗保障待遇具有一定的刚性，我们很难想象英国的 NHS 如何全面走向德国的社会医疗保险模式，或者说美国的政府补缺型、以市场为主的模式。反之也是，对于美国来说，可能也不会向 NHS 的方向挺进。

三、可资改革借鉴的几点经验总结

“前车之鉴、后车之师”，总结前六章的论述，得出以下结论和启示：

（一）中国医疗保障制度改革不能照搬别国的模式

对于社会政策，我们不能从“是”中推论出“应该是”，更何况各国的医疗保障制度各有利弊及其适应性，正如美国著名卫生经济学家费尔德斯坦（P. Feldstein）所指出的：“当今世界没有一个国家的医疗保险体制是完美的和可以直接作为榜样效仿的”。中国医疗保障体系改革与建设没有现成的模式可供照搬，应走中国特色道路，但这并不意味着在改革过程中不要吸取别国的经验与教训。重要的是，要将别国的经验教训与中国的实际相结合，构建有中国特色的医疗保障制度，解决中国的实际问题。

（二）仅仅依靠市场并不能完全解决好医疗保障问题

市场在医疗保障体系中的作用主要体现在效率方面，而在保证公平方面明显不足。一些老弱病残等非标准体、一些低收入人群会因为可保风险或保费支付能力等方面的原因而无法纳入到商业健康保险的保障范围之内。如果医疗保障完全由市场供给或完全由居民自己负担医疗费用，那么收入差距将是决定居民健康的最重要因素。而且由于没有政府提供的基本保障和托底救助机制，健康状况差距可能会比收入状况差距更为恶化。

（三）政府无法独自解决好医疗保障问题

市场失灵并不等于政府有效，行政管制和政府经营并不是克服市场失灵最有效的办法。政府在医疗保障体系中的作用主要体现在公平[①]方面，在于提供

① 美国在20世纪90年代讨论医疗改革方案时，丹尼尔斯就医疗改革提出十个公平性标记：(1) 普遍取得使用——覆盖与参与；(2) 普遍取得与使用——尽量减低非财务的障碍；(3) 照护之广含性与利益均一；(4) 财务之公平性——以社群订定保费比率；(5) 财务之公平性——依付费能力订定保费；(6) 经费所取得之价值——医疗上之效率；(7) 经费所取得之价值——财务上之效率；(8) 向民众负责；(9) 与其他开支之比较；(10) 病人具有的选择的程度。参见李瑞全：“台湾医疗健保制度之公平性：一个初步分析”，《社会保障制度》2008年第5期。

制度框架方面，而在提高效率方面明显不足。在实践中，政府低效是比较普遍的现象，其主要原因在于：一是本身行为失当。二是政府制定社会保障目标可能不正确。如果政府行为目的已明确是追求社会福利最大化，但出于不能正确认识市场的社会经济背景，不能正确认识在市场经济下实现社会福利最大化的道路所必须遵循的规则，从而就可能选择不正确的追求社会福利最大化的道路和政策。三是外部环境发生变化。政府职能的范围应该取决于市场和社会的需要，市场的需要来自矫正市场失灵的需要，而社会的需要则来自于公民权利及承担义务的需要①。尤其是在市场经济背景下，即使一个强大的政府能够直接掌握的医疗卫生等经济资源也是非常有限的，生产者和消费者都是根据市场信息决定自己的经济行为，社会经济资源通过市场实现最优配置。

（四）医疗保障制度应与国情相适应

要着眼于本国实际，对全体居民进行分类、分层，针对不同收入人群设计不同的制度。一个国家究竟采用何种医疗保障模式，社会保险与商业保险在体系中的关系，以及各自作用的空间和重要性，不仅取决于该国的社会保障制度和经济发展水平，还与政府在医疗保障制度中的角色定位与目标选择有重要的关系。一个国家是否采用社会保险机制来提供医疗保障，以及在多大范围内和多大程度上提供医疗保障，决定了该国社会保险与商业保险的关系，取决于该国面临的经济问题和与之相关的文化理念。例如在中国经济社会整体实行市场经济体制的背景下，无法实现在医疗保障或医疗卫生领域单独实行计划体制（由政府垄断资源配置）。医疗保障项目及保障水平必须始终与经济发展水平相适应。医疗保障水平过低尽管可以减轻政府财政支出，但是无法应对不断增大的疾病风险，而医疗保障项目过多、保障水平过高，其负面影响十分明显。

（五）充分发挥各种经济社会资源的作用

在西方发达市场经济国家，医疗保障作为一种社会风险分散的制度性安排，在历史发展的过程中形成了政府、企业与个人之间的严格的分工。政府对医疗保障领域的政策干预以及政府财政对社会保障体系所支持的范围、规模和水平，都取决于市场经济中市场失灵的实际状况所产生的社会需要②。对于政

① 参见万明国：《社会保障的市场跨越》，社会科学文献出版社2005年版，第311页。

② 参见万明国：《社会保障的市场跨越》，社会科学文献出版社2005年版，第257页。

府医疗保障水平以上的需求，应该通过鼓励商业保险发展来满足。

（六）渐进式改革

政府不应该以牺牲一部分人的利益为代价来满足少部分人群的医疗保障需求，应该遵循医疗保障资源享用的人人平等原则，实行城乡一体化，政府所举办的基本医疗保障项目待遇应该对于全体居民基本相同。建立全民医疗保障是方向，让越来越多的国民享受经济社会发展的成果，但应分步实施，起步时应坚持“低水平、广覆盖”的原则，这既有利于降低国民的社会保险费负担，也有利于提高制度的公平性。

（七）法律是保证

要完善医疗保障制度，制定必要的医疗保障法规，做到有法可依、有法必依。通过立法界定并改革政府的职能，使政府权力置于法律约束和大众监督之下。

（八）配套的医疗卫生体制改革为社会医疗保险制度运行保驾护航

医疗卫生体制与医疗保障体制是有机联系并相互影响的，严格控制医疗费用的不合理增长，建立健全激励约束机制，才能保证各类医疗保险基金的正常运行。

（九）加强监管、降低经营管理成本是保证医疗保障制度可持续发展的重要条件

加强监管更应该从保护被保险人或患者利益的角度出发，这些群体在市场利益博弈中往往处于弱势地位，保护他们的利益有利于改变这种博弈地位不对称的格局，进而促进市场运行效率的提高。

第七章

改革背景分析

改革目的是开创新局面。但事物发展是一个阶段性、螺旋式演进的过程，每一个阶段的开始都是一个新的历史起点，同时也是站在历史与背景之上的。医疗保障体系是公共选择与社会经济发展的结果，任何一种制度的产生、存续与改革，都受到特定历史要求、社会经济条件的制约，并在一定历史时期发挥了其作用。经济社会背景一方面是改革的约束条件和初始条件，另一方面是改革所需要解决问题的基础。显然经济社会背景本身也在不断变化之中。医疗保障制度改革的目标是建立有中国特色的医疗保障制度，中国特色体现在新的医疗保障制度与中国实际的吻合程度，及其对解决现有中国医疗保障问题的有效程度。中国医疗保障制度改革的背景可以概括为全球化、社会主义初级阶段和经济社会转型等三个方面。全球化就要求我们在改革医疗保障制度时，将其置于全球医疗保障改革趋势的背景下，尽可能发挥“后发优势”，吸收各国卫生及医疗保障改革的经验教训，尽可能少走弯路。社会主义初级阶段是中国的基本国情[①]，医疗保障制度改革应该立足于这一国情。医疗保障制度改革既是目标也是手段，一方面医疗保障制度改革、建设应与社会主义初级阶段这一基本国情相吻合、相适应；另一方面应考虑通过医疗保障制度改革及其运行来解决社会主义初级阶段的一些社会性问题，如城乡二元经济问题、农村经济发展落后问题、农村贫穷问题等。经济社会转型意味着中国社会经济在未来一段时期将发生快速或根本性的转变，医疗保障制度改革既要立足中国现实经济社会发展水平与问题，也要有长远的眼光，使之能够更好地适应经济社会转型，推动经济社会转型向好的方向发展，并有效解决好经济社会转型中产生的问题。

这里进一步系统回顾和总结全球医疗保障制度改革及其趋势，分析中国医疗保障体系改革成就及问题，并梳理当前中国经济发展、人口、社会文化等背景，这些背景都将对中国医疗保障体系改革的目标、路径和方式提出不同的要求，产生不同影响。这些影响可以划分为两个方面：一是有利影响或机遇，如经济的持续、快速发展将为医疗保障制度改革提供坚实的物质基础；二是不利影响或挑战，如人口老龄化及贫困人口多、风险社会化及改革政治化，这都对现行医疗保障制度提出挑战。显然改革能否以及在多大程度上立足于这些背景，是其成败的关键。

第一节 国际背景：全球医疗保障制度改革及其趋势

从全球的角度来看，医疗保障制度改革有以下几点共识：一是努力为越来

① 对于中国国情，胡锦涛总书记在“十七大”报告中指出，要“牢记社会主义初级阶段基本国情”。王梦奎在《十七大报告辅导读本》中认为，“中国仍处于并将长期处于社会主义初级阶段，这是从社会性质和社会发展阶段上对中国国情所做出的全局性、总体性判断。”社会主义初级阶段的特征表现在：“第一，工业化的历史任务尚未完成，总体判断，还处于工业化的中期阶段。第二，城乡之间、区域之间发展很不平衡。第三，城乡二元经济的状况还没有根本改变。第四，我国经济地位虽然已经升至世界第四，但人均只有2000美元，仍居世界后列，属于下中等收入国家。”并认为，“认清当前我国社会所处的历史阶段，是正确提出和贯彻党的理论和路线、方针、政策的关键，是推进改革和谋划发展的根本依据。”参见王梦奎：“社会主义初级阶段基本国情和当前我国发展的阶段性特征”，《十七大报告辅导读本》，人民出版社2008年版，第63页。

越多的居民提供保障是各国改革的方向；二是追求公平与效率是各国努力的目标，政府注重于公平、市场注重于效率；三是政府为弱势群体提供医疗保障承担了越来越主动的责任。

一、现代各国医疗保障制度存在的主要问题

当今世界的大多数国家，普遍建立了包括综合社会保险和商业保险在内的医疗保障制度，这种制度是政府干预和市场自由的组合体，同时发挥政府与市场等各种社会资源的力量，对于解决国民医疗保障问题、缓和劳资关系及稳定社会等方面做出积极贡献。但自上世纪 70 年代以来，包括医疗保障制度在内的各国社会保障制度面临来自经济增长停滞、人口老龄化等方面的挑战，出现了给付困难、公平与效率低下等一系列问题。这些问题在 80 年代进一步加深，进而引起持续的改革，改革的目标是促进制度的可持续发展。这些问题主要表现在：

（一）医疗费用增长过快

上世纪 70 年代以来，各国医疗费用上涨问题日益突出。20 世纪 60 年代，经合组织国家的医疗成本（医疗费用）占 GDP 的比例从西班牙的 1.5% 到加拿大的 5.4% 不等，2006 年美国、瑞士和法国医疗成本占 GDP 的比例已经分别上升到了 15%、11% 和 10%，而且没有任何下降趋势，据估计，到 2016 年美国医疗费用将达到 GDP 的 20%[①]。以美国为例，1973 年美国卫生财政预算占整个预算的第一位，1975 年卫生总费用占 GDP 的比重为 8.6%，1980 年达到 10.4%，1982 年为 10.8%，2000 年为 13.2%，2003 年则达到 15.2%。从人均医疗费用支出来看，1990 年美国为 2476 美元，1992 年上升到 3340 美元，2002 年则达到 5000 美元，2003 年则高达 5711 美元。医疗费用的急剧上涨，使得各国政府投入越来越多的经济资源用于医疗费用方面的开支，对于经济和其他各项社会经济发展事业产生不利的影响，成为各国医疗保障制度面临的、政府急需解决的问题。

---

① 参见 Swiss Re：“祝君健康：剖析医疗产业和全球商业医疗保险业的现状”，sigma2007 年第 6 期。

（二）制度公平性差

大多数国家的社会医疗保险计划在建立之初，不覆盖非正规部门就业人员和无业人员，只覆盖正规就业的人员，而且对于不同的人群实行不同的社会医疗保险计划，计划的缴费水平、享受待遇存在很大的差别。如，2002 年前韩国的社会医疗保险制度按职业和居住地的不同分为单位医疗保险、地域医疗保险和公教医疗保险。单位医疗保险对象为雇佣 5 人以上的企事业单位；地域医疗保险对象分为农村地区和城市地区，雇佣 5 人以下的小企业工人亦加入该保险；公教医疗保险对象为公务员（包括国立学校教职员）和私立学校教职员。在美国，政府只是扮演“补缺”的角色，只针对老年人、伤残及贫困人口提供社会医疗保险计划，近 70% 的人口要通过雇主或个人购买的商业医疗保险获得保障；1994—2003 年间，美国 65 岁以下人口中没有任何医疗保险的比例一直保持在 16.1% ~17.5% 之间。

各国社会医疗保险计划的覆盖水平参差不齐，如同为南美洲国家，哥斯达黎加社会医疗保险的覆盖率达到 80% 以上，而多米尼加共和国则不到 10%。特别是发展中国家由于覆盖率不高，社会医疗保险计划往往就会成为少数人的“俱乐部”，医疗卫生资源在不同人群、不同地区（主要是城乡）之间的分布不均衡，进一步加剧了医疗卫生服务的紧缺状态，社会医疗保险计划反而成为医疗保障及医疗服务不公平的制度性根源，引起未享受社会医疗保险保障的群体的严重不满。

（三）制度运行效率低下

社会医疗保险虽然有很多好处，但政府机构的官僚作风以及其对病人愿望的低响应度却是众所周知的、难以克服的弊端（Neudeck and Podczeck, 1996）。对于很多国家，特别是发展中国家而言，政府建立并运行一个有效、高质量的社会医疗保险体系，可能比其对商业医疗保险市场实施有效监管的难度更大（Sekhri and Savedoff, 2005）①。医疗保障制度运行低效率主要表现在两个方面：一是社会医疗保险缴费率过高，基金收支不平衡。二是商业医疗保险的发展受到挤出。社会医疗保险计划保障范围广、保障水平高的国家，商业

---

① 参见锁凌燕、孙祁祥：“英美医疗保险体系比较研究及对中国的启示”，《保险研究》2007 年第 7 期。

医疗保险发展就会不足，市场化的手段在医疗保障制度中所起的作用就会不足。如2000年英国商业医疗保险占医疗卫生费用融资中的比例不足5%，德国为12.7%，美国为35.1%。我们可看到在一些拉美国家商业健康保险完全被排挤出医疗保障体系之外，例如哥伦比亚、墨西哥、巴拿马等国商业健康保险计划覆盖的人口一直为零。

二、各国对医疗保障制度的调整与改革

各国医疗保障制度改革的实质是对政府在医疗保障制度中的行为与责任的调整，希望政府与市场在医疗保障领域达到新均衡。按改革的激烈程度来看，全球医疗保障制度改革大体可分为两种类型：一是制度转轨，是由一种医疗保障模式向另一种模式的转变，包括从没有建立社会医疗保险制度到建立社会医疗保险制度、针对部分人群的社会医疗保险制度向覆盖全民的社会医疗保险制度转化，以及社会医疗保险制度的商业化经办等。其二是在保留原有制度框架的基础上，对部分内容的调整，包括对缴费责任和待遇水平的调整。总的来看，各国的改革进一步调整政府在医疗保障体系中的责任，突出和强调用人单位与个人的责任；注重发挥市场机制及各类经济社会资源的作用；医疗保障方面的支出由政府、单位和个人等多方共同承担，积极调动各方的积极性，政府在纠正市场失灵和促进社会公平方面仍然起着重要作用；社会保险与商业保险逐步融合，制度多元化。

20世纪80年代以来，各国医疗保障制度改革的内容可以归纳为如下五个方面：

（一）建立新的政府医疗保障计划

针对医疗保障领域出现的不公平，部分国家着手建立新的政府医疗保障计划，以便将医疗保障的范围扩大到覆盖正规和非正规经济部门的所有职工，甚至全体国民。以色列和瑞士两国分别于1995年和1996年引入强制性的社会医疗保险计划，为全体国民提供医疗保障。在非洲，布隆迪、肯尼亚、纳米比亚、苏丹和南非等国家积极发展社会医疗保险计划，希望通过保险机制来缓解财政压力，提高国民的医疗保障水平。如2002年肯尼亚建立一个新的、全国性的医疗保障计划；1995年苏丹引入贫困人口免费获得医疗待遇的机制并以政府财政作为资金保障；1996年南非建立全民基本医疗保健计划和医疗保险

计划，旨在帮助贫困人口解决医疗问题。中国政府也于2003年开始恢复和重建针对农民的新型合作医疗计划，并于2007年启动面向城镇居民的基本医疗保险计划。1996年萨尔瓦多着手建立针对5~6岁儿童的社会医疗保险计划；秘鲁则在1997年引入由社会医疗体系、补充医疗保险计划及国家医疗服务系统组成的三支柱式医疗保障体系，并对在职职工和其他特殊人群实行最低待遇标准和附加待遇，为低收入人群建立了国家卫生保健机制。在泰国，1991年提出“30铢计划”，覆盖除公务员和正规就业人口及家属外的所有人群，实现全民医疗保障的目标。

此外，部分国家（主要是高收入国家）针对一些特殊的医疗风险建立专门的保障计划，其中一个重要的方面就是为老年群体的长期护理问题建立新的保障项目。在实行社会医疗保险的国家中，奥地利、德国和卢森堡分别于1993年、1996年和1998年或者建立了单独的保障计划来解决老年人的长期护理问题，或者将原有社会医疗保险项目的保障范围扩展到长期护理费用。

（二）扩大政府医疗保障项目的覆盖面

大多数国家根据本国经济社会发展的情况，努力提高政府医疗保障项目的覆盖面，并努力推进制度的统一性。越来越多的人享受待遇相当的社会医疗保险计划，覆盖的人群越来越宽，制度的公平性得到提高。比利时和法国分别于1998年和2000年将社会医疗保险制度扩展到未参保的人群。中国政府分别于2003年和2007年启动新型农村合作保险和城镇居民基本医疗保险试点，并计划到2010年将覆盖面扩展到全体居民。中国台湾地区于1995年建立全民健康保险制度，在原有劳工保险、公教人员保险和农民保险的基础上，将覆盖面扩展到其家属及其他非就业人口。美国则通过改善商业医疗保险的可获得性、可转移性和可更新性，以便使得更多的人得到足够的医疗保障，1996年出台的《医疗保险的收益性与责任法案》规定，保险公司不得以已存在疾病或先天遗传问题为理由而将这部分人拒保。从1985—2004年拉美各国的情况来看，医疗保障制度的覆盖面均有不同程度的提高，如乌拉圭的覆盖率从1987年的87.7%提高到2000年的97.2%；哥伦比亚从1993年的73.6%提高到2002的100%；智利由1984年的86.1%提高到2002年的100%。

从国际经验来看，扩大政府医疗保障项目覆盖面并最终实现全民覆盖目标，往往要经历较长的时间，而且要将自雇工人和低收入群体纳入政府医疗保障项目，需要付出更大的努力以及花费更长的时间。如表 7－1 所示，从通过第一部与医疗保险相关的法律算起，到实行全民保障的最后一部法律出台，奥地利经历了 79 年，比利时经历了 118 年，德国经历了 127 年，以色列经历了 84 年，罗森堡经历了 72 年。

表 7－1　　若干国家通过社会医疗保险实现全民覆盖所经历的时间

国　家	过渡期	时间（年）
德国	1854—1988 年	127
奥地利	1888—1967 年	79
比利时	1851—1969 年	118
卢森堡	1901—1973 年	72
以色列	1911—1995 年	84

资料来源：Guy Carrin and Chris James. Social health insurance: Key factors affecting the transition towards universal coverage. *International Social Security Review*, Vol. 58, 1/2005.

（三）积极引入市场机制，提高制度的效率

在对待政府与市场在体系中的作用问题上，中间道路开始盛行。在政府占主导地位的国家，如英国和德国等，积极引入市场竞争机制提高制度的运行效率；在市场占主导的国家，如美国，则积极引入政府宏观调控的手段或完善政府医疗保障项目以提高制度的公平性。在最近 20 年，在全球的卫生保健服务以及医疗保障领域市场化的力量发挥越来越重要的作用，越来越多的政府希望通过在上述领域引入市场力量提升系统的运行效率，其主要原因在于北方国家日益上涨的卫生费用、负债累累的南方国家的结构性调整以及 20 世纪 80 年代晚期发生的社会主义经济的瓦解等三个因素的作用。在医疗保障领域引入市场机制，有利于进一步理顺政府与市场之间、社会保险与商业保险之间的关系，控制由于长期人口老龄化而引起的成本上涨。这些方面的改革措施主要包括：一是探索管理式医疗。“管理式医疗保险”是将商业保险经营的观念和方法引入医疗保障领域，对医疗服务的价格、质量和人们获得医疗服务的途径，实行严格的管理。有研究表明，管理式医疗体系具有廉价、高效和高质量的优点，

管理式医疗可以提供从预防到治疗全面的卫生医疗服务，通过预付费制降低风险和保费支出，并在保险机构和医疗服务提供机构之间形成风险分担机制，监督医疗服务提供者的服务质量。二是鼓励商业保险的发展。一些国家开始为商业健康保险的发展腾出更大的空间，并制定出台商业健康保险的税收优惠政策。1997 年瑞士出台一项新的法律，推出一个强制性的基本医疗保险计划和一个补充医疗保险计划，这两项计划主要是由商业保险公司负责经营，被保人可以自由选择和更换保险公司，以便促进市场竞争，提高效率。在德国，允许高收入的被保险人自由选择是加入社会医疗保险计划还是选择商业医疗保险，推动社会保险与商业保险之间的竞争。1998 年中国城镇职工基本医疗保险制度改革中，将政府提供的基本医疗保险封顶线规定为当地社会平均工资的 4 倍，对于封顶线之上的医疗保障需求，鼓励通过商业保险等途径来解决，并允许单位在为职工购买补充医疗保险时，工资总额 4% 的部分可以在税前列支。三是社会医疗保险计划的市场化管理。部分国家将社会保险计划委托给商业保险经办。1990 年美国政府将由其主管的医疗照顾计划和医疗救助计划委托给蓝十字和蓝盾组织经办，并提供 6000 万美元的管理经费。在中国，商业保险公司也参与部分县市新型农村合作医疗的管理工作，并得到国务院领导肯定。通过以上的努力与改革，我们看到，政府之外的力量（主要是商业保险等市场力量）在提供医疗保障方面所起的作用越来越大。

（四）严格控制医疗费用的不合理上涨

医疗费用不合理上涨是各国医疗保障制度面临的共同问题，但这不否定各国在提高制度效率，控制医疗费用不合理上涨方面的努力，这主要包括：

一是建立对投保人的激励和约束机制。在社会医疗保险领域引入商业保险“共同保险”的理念和方法，增加投保人自付医疗费用的比重。如 1979 年英国开始增加了配眼镜和牙科治疗的自付费用，到 1987 年牙科治疗费用的最高自付限额达到 115 英镑，常规治疗费用超过 17 英镑的部分自付比例达到 40%。日本从 1999 年起，社会医疗保险中自付比例由过去的 10% 提高到 20%。二是加强对医疗服务机构的监督管理。部分国家成立或改组了对医疗服务机构监督管理的政府机构，保险经办机构也加大了对医疗服务提供机构的监督和控制。如拉美国家通过制定医院预算费用封顶线、控制新增医疗设施及昂贵医疗设备的数量、实行医疗费用定额制等办法控制医疗费用的不合理上涨，取得一定效果。三是加强医疗卫生体制的配套改革。英国逐步在医疗卫生领域引入市场理念，鼓励私营医院和国立医疗机构开展公平竞争，发挥私营医院在医疗保障中的作用。日本则加强对药品价格的管理，促使医药分离；改革医疗服务的支付方式，并于1997年开始引入第三方对医院进行评价，以改善信息不对称的状况。新加坡于1985年开始公立医院的改革，将所有公立医院及门诊部垂直整合组建成两个医疗集团，实行双向转诊，充分发挥社区医院的作用，以便在控制医疗费用的基础上提高医疗服务质量。继2000年“三医并举”改革后，2006年中国政府再次成立由16个部委组成的协调小组，专题研究包括医疗保障在内的医药卫生体制改革。

（五）适当调整筹资与保障水平，以改善社会医疗保险基金的收支状况

在筹资方面。各国政府加大社会保险费或税的征缴力度，提高征缴率，部分国家采取了提高缴费水平或扩大缴费基数的方法，以增加基金收入。如日本从1999年9月起将社会医疗保险缴费率由过去的8.2%提高到8.5%。在印度，缴费的封顶线被进一步提高，大约有100万名新的职工由此而变成法定缴费的人，缴费的水平为员工缴纳工资的1.75%，雇主缴纳4.75%。

在保障水平方面。为了改善法定医疗保险计划的财务状况，更好发挥市场的作用，部分国家对政府医疗保障计划的保障程度与水平做了适当的调整，虽然有些国家甚至提高了保障程度和内容，但总体而言，政府的承诺有所收缩。例如中国将城镇职工基本医疗保险的最高补偿水平限定在当地社会平均工资的4倍。

三、部分国家在解决农村医疗保障问题方面的探索

由于农村地区经济发展水平低且不平衡、医疗卫生相对缺乏且分散、人口众多且收入教育水平较低等方面的原因，农村医疗保障问题是各国医疗保障体系建设中的难点问题。从世界各国情况来看，发达国家中农业已经产业化，并且在国民经济中的比重非常小，大部分国家已将农村居民的医疗保障纳入统一的全民医疗保障项目之中，并对农村居民的缴费给予适当的财政补助。低收入国家经济发展落后，资金和资源的机会成本非常高，很大程度上

根本无暇考虑农村医疗保障问题。将政府医疗保障项目覆盖面扩大到农村居民等非就业人员及低收入人群，是医疗保障制度建设与改革过程中的重要内容之一。以下介绍几个中低收入国家在解决农村医疗保障方面的实践经验与教训。

（一）巴西的“家庭健康计划”

巴西实行城乡全民医疗保障制度，医疗保障制度覆盖面广，2003 年巴西政府提供的法定医疗保障计划覆盖人口占总数的 75.5%，其余 24.5% 由商业健康保险覆盖。巴西除了实行全民统一的医疗健康制度外，1994 年还专门设立了一种针对农村家庭和社区的初级卫生保健制度——“家庭健康计划”。项目实施后，农民在医疗服务方面的可及性明显提高，几乎达到 90% 以上。该计划具有以下特点：一是政府重视农村卫生服务体系建设，设立专项经费资助农村医疗保健计划，计划具有社会公共救助性质，所需资金来自联邦和各州的专项资金支持。二是在制度设计上，注重对医疗服务者的激励。巴西联邦政府为确保上述计划的顺利实施，设立专项经费为从事农村卫生保健服务者提供启动资金及生活补助，并按服务量进行奖励。联邦政府确保农村医务工作者可获得不低于城市同类人员 2 倍的工资，这在一定程度上提高了医务工作者在农村开展医疗服务的积极性。

（二）印度的“全国农村健康计划”

印度的公共卫生投入只占卫生总费用的 17.9%，但按照 2000 年世界卫生组织成员国卫生筹资与分配公平性评估排位，印度居第 43 位，其原因在于印度政府将有限的政府投入公平地补给最需要医疗服务的需方①。印度政府自 1947 年独立以来一直致力于农村医疗保障体系的建设，20 世纪 80 年代初期，印度政府就确定了在全国农村逐步建立包括保健站、初级保健中心和社区保健

① 参见傅小强：“中国医改　该向谁借鉴—印度贫富各有所依”，《中国社会保障制度》2005 年第 12 期，第 26 页。但近年来，世界银行对印度的医疗卫生体系提出不同的看法，他们认为：印度“由公共财政支持的治疗性卫生服务毫不含糊地偏向富人（World Bank，2003）”，印度在医疗卫生领域的公共支出中对穷人的医疗卫生投资偏低，其情况比美国还要严重，而且以下线索也说明印度公共卫生体制的无效率和不平等：（1）无论是公立还是私立医院，富人都比穷人得到更多且更高质量的医疗服务；（2）公立医院提供给穷人的服务是如此之差，以至于 39% 的贫困病人不得不到私立医院就诊，而私立医院的花费要比他们可去的公立医院贵 8 倍。转引自彼得·林德特：“福利国家是终将消亡还是要推广”，《比较》第 32 期。

中心在内的三级医疗保健网的宏伟目标，免费向广大穷人（主要是农村人口）提供医疗服务，免费项目包括挂号费、检查费、住院费、治疗费、急诊抢救的一切费用，甚至还有住院病人的伙食费，但不包括药费。近年来，为保障广大农村人口的健康安全，印度政府出台 2005—2012 年“全国农村健康计划”，提出了一系列旨在加强现有农村基层医疗机构的措施，要求将医疗卫生预算提高到 GDP 的 2%～3%，要求地方政府根据“全国农村健康计划”制定“地方健康计划”，完善包括医疗、卫生、供水、营养等方面的制度，以全面提高农村地区的医疗卫生服务条件和水平。此外，印度政府还大力推行非正规产业医疗保障制度，通过农产品加工企业组织其合同农户向保险公司集体投保、非正规经济产业工会或联合会设立的健康福利项目、工会等非政府组织为成员设计保险项目集体向保险公司投保等方式解决非正规产业和非正规就业人员的医疗保障问题。

（三）泰国“30 泰株计划”

泰国“30 泰株计划”是针对农民及流动人口所推行的一项全民医疗服务计划，这项制度的实施最终使得泰国实现了全民医疗保障的目标，目前该国医疗保障制度的覆盖率已达到 90%。“30 泰株计划”是依据 2002 年泰国颁布的《国民健康保险法》来实施的，参与本计划的农民到定点医疗机构就诊，无论是门诊还是住院，每诊次只需支付 30 铢的挂号费（约 6 元人民币，对收入低于 280 铢的农民可予免缴），就可得到预防保健、门诊和住院服务、不多于 2 次的分娩、正常住院食宿、口腔疾病治疗等方面的医疗服务。政府的财政支持是“30 泰株计划”最主要的资金来源，通常由中央政府按照一定标准（2002 年为人均 1202 株）将资金预拨到省，省卫生管理部门再分配给相应的医疗卫生机构。在管理上，泰国政府成立了以卫生部长为首的国家卫生委员会来制定“30 泰株计划”的相关政策，同时，成立国家健康保险办公室负责卫生经费的分配预算和使用监管，而且在省一级成立地方卫生委员会，作为医疗服务购买方与医疗机构签订合同，为该计划的参与人购买医疗服务。

（四）中国的“新型农村合作医疗”计划

2003 年 1 月 16 日，国务院转发了卫生部、财政部、农业部《关于建立新型农村合作医疗制度的实施意见》，该文件要求：从 2003 年起各省、自治区、直辖市至少要选择2～3个县市先行试点，到2010年，实现在全国建立基本覆盖农村居民的新型农村合作医疗制度的目标。新型农村合作医疗以大病统筹为主，兼顾小额门诊，实行个人缴费、集体扶持和政府资助相结合的筹资机制，农民个人每年的缴费标准不低于10元，乡村集体根据实际情况给予适当扶持，地方财政对参合农民年人均补助不低于10元，中央财政对中西部地区除市区外的参合农村年人均资助10元①。新型农村合作医疗的经办机构以卫生部门为主，部分地方采取由劳动部门经办或委托商业保险公司经办的方式，管理机构由政府组建，并设在县及县以上行政部门。新型农村合作医疗是中国政府扩大医疗保障覆盖面的重要步骤，与2007年开始试点的城镇居民基本医疗保险、1998年开始建立的城镇职工基本医疗保险，形成三位一体，预计在2010年基本能够实现医疗保障全民覆盖的目标。

第二节

历史背景：中国医疗保障体系改革成就及问题

我们从历史中走来，并将成为历史的一部分。历史是重要的，其重要性在于，每一个复杂的有机体、每个人、每项制度和每一个社会都带有过去的痕迹；过去的选择与实践很难被消除。典型的例子是，现代高速火车所用的铁路衡量标准根源于两千多年前马车所使用的车轮尺度，现代的铁路设计所采用的一些标准继承了不合宜的古代运输方式所使用的标准。这说明在技术和风俗演进中存在“锁定”和“路径依赖”。医疗保障制度改革也是如此，医疗保障改革发展历史一方面为下一步的改革与发展提供了经验与教训，暴露出需要解决的问题与挑战；另一方面也在某种程度上“锁定”了改革的方向与路径。

① 随后年份各级财政资助标准有所提高。根据财政部、卫生部《关于做好2008年新型农村合作医疗工作的通知》（[2008]17号）文件的精神，“从2008年开始，各级财政对参合农民的补助标准提高到每人每年80元，其中中央财政对中西部地区参合农民按40元补助，并对东部省份按照一定比例给予补助，计划单列市和农业人口低于50%的市辖区也全部纳入中央财政补助范围；地方财政也要相应提高补助标准，确有困难的地区可分两年到位。”

一、中国医疗保障制度改革历程

表 7－2 列示了中国医疗保障制度的改革历程及主要事件①，这一过程总体可以概括为四个方面：

表 7－2 中国医疗保障制度演变历程

商业健康保险	社会医疗保险	医疗救助
1. 1982 年，保险业恢复国内业务，经上海市政府批准，人保上海分公司经办“上海市合作社职工医疗保险”。 2. 1991 年，人保推出针对学生的住院医疗保险。 3. 1995 年，推出个人附加定期重大疾病保险。 4. 1998 年，继续推出定额给付型医疗保险、住院费用型医疗保险、与社保衔接的高额医疗保险等。 5. 2002 年，新修改的《保险法》允许财产保险公司自 2003 年起经营短期健康保险业务。 6. 2002 年，保监会完成“中国商业医疗保险”课题研究，提出专业化发展商业健康保险的思路。	1. 1952 年，建立公费医疗及劳保医疗制度。 2. 80 年代，一些企业和地方自发对传统医疗保障制度进行改革。 3. 1993 年，十四届三中全会决定通过，决定确定了医疗保险改革的方向。 4. 1994 年，国家体改委、财政部、劳动部、卫生部联合印发《关于职工医疗改革的试点意见》，开始两江试点，探索建立社会统筹与个人账户相结合的城镇职工社会医疗保险制度。 5. 1996 年，国务院转发《关于职工医疗保障制度改革扩大试点的意见》，在两江试点的基础上，扩大改革试点。 6. 1998 年，国务院颁布《关于建立城镇职工基本医疗保险制度的决定》，开始全面推进城镇职工基本医疗保险制度。 7. 2000 年，开始同步推进医疗保险、医疗卫生体制和药品流通体制改革，重点解决医疗卫生服务和医疗保障制度改革中面临的体制性障碍。	1. 2002 年，中共中央、国务院下发《关于进一步加强农村卫生工作的决定》，提出建立和完善农村医疗救助制度。 2. 2003 年，民政部、卫生部、财政部联合下发《关于实施农村医疗救助的意见》。

① 对传统医疗保障制度进行改革的根本原因，郑功成认为首先是体制转换的不适应性，即传统医疗保障制度因经济体制改革而丧失了计划经济的生存基础，其自我封闭性又日益成为市场经济改革与发展的阻力。其次是传统医疗保障制度本身所存在的不合理性。对于以往的改革，郑功成认为是不足的，主要表现在于：一是多层次的医疗保障体系未能建立，从而使医疗保险作为城镇居民医疗保障体系的单一层次孤军突进难度加大，并直接制约着医疗保险改革的深化；二是迄今仍未找到公认的、合理的、有效的医疗费用控制机制；三是医疗保险的社会化程度不高，疾病风险不能在较大的地区范围和群体范围分散；四是配套的医疗改革等严重滞后。参见郑功成：《关注民生——郑功成教授访谈录》，人民出版社 2004 年版，第 440 页。

续表

商业健康保险	社会医疗保险	医疗救助
7. 2003 年初，保监会颁布《人身保险新型产品精算规定》，要求分红健康保险退出市场。 8. 2003 年底，保监会颁布《关于加快健康保险发展的指导意见》，鼓励推进健康保险专业化经营。 9. 2004 年，保监会批准人保健康、平安健康等 5 家专业健康保险公司筹建。 10. 2006 年，国务院下发《国务院关于保险业改革的若干意见》，要求加强对专业公司的扶持力度，促进商业健康保险的发展。 11. 2006 年，保监会颁布《健康保险管理办法》，建立统一的监管标准。	8. 2002 年，中共中央、国务院下发《关于进一步加强农村卫生工作的决定》，提出建立和完善新型农村合作医疗制度。 9. 2003 年，开始试点新型农村合作医疗制度，并下发《关于建立新型农村合作医疗制度的意见》、《关于进一步做新型农村合作医疗试点工作的指导意见》。 10. 2006 年，卫生部、发改委等 7 部门联合发布《关于加快推进新型农村合作医疗试点工作的通知》，扩大新型农村合作试点。 11. 2007 年，国务院出台《关于开展城镇居民基本医疗保险试点的指导意见》，启动试点，并计划于 2010 年全面推开。	3. 2005 年，国办转发民政部、卫生部、劳动部、财政部《关于建立城市医疗救助制度试点工作意见》。

注：笔者根据有关资料整理而成。

（一）建立和完善适应经济社会新形势要求的基本保险制度框架，主要包括旧制度的转型和恢复重建新的制度，努力扩大政府医疗保障项目覆盖面

制度转型主要是指城镇职工基本医疗保险的改革，这在很长一段时期是中国医疗保障改革的重点和难点问题。1993 年党的十四届三中全会通过的《关于经济体制改革若干问题的决定》中明确提出，建立社会统筹医疗基金与个人医疗账户相结合的社会医疗保险制度，并使之逐步覆盖城镇全体劳动者。这为社会医疗保险制度改革指明了方向和原则，标志着公费医疗和劳保医疗改革进入制度转型的新阶段。1994 年，国家体改委、财政部、劳动部、卫生部联合下发了《关于职工医疗制度改革的试点意见》，并选择“两江”（江苏省镇江市、江西省九江市）作为综合改革试点城市。与此同时，海南、深圳、青岛等地按照“统账结合”的思路对原有制度进行了一些改革探索，出现了两江模式（三段通道式）、海南模式（板块式）、深圳模式（混合式）和青岛模式（三金式）等不同改革实践。1996 年 4 月，国务院召开全国职工医疗保障制度改革扩大试点工作会议，决定在两江改革取得经验的条件下扩大改革试点，截至 1998 年 1 月，先后有 40 个城市进行了医疗保障制度的改革试点。1998 年成立了劳动和社会保障部，并于该年 12 月召开全国医疗保险制度改革工作会议，发布了《关于建立城镇职工基本医疗保险制度的决定》（国发 44 号），该文件标志着城镇职工社会医疗保险改革在全国范围内推开。1999 年全国有 24 个省份出台了医疗保险制度改革总体规划，315 个统筹地区制定了实施方案，全国参加基本医疗保险的人数达到 1431.3 万人。到 2001 年底，全国绝大多数城市的职工医疗保险改革已经启动，参保人数达到 7630 万人。

恢复重建主要是指新型农村合作医疗和城镇居民基本保险制度的建立，这两项制度的建立与推广，意味着从形式上中国已经建立全民医疗保障制度，并且是以社会医疗保险为主，从模式上来看，属于政府主导型的医疗保障制度模式。旧的农村合作医疗制度解体后，农民“看病难、看病贵”问题日益突出。1987 年，美国兰德公司同卫生部联合在四川省眉山、简阳两县进行中国农村健康保险研究试点，取得一定的进展；上海金山县及湖北省监利县等，在当地政府和群众的支持下，也开展了试点。1991 年国务院批转了卫生部、农业部、人事部、教委、计委《关于改革和加强农村医疗卫生工作的请示》的通知，指出要“稳步推进合作医疗保健制度，为实现人人享有卫生保健提供社会保障”。1997 年 1 月中共中央、国务院在关于卫生改革与发展的决定中，提出要“积极稳妥地发展和完善农村合作医疗制度”，并且明确了举办合作医疗的原则。该年底，农村合作医疗的覆盖率提高到 17%。2002 年底召开的全国农村卫生工作会议上，做出加强农村卫生工作的决定，部署了建立和完善农村合作医疗制度的工作，推动我国农村合作医疗制度发展进入一个新的阶段。2003 年 1 月 16 日，国务院转发了卫生部、财政部、农业部《关于建立新型农村合作医疗制度的实施意见》，要求从 2003 年起各省、自治区、直辖市至少要选择 2～3 个县市先行试点，到 2010 年，实现在全国建立基本覆盖农村居民的新型农村合作医疗制度的目标。这标志着恢复和重建新型农村合作医疗制度进入实质启动阶段。

在总结新型农村合作医疗经验的基础上，2007 年，国务院出台《关于开展城镇居民基本医疗保险试点的指导意见》，在有条件的省选择 2～3 个城市启动试点，2008 年进一步扩大试点，并计划于 2010 年全面推开，逐步覆盖全体城镇非从业居民。

（二）在政府逐步退出的领域，积极引导市场发挥作用，商业保险在医疗保障体系中的作用和地位逐步提高和确立

随着社会主义市场经济的发展和传统医疗保障制度改革的深入，商业健康保险积极抓住机遇，发挥其行业作用。一是开发个性化商业健康保险产品，满足群众高端和多样化的健康保险需求；二是积极发展团体健康保险，满足群众基本医疗保险之外的医疗保险需求；三是稳妥参与社保经办业务，在地方政府有需求、财政资金能够及时到位的情况下，有条件的保险公司可以稳妥地开展社保经办业务。对于商业保险的定位，国务院有关文件给予了明确，商业健康保险与基本医疗保险同属于医疗保障体系的重要组成部分。如表7-3所示，不同文件对商业健康保险发展定位的表述基本一致，强调商业保险在基本医疗保险的基础上发挥补充作用。但同时可以看到，对于鼓励商业健康保险发展缺乏有效的政策措施。

表7-3　不同文件对商业健康保险发展定位的表述

文件名称	内　容
《国务院关于建立城镇职工基本医疗保险制度的决定》	超过最高支付限额的医疗费用，可以通过商业医疗保险等途径解决。
《国务院关于保险业改革的若干意见》	保险是金融体系和社会保障体系的重要组成部分。鼓励和引导人民群众参加商业养老、健康等保险，对完善社会保障体系，提高全社会保障水平，扩大居民消费需求，稳定与和谐，具有重要的现实意义。积极探索保险机构参与新型农村合作医疗管理的有效方式，推动新型农村合作医疗健康发展。
“十七大”报告	加快建立覆盖城乡居民的社会保障体系，保障人民基本生活。要以社会保险、社会救助、社会福利为基础，以基本养老、基本医疗、最低生活保障制度为重点，以慈善事业、商业保险为补充，加快完善社会保障体系。
《国务院关于开展城镇居民基本医疗保险试点的指导意见》	城镇居民基本医疗保险基金用于支付规定范围内的医疗费用，其他费用可以通过补充医疗保险、商业健康保险、医疗救助和社会慈善捐助等方式解决。
深化医药卫生体制改革方案	要积极发展商业健康保险，鼓励商业保险机构开发适应不同要求的健康保险产品，满足高端和多样的健康需求；建立多层次的医疗保障体系，鼓励企业通过参加商业保险解决基本医疗保障之外的需求；鼓励商业保险参与社会保险经办管理，利用市场机制提高社会医疗保险管理服务能力。

注：笔者根据各种文件整理而成。

（三）初步建立了医疗救助制度

农村医疗救助制度从2003年年底开始建立，到2006年年底，仅用3年时间已经覆盖了所有涉农的县（市、区）；城市医疗救助从2005年开始试点，到2007年9月底，全国86%的县（市、区）都建立了城市医疗救助制度，全国19个省（自治区、直辖市）已经实现辖区内所有县（市、区）全部建制，提前两年完成预定目标。在加快建制步伐的同时，各地以加强领导、强化协作为途径，普遍成立了由政府领导挂帅，民政、劳动和社会保障、卫生、财政等部门参加的城乡医疗救助工作领导小组或协调小组；以部门协调机制为依托，建立了城乡医疗救助联席会议或协调会议制度，初步形成了“政府领导、民政牵头、部门协作、社会参与”的管理体制，切实加强了对医疗救助工作的领导。城乡医疗救助制度建立以来，各地坚持因地制宜，着眼于困难群众的不同情况和医疗需求，实施大病医疗救助、推行门诊救助、探索定额救助、鼓励医疗机构优惠减免，建立了多方面、多层次的医疗救助方式。

（四）探索费用控制机制

1980年开始，许多地方开始启动部分企业和单位公费医疗、劳保医疗制度的局部改革，在公费医疗领域，重点是探索更优化的公费医疗经费管理体制，在劳保医疗领域，重点是探索在职职工医疗费用大病统筹和离退休人员医疗费用社会统筹的有关方式和方法。1980—1985年，主要是针对需求方，探索费用分担和对需求方激励约束的机制，包括职工负担部分医疗费、职工医疗费定额包干管理等。这种采取医疗费用与职工利益挂钩的办法，在一定程度上增强了职工个人的费用节约意识，抑制了对医疗服务的过度需求，对于医疗费用的控制起到积极作用。1985年后，改革的重点由需求方转向供给方，开始逐步加强对医疗服务机构的激励约束，以达到控制医疗费用不合理上涨的目的。与此同时，部分地方开始了社会统筹的试点，如河北省石家庄市于1985年11月先后在6个县市开展离退休人员医疗费用社会统筹试点。到1994年，离退休人员医疗费用社会统筹在全国基本推开，1994年末有19个地区的1.4万户企业实行离退休人员医疗费用社会统筹，参加社会统筹的人员为25.7万人，当年基金收入0.6亿元，基金支出0.7亿元①。在职职工医疗费用统筹方面，1987年5月，北京市东城区蔬菜公司首创"大病医疗统筹"方法，此后经过四平、丹东、黄石、株洲等试点城市的探索，很快在一些省市推广。到1994年末，有20个地区的3.2万户企业实行职工大病医疗费用社会统筹，参加的职工达到374.6万人。实行大病统筹扩大了统筹范围，完善了医疗费用的控制机制，减少了浪费，提高了制度的可持续性。

从这些改革的过程，我们可以看出，改革的本质是调整政府行为，改革过程中及改革后，政府依然在医疗保障体系中占主导地位，但政府有所进、有所退。

二、中国医疗保障制度的现行框架

经过近几十年的改革与发展，中国已经初步形成包括医疗救助、社会保险和商业保险在内的医疗保障体系（如图7－1所示）。

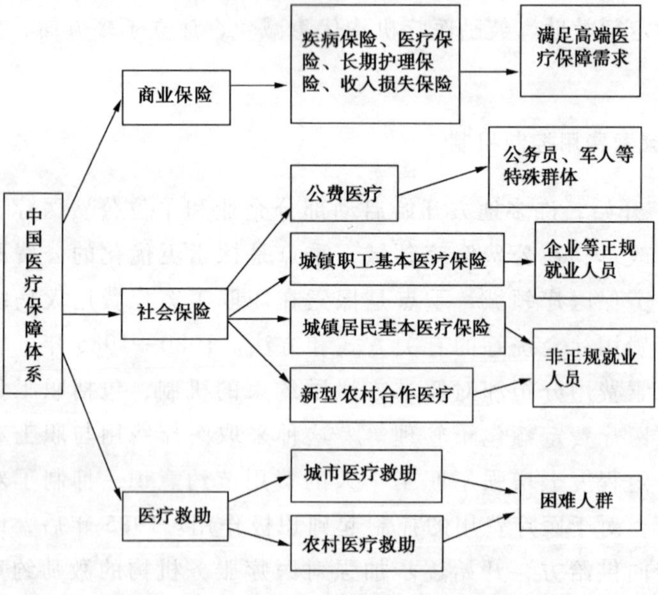

图7－1　中国医疗保障体系基本框架图

① 参见杨宜勇、吕学静：《当代中国社会保障》，中国劳动社会保障出版社2005年版，第108页。

（一）医疗救助

医疗救助是一个托底机制。目前我国医疗救助为城乡二元结构，对于农村和城镇地区的居民采取不同的医疗救助制度和标准。目前城镇和农村地区医疗救助由民政部门组织实施并监督管理。两者之间的区别如表7-4所示，可以看出，城镇医疗救助的管理要求及待遇相对比农村医疗救助要高，救助的方式主要有两种：其一是资助救助对象参加新型农村合作医疗等基本医疗保险项目；其二是对于大额医疗费用给予适当的补助。从实施情况来看，依然带有一定的随意性，能否享受到医疗救助待遇带有一定的不确定性。

表7-4　　中国农村与城镇地区医疗救助比较表

	农　村	城　镇
依据规章	《关于实施农村医疗救助的意见》（民发〔2003〕158号）	《关于建立城市医疗救助制度试点工作的意见》（国办发〔2005〕10号）
目标、原则	目标：力争到2005年，在全国基本建立起规范、完善的农村医疗救助制度。 原则：要从当地实际出发，医疗救助水平要与当地经济社会发展水平和财政支付能力相适应。	目标：从2005年开始，用2年时间试点，之后再用2~3年时间在全国建立起管理制度化、操作规范化的城市医疗救助制度。原则：（1）实事求是，因地制宜。（2）先行试点，稳步推进。（3）多方筹资，多种方式，量力而行。
主要救助对象	农村"五保户"、农村贫困户家庭成员。	城市居民最低生活保障对象中未参加城镇职工基本医疗保险人员、已参加城镇职工基本医疗保险但个人负担仍然较重的人员和其他特殊困难群众。
救助办法	（1）开展新型农村合作医疗的地区，资助医疗救助对象缴纳个人应负担的全部或部分资金，参加当地合作医疗，享受合作医疗待遇。因患大病经合作医疗补助后个人负担医疗费用过高、影响家庭基本生活的，再给予适当的医疗救助。（2）尚未开展新型农村合作医疗的地区，对因患大病个人负担费用难以承担、影响家庭基本生活的，给予适当医疗救助。（3）国家规定的特种传染病救治费用，按有关规定给予补助。	对救助对象在扣除各项医疗保险可支付部分、单位应报销部分及社会互助帮困等后，个人负担超过一定金额的医疗费用或特殊病种医疗费用给予一定比例或一定数量的补助。

续表

	农　村	城　镇
申请、审批程序	属地化管理，经村民代表会议评议同意后报乡镇人民政府审核。医疗救助金由乡镇人民政府发放，也可以采取社会化发放或其他发放办法。	救助对象本人向社区居民委员会提出申请；街道办事处（乡镇人民政府）审核；县级政府民政部门审批。救助金由街道办事处（乡镇人民政府）发放，也可以由县民政部门直接发放，有条件的地方要实行社会化发放。
医疗服务	按照本地合作医疗或医疗保险用药目录、诊疗项目目录及医疗服务设施目录。	原则上参照当地城镇职工基本医疗保险甲类用药目录、诊疗项目目录和医疗服务设施目录制定医疗救助对象医疗服务标准。
基金管理	各级财政拨款和社会各界自愿捐助；医疗救助资金纳入社会保障基金财政专户。各级财政、民政部门对医疗救助资金实行专项管理，专款专用。	通过财政预算拨款、专项彩票公益金、社会捐助等渠道建立基金。城市医疗救助基金纳入社会保障基金财政专户，专项管理、专款专用，不得提取管理费或列支其他任何费用。

注：笔者根据《关于实施农村医疗救助的意见》（民发［2003］158号）、《关于建立城市医疗救助制度试点工作的意见》（国办发［2005］10号）等文件整理而成。

（二）社会保险

社会医疗保险主要起基本保障作用。现行的社会医疗保险由城镇职工基本医疗保险、新型农村合作医疗、城镇居民医疗保险三部分构成，并且分别由1998年《关于建立城镇职工基本医疗保险制度的决定》（国发［1998］44号)、2003年《关于建立新型农村合作医疗制度的实施意见》（国办发［2003］3号〗）及2007年《关于开展城镇居民基本医疗保险试点的指导意见》等三个文件确立其各自的制度框架。此外，对于公务员、军人等特殊群体依然实行公费医疗制度。人力资源与社会保障部负责城镇职工与居民基本医疗保障的组织实施及监督管理，卫生部负责新型农村合作医疗的组织实施及监督管理。如表7－5所示，三个政府基本医疗保险项目之间存在较大的差异，从筹资水平和待遇来看，城镇职工要远高于城镇居民，城镇居民则要高于农村居民。

表 7-5　　中国城乡社会医疗保险制度的比较表

内 容	城镇职工基本医疗保险	城镇居民基本医疗保险	新型农村合作医疗
依据规章	《关于建立城镇职工基本医疗保险制度的决定》	《关于开展城镇居民基本医疗保险试点的指导意见》	《关于建立新型农村合作医疗制度的实施意见》
保障范围	企业、机关事业、社会团体、民办非企业单位及其职工	城镇非从业人员，主要包括中小学生、少年儿童、老年人、残疾人等，居民自愿参加	农村居民
资金来源	基本医疗保险费由用人单位和职工共同缴纳	以家庭缴费为主，政府给予适当补助；有条件的用人单位可以对职工家属参保缴费给予补助	实行个人缴费、集体扶持和政府资助相结合
资金管理	以收定支、收支平衡	以收定支、收支平衡、略有结余的原则	以收定支、收支平衡和公开、公平、公正
保障方式	基本医疗保险统筹基金和个人账户	有条件的地区可以逐步试行门诊医疗费用统筹	大病统筹，部分地方也建立了个人账户
统筹层次	原则上地级以上行政区统筹，也可以县（市）统筹，直辖市全市统筹	县市级统筹	一般县（市）统筹。条件不具备的也可乡（镇）统筹，但逐步向县（市）统筹过渡
保障内容	住院费用和门诊费用相结合	住院和门诊大病医疗支出	以大病统筹为主
参加方式	强制性	自愿性	自愿性
筹资水平	不超过工资的 10%	100 元	30 元

注：乡镇企业及其职工、城镇个体经济组织业主及其从业人员是否参加城镇职工基本医疗保险，由各省、自治区、直辖市人民政府决定。

城镇职工基本医疗保险覆盖城镇所有正规就业部门的退休人员和在职职工，要求强制参加。城镇职工基本医疗保险基本思想是“低水平、广覆盖、共负担、统账结合”，实行社会统筹和个人账户相结合的模式，由个人和单位共同承担医疗保险费，并对医疗费用采取个人分担的方式，设立了社会统筹基金的支付起付线（社会平均工资的 10%）和封顶线（社会平均工资的 4 倍）。从缴费水平来看，原则要求不超过职工平均工资的 10%，如北京市城镇职工社会医疗保险的资金来源是典型的“9+2+1+3+4”结构①。从资金使用来看，将基本医疗保险资金划分为个人账户和社会统筹基金两部分，以在一定程度体现“公平优先、兼顾效率”的社会保障原则。从个人账户资金的用途来看，主要在于：一是用来支付个人门诊、急诊的医疗费用；二是可以用来到定点药店购药；三是支付基本医疗保险统筹基金起付标准以下的医疗费用；四是支付超过基本医疗保险统筹基金起付标准，按照比例应当由个人负担的医疗费用。基本医疗保险统筹基金主要用来支付劳动者住院治疗的医疗费用；急诊抢救留观并收入住院治疗的，其住院前留观7日内的医疗费用；恶性肿瘤放射治疗和化学治疗、肾透析、肾移植后服抗排异药的门诊医疗费用。医疗费用支付的比例主要取决于医院等级和费用数额，而与劳动者承担的保险费缴纳义务的多少无关。

新型农村合作医疗覆盖农村居民，居民自愿参加。2003年1月国务院转发了卫生部、财政部、农业部的《关于建立新型农村合作医疗制度的意见》（国办发［2003］3号），2004年1月国务院转发了卫生部等11个部委的《关于进一步做新型农村合作医疗试点工作的指导意见》（国办发［2004］3号）。这两个文件明确了建立新型农村合作医疗的目标、原则、组织管理、筹资标准、资金管理、组织实施等方面的内容。各地政府根据中央文件制定了实施细则。以河南新乡为例②，该市实行大病统筹加门诊家庭账户补偿模式，设立大病统筹基金对住院费用按比例补偿，对部分特殊病种大额门诊费用进行补偿，设立家庭账户基金对参合家庭成员的门诊费用直接补偿。2008年的筹资标准为90元，农民自己缴纳30元，另60元由各级政府筹集，其中12元用于家庭账户，78元用于统筹资金。新乡市所辖县（市）、区补偿模式和住院补偿起付线、封顶线、顺产定补、门诊慢性病报销比例等应基本一致；坚持大额医疗费用补助为主、兼顾受益面。统筹补偿方案分A和B两种。各县（市）、区可结合本地实际选择其中一种方案作为本县（市）、区新型农村合作医疗统筹补偿

① “9”是指用人单位按全部职工缴费工资基数之和的9%向社保中心缴纳基本医疗保险费；“2”是指职工按本人上一年月平均工资的2%缴纳基本医疗保险费；“1”是指大额医疗费用互助资金按单位全部职工缴费工资基数之和的1%强制向投保单位征缴；“3”是指大额医疗互助资金除了单位缴纳工资基数之和的1%以外，个人不论是在职还是退休，每月缴纳3元钱。“4”是指参加基本医疗保险的企业和事业单位可以建立补充医疗保险。企业补充医疗保险费在本企业职工工资总额4%以内的部分，可以在税前列支，列入成本。

② 参见《关于印发新乡市新型农村合作医疗统筹补偿方案指导意见的通知》（新政文［2008］28）。

方案。新型农村合作统筹基金支付的起付标准和补偿比例均按医院的不同等级确定，以分流患者和鼓励患者合理充分利用乡镇卫生资源。A方案和B方案对于乡级医院的住院补偿起付线定为80元，逐级递增，省级医院则每年定为1500元。在级别不同的医院就医，统筹基金报销比例与个人账户支付的比例也不一样，乡级医院统筹基金报销的比例最高，省级医院最低。与此同时，新乡市政府还制定一些措施，扩大受益面，如：规定参合农民在一个年度内第二次及其以后住院的，只计算其中最高级别医院的一次起付线，但封顶线一个年度内累计不高于3万元。为鼓励和引导参合农民利用中医药治疗，规定参合农民在县级以上（包括县级）中医医院住院的报销起付线在规定的同级医疗机构报销起付线基础上降低100元。参合农民住院费用报销起付线以上部分，中医药服务费用报销比例提高10%。

城镇居民基本医疗保险覆盖城镇非从业人员，主要包括中小学生、少年儿童、老年人、残疾人等，居民自愿参加。2007年7月国务院发布《关于开展城镇居民基本医疗保险试点的指导意见》（国发［2007］20号），决定在郑州、长春、哈尔滨、无锡、上饶等79个城市先行试点城镇居民基本医疗保险，并在2010年全面推开。该文件明确了建立城镇居民基本医疗保险制度的目标原则、参保范围和筹资水平、组织管理和服务提供等方面的内容。政府给予适当的财政补助；保障范围以住院医疗和门诊大病医疗支出为主（有条件的地区可以逐步试行门诊医疗费用统筹），保障水平要高于新型农村合作医疗，但低于城镇职工基本医疗；筹资方式以家庭缴费为主，政府给予适当补助。财政补助力度要高于新型农村合作医疗，政府对试点城市所有参保居民每人每年补助水平不低于40元，对特殊困难群体还有保费补贴。城镇居民基本医疗保险与新型农村合作医疗非常相似，不同之处在于，城镇居民基本医疗保险由劳动保障部主导，保障水平和财政补贴水平均要高于新型农村合作医疗。城镇居民基本医疗保险、城镇职工基本医疗保险、新型农村合作医疗分别覆盖城镇居民、职工及农村居民，到2010年全体国民均会享受基本医疗保险。

（三）商业保险

商业健康保险主要起补充作用。2006年8月，中国保险监督管理委员会颁布《健康保险管理办法》，该办法作为中国第一部健康保险专门化监管的部门规章，对商业健康保险的基本框架及发展方向作了进一步规范。该办法将商业保险服务于医疗保障体系的途径和方式区分为两大类，其一是承担疾病及其费用风险的各类健康保险业务，包括疾病保险、医疗保险、失能收入损失保险和护理保险等；其二是不承担疾病及其费用风险的委托管理和健康管理业务（如图7-2所示）。

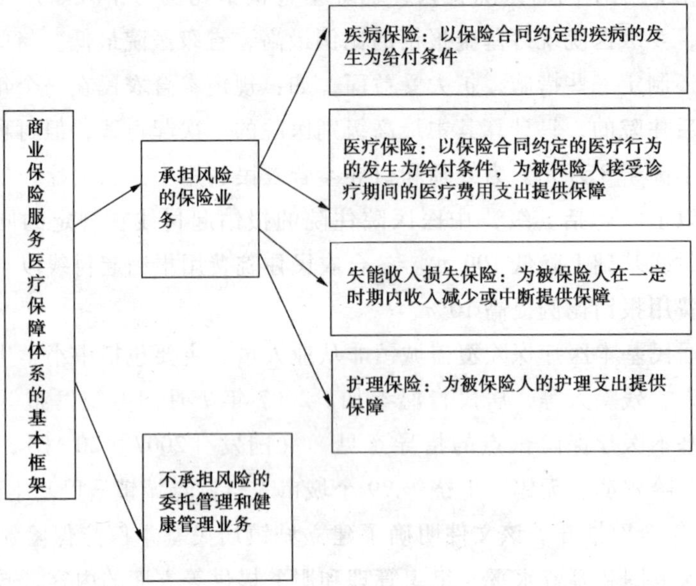

图7-2　商业保险服务医疗保障体系的基本框架图

2006年国务院下发的《关于保险业改革发展的若干意见》（国发［2006］23号）也进一步要求加快商业健康保险的发展，该文件要求："统筹发展城乡商业养老保险和健康保险，完善多层次社会保障体系。大力推动健康保险发展，支持相关保险机构投资医疗机构；积极探索保险机构参与新型农村合作医疗管理的有效方式，推动新型农村合作医疗的健康发展。"中国保监会主席助理陈文辉在2007年商业健康保险发展与监管座谈会（宁波）上的讲话中也做了明确阐述，他指出商业健康保险的发展方向和思路为：一是开发个性化商业健康保险产品，满足群众高端和多样化的健康保障需求；二是积极发展团体健康保险，满足群众基本医疗保险之外的健康保障需求；三是稳妥参与社保经办业务。商业健康保险由商业保险公司经营，由中国保监会负责监督管理。

三、中国医疗保障体系发展成就分析

任何一种制度的产生、存续与改革，都受到特定历史要求、社会经济条件的制约，并在一定的历史时期发挥作用。在医疗保障领域，随着经济、社会、政治、文化以及医疗卫生体制等方面的变化，特别是在由计划经济向市场经济转型的过程中，中国医疗保障体系发生了一系列的变革，为建立有中国特色的医疗保障体系进行了有益的探索，取得的成绩是突出的。这主要表现在：一是在短短的20多年时间内，对社会医疗保险制度的改革进行了大量有益的探索，用创造性的思维探索有中国特色的医疗保障改革道路；二是通过全面和渐进改革实现由传统保障制度向社会化的责任分担制度转变，彻底改变了居民依赖政府与单位的传统保障观念，提高了对市场经济的适应性；三是分步骤建立了城乡医疗救助、城镇职工社会医疗保险、新型农村合作医疗、城镇居民基本医疗保险等制度，为一定数量的居民提供了保障，而且受保障的人群正在不断增加；四是商业健康保险得到一定程度的发展，在一定程度上调动了市场和个人的作用和积极性。

医疗保障体系各层次发展的成就分述如下：

（一）中国医疗救助制度建设成就①

1. 城乡医疗救助制度逐步建立。在制度设计上，将城乡医疗救助从非正规制度、事后救济性质，向正规制度、事前规划性质转变，并确立了城乡医疗救助在医疗保障制度中的地位与作用。

2. 多层次医疗救助方式逐步成型。目前城乡医疗救助方式主要有四种：(1) 帮助救助对象参加相关保障制度，在已开展新型农村合作医疗和城镇居民基本医疗保险的试点地区，资助城乡医疗救助对象参保（参合）；(2) 对救助对象难以自付的医疗费用按规定给予补助；(3) 通过临时救助，对难以自付医疗费用的特殊困难群众给予临时性帮助；(4) 发挥慈善事业的作用，广泛动员社会力量，通过社会捐助、帮扶和医疗机构适当减免费用等多种渠道，帮助困难群众缓解医疗难问题。

3. 医疗救助办法日趋完善。在救助范围上，坚持以城乡低保对象为主，适当扩大医疗救助覆盖范围，部分地区将城市低保边缘群体纳入了保障范围。在救助病种上，开展了常见病的救助。在救助程序方面，积极探索“医前救助”、“简化程序”、“降低救助门槛”等有效措施。

4. 医疗救助资金不断增加。2007年中央财政补助地方城乡医疗救助资金

① 本部分引用了李立国副部长在全国城乡医疗救助工作会议上的讲话中对医疗救助工作的总结。

33.4 亿元，比 2006 年的 14.3 亿元增长了 133%；地方各级财政预算安排城乡医疗救助资金 37.8 亿元，较 2006 年的 27 亿元增长 40%。其中，江西、上海、辽宁、浙江、江苏等省（直辖市）地方各级财政城乡医疗救助资金投入超过 2 亿元，江西、上海和河南等省省级财政投入资金超过 1 亿元，广西、新疆生产建设兵团、安徽、重庆等地 2007 年省级财政投入比 2006 年增长 2 倍以上。

5. 医疗救助效果日益显现。2007 年 1～9 月，不含资助参加新型农村合作医疗的人数和资金，城乡医疗救助人次达到 760 万，比 2006 年全年的 554 万人次增长了 37%；城乡医疗救助资金支出了 26.2 亿元，比 2006 年全年的 22.8 亿元增长 15%。此外，2007 年 1～9 月，通过医疗救助共资助 2333 万人参加新型农村合作医疗，支出资金 3.3 亿元。城乡医疗救助制度的建立和实施，给数千万身处贫病交加困境的困难群众，送去了党和政府以及全社会对他们的关爱，逐渐成为保障他们基本医疗需求的长效机制，成为我国基本医疗保障体系和城乡社会救助体系的重要组成部分。

（二）社会医疗保险发展取得的成就

1. 成功实现制度转型，实现由群体保障向社会保障的变革。在近 30 年的时间里，成功推动了医疗保障制度由以个人保障、企业保障为主，向政府保障为主转变，并进一步发挥了市场保障的作用，在更大的范围内、更高的层次上实现疾病风险的集合与分散。

2. 初步建立了覆盖全民的基本医疗保障制度框架，并不断扩大覆盖面。在制度上通过“四位一体”的框架，形式上已经覆盖所有形式的居民。城镇居民基本医疗保障、新型农村合作医疗保险制度的建立，既立足于中国社会主义初级阶段的基本国情，也在一定程度上缓解了医疗保障不公平的程度。

3. 革新传统保障价值观，建立了政府、企业、个人三方费用分担机制和激励约束机制。通过全面和渐进改革实现由传统保障制度向社会化的责任分担制度转变，彻底改变了居民依赖政府与单位的传统保障观念，适应了经济与社会发展的要求。

4. 制度的运行为经济社会的发展提供有力支持。基本医疗保障制度的机制作用逐步显现：一是逐步理清了国家、社会、用人单位、家庭、个人在筹资中的责任，建立了较为稳定合理的资金筹集机制。二是建立了医疗费用的分担机制，促进了费用约束机制的形成和自我保障意识的增强。三是建立了互助共济的保障机制，社会统筹的医疗保险基金化解了个人难以承担的医疗风险，促进了社会公平。四是实行社会化管理服务机制，减轻了用人单位事务负担，减轻了个人负担，增强了政府公共服务功能，提高了管理服务效率。五是实行权利与义务相对等的保障机制，为制度长久发展提供了保证，增强了制度的包容性。这些功能和作用的发挥，得到了社会各方的理解和支持，产生了积极的社会效应。

（三）商业健康保险发展成就

1. 业务规模迅速增长，产品及服务内容不断丰富。从业务规模来看，如图 7－3 所示，2007 年健康保险保费收入 384.2 亿元，是 2000 年的近 6 倍，年均增长近 30%，远远高于同期 GDP 增长速度。从产品形态来看，1992 年，健康保险产品仅有 70 余款，至 2003 年底已经超过 300 款，到 2007 年健康保险产品近千款，涵盖了医疗保险、疾病保险、护理保险和失能收入损失保险。从服务内容来看，服务范围也不再局限于简单的费用报销和经济补偿，而是逐步向预防保健、健康教育、医疗指导等附加值服务的纵深方向发展，并推出了针对健康保险更为方便、快捷、高效和人性化的服务措施。

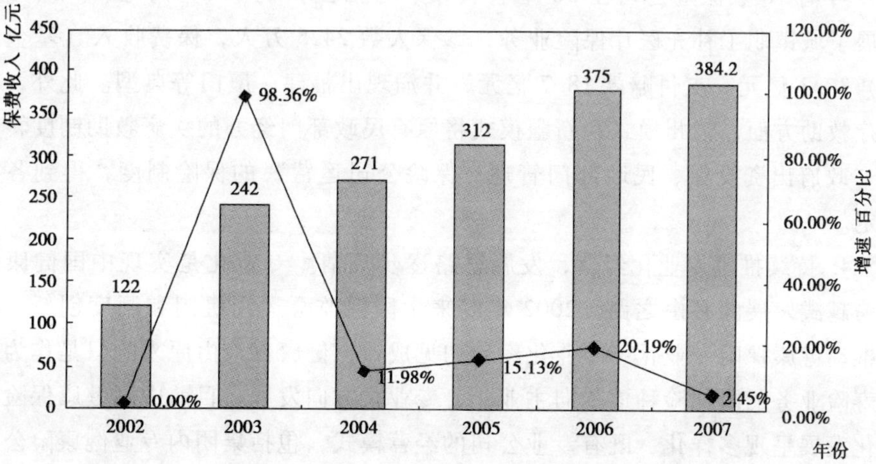

图 7－3　2002 年以来商业健康保险保费收入及增长速度示意图

2. 市场主体不断增加，市场体系不断完善。从经营主体来看，截至 2007

年底，有近100家寿险公司、财险公司及专业健康保险公司开展了健康保险业务，形成了多种形式主体共同竞争的局面。但中国健康保险市场依然是一个兼业经营的市场、混业经营的市场，是以寿险公司经营健康保险为主的市场格局。2007年寿险公司健康保险保费收入为343.33亿元，占健康保险总保费的89.3%；产险公司健康保险保费收入为14.44亿元，占3.8%；专业健康保险公司保费收入为26.4亿元，占6.9%。从医疗保险来看，专业公司占比更低，不足0.5%。与此同时，国外的再保险公司或专业健康保险公司在中国成立了健康保险第三方管理公司或参股中国的专业健康保险公司，积极促进经营技术的引进与理念交流。

3. 积极稳妥参与政府医疗保障管理，不断提升地位与影响。保险业积极发挥社会管理功能，坚持积极稳妥的原则参与新型农村合作医疗、城镇职工大额互助医疗、医疗救助等政府医疗保障项目的经办管理工作。保险业参与政府医疗保障经办管理，不仅创新了运行机制，提高了服务水平和保障质量，节约了政府运营管理成本，还为保险业发展拓展了服务领域，在许多地方形成了政府、群众、医疗机构和保险业多方共赢的局面。2007年，中国人寿等7家保险公司在14个省（市、自治区）的114个县（市、区）参与了新型农村合作医疗经办工作，基金规模达36.6亿元，参合人数3017万人，先后涌现出太平洋的江苏省江阴模式、中国人寿的河南省新乡模式和广东省番禺模式等典型。2007年有18家保险公司在26个省（市、自治区）的700多个县（市、区）开展了城镇职工补充医疗保险业务，参保人数2425万人，保费收入（基金规模）30.3亿元，支付赔款18.7亿元，并涌现出福建、厦门等典型。此外，在医疗救助方面，锦州模式和新疆模式将原有民政部门经办的疾病救助制度转变为“政府出资投保、民政部门管理、保险公司运营”的保险制度，得到各方肯定。

4. 持续推进专业化经营，发展思路逐步理清。专业化是实现中国健康保险跨越式发展的必由之路。2002年以来中国保监会运用机制和制度创新，持续推动健康保险专业化，专业化经营初见成效，健康保险由原来的只是作为长期寿险业务的附加险种逐步向主业化、专业化方向发展。目前中国健康保险专业化发展呈现多样化，既有专业公司的经营模式，包括集团内专业健康险公司和单独设立的专业健康险公司，又有寿险公司框架下的健康险专业化经营模式，包括设置事业部和专门业务部门。专业公司注重创新产品和管理，非专业主体公司充分发挥主业的品牌效应和资源优势来发展健康险业务。各种模式根据自身特点进行健康险专业化发展的探索，取得了一定的成绩，也积累了经验。

5. 监管框架初步建立，风险防范能力进一步提高。近年来，保险监管部门不断积极协调各方力量，力求为健康保险发展争取良好的政策环境，为健康保险快速发展提供了坚强的保障。在监管理念方面，坚持以监管促发展，用发展的思路实施监管。通过为市场主体服务和创造良好发展环境，包括诚信建设和偿付能力监管，树立公众对健康保险行业的信心；通过对市场行为监管，规范市场秩序，形成健康的良性竞争市场。同时，发展是实施有效监管、防范化解风险的有效途径。在监管资源配置方面，2003 年中国保监会还在人身保险监管部增设了养老与健康保险处，专司健康保险的发展与监管工作。在制度建设方面，2002 年和 2005 年，保监会分别制定并下发了《关于加快健康保险发展的指导意见》及《关于完善保险业参与新型农村合作医疗试点工作的若干指导意见》；2006 年中国保监会颁布并实施《健康保险管理办法》，健康保险的监管框架和思路初步形成，行业防范风险能力得到有效提高。此外，还研究制定了专门的健康保险统计制度，以及健康保障委托管理方面的规范性文件。在监管体系方面，构筑了“以公司内控为基础、以偿付能力监管为核心、以现场检查为重要手段、以资金运用监管为关键环节、以保险保障基金为屏障”的五道风险防线，健康保险监管将以风险为核心，由过去的合规型监管为主，转向了治理监管、偿付能力监管与市场行为监管并重的模式。

四、中国医疗保障体系存在问题及原因分析

当前，中国医疗保障体系存在以下突出问题：

（一）保障水平低

这一方面表现在医疗救助、基本保险与商业保险之间没有形成一个有机的整体，没有形成保障网络；城乡医疗救助制度和城镇居民基本医疗保险制度刚刚建立，还在一定程度上带有随机性。2006 年中国城市和农村居民最低生活保障平均标准分别为 173.9 元/月/人和 70.9 元/月/人，分别占城市和农村居民家庭人均消费性支出的 24% 和 30%。2006 年共有城市居民 146 万人次、农村居民 287 万人次享受到医疗救助，民政部门资助参加新型农村合作医疗的低

保对象有984万人次，城乡医疗救助支出41.3亿元，相对于庞大的人口总量来看，中国城乡医疗救助的覆盖面及保障水平都非常低，将之比喻为“洒胡椒面”不为过。另一方面表现在基本医疗保险的保障水平低，保障程度非常不足。从居民的医疗保障方式来看，2003年国家卫生服务调查的结果表明，基本医保、公费医疗、劳保医疗和合作医疗分别占8.9%、1.2%、1.3%和8.8%，纯商业保险占7.6%，另有70.3%属于自费，个人自费比例虽然比1998年（76.4%）有所降低，但比例依然偏高。

（二）制度不健全

这既体现在医疗救助、基本保险与商业保险三个层次之间发展不平衡，也体现在基本保险制度存在多重分割现象。从三个层次发展情况来看，目前仍然是基本保险单兵推进，医疗救助、商业保险发展滞后，所占份额比较小，没有在体系中发挥其应有的作用。1998年以来，基本保险建设发展迅速，覆盖面不断扩大。到2007年，全国参加城镇职工基本医疗保险的人数为18020万人（含离退休人员），参加新型农村合作医疗人数为73000万人，另有1000万左右的公务员被传统的医疗制度覆盖，2007年下半年又启动了城镇居民基本医疗保险试点，并将于2010年覆盖全体城镇居民。2007年基本医疗保险基金收入2214亿元，新型农村合作医疗基金超过300亿元。而同时期，城乡医疗救助支出61.2亿元，商业健康保险规模不足400亿元。从基本保险层面来看，存在城乡、区域、人群等分割的局面，目前中国对公务员、城镇职工、城镇居民、农民实行完全不同的政府医疗保障项目，保障方式、保障水平、资金来源、保障性质和资金运行等方面存在明显的差异。特别是还有1/3以上的人群没有纳入基本医疗保障项目覆盖范围之内，如表7-6所示，从2003年的情况来看，农村地区以及非正规部门中没有任何医疗保障的人口比例远远高于城市地区和正规部门。低保人群不仅收入低微，而且绝大部分被排除在社会医疗保险体系之外。这种格局大大降低了制度的公平性，原本是保障社会公平的重要手段，反而成为加剧社会不公平和拉大收入差距的主要原因之一①。

---

① 中国每年都有一定的财政补贴基本医疗保险基金，这使得制度内的人群享受财政上的转移支付，而制度外的人则不能。而在中国制度内的人通常是有工作的，属于中高收入阶层；制度外则是农民、自由职业者或无业者，属于低收入阶层的占多数。

表 7－6　　1998、2003 年调查地区居民医疗保障制度构成（%）

年份	项目	合计	城市			农村					
			小计	大	中	小	小计	一类	二类	三类	四类
1998年	公费医疗	4.9	16.0	21.7	16.4	9.2	1.2	1.1	0.8	2.0	0.3
	劳保医疗	6.2	22.9	30.6	28.4	9.4	0.5	1.4	0.5	0.2	0.0
	半劳保医疗	1.6	5.8	8.5	6.2	2.4	0.2	0.6	0.1	0.1	0.1
	医疗保险	1.9	3.3	0.8	8.1	2.1	1.4	2.4	1.6	1.2	0.1
	统筹医疗	0.4	1.4	2.8	1.1	0.1	0.0	0.2	0.0	0.0	0.0
	合作医疗	5.6	2.7	0.1	0.1	8.0	6.6	22.2	3.6	1.6	1.8
	自费医疗	76.4	44.1	34.3	38.8	60.0	87.3	71.8	92.5	94.8	81.5
	其他形式	3.0	3.7	1.3	1.1	8.8	2.8	0.3	0.9	0.2	0.2
2003年	城镇基本医疗保险	8.9	30.4	37.6	41.1	13.2	1.5	1.9	1.3	1.5	1.2
	大病医疗保险	0.6	1.8	3.6	0.6	0.8	0.1	0.4	0.1	0.1	0.0
	公费医疗	1.2	4.0	6.7	3.9	1.1	0.2	0.4	0.2	0.2	0.1
	劳保医疗	1.3	4.6	5.0	5.0	3.8	0.1	0.2	0.2	0.1	0.0
	合作医疗	8.8	6.6	0.1	0.0	19.6	9.5	17.6	6.1	0.7	24.3
	其他社会医疗保险	1.4	2.2	3.7	1.0	1.6	1.2	2.9	0.6	0.8	0.3
	商业医疗保险	7.6	5.6	4.8	7.3	5.0	8.3	8.9	10.9	7.9	3.2
	无医疗保险	70.3	44.8	38.5	41.2	55.0	79.0	67.8	80.7	88.6	70.8

资料来源：《2007 中国卫生统计年鉴》。

（三）政府与市场的职责不明晰

在很长一段时期，中国医疗保障体系完全由政府包揽，在改革与转型过程中，政府逐步退出部分领域，并鼓励商业健康保险发展。但在这一过程中，政府与市场、社会保险与商业保险等方面的关系没有理顺，职责分工不明晰，这主要表现在：在制度设计与提供上，缺乏对医疗保障制度的统筹规划，缺乏整体的思路和方案。医疗保障制度的行政管理分散在多个政府部门，医疗保障制度形态多样，社保部负责城镇职工与居民基本医疗保险制度管理工作，卫生部负责农村新型合作医疗试点工作以及医疗服务机构的管理，民政部负责城乡医疗救助试点工作，全国总工会负责公费医疗和劳保医疗事业，中国保监会负责商业健康保险。医疗保障管理工作分散在多个政府职能部门，每种医疗保障项目均有一套独立运行的行政管理和资金管理体系，行政管理成本巨大。更为重要的是，除行政管理成本之外，目前各种医疗保障体系之间（特别是政府基本医疗保险项目之间）相互分离的行政管理体制，人为造成医疗保障体系的制度分隔、城乡差别、身份歧视和健康不平等，形成政出多门、交叉重叠、多头管理医疗保障制度的格局，既不利于统筹城乡协调发展，又不利于统一、协调、整合管理医疗保障制度，最大化发挥医疗保障制度的作用，最大化改善全体国民身心健康状况，提高全体国民的生活质量和整个社会的福利水平。医疗保障制度的行政管理分散在多个政府部门的负面影响还反映在借鉴国外医改模式之争上，卫生部门青睐“英国模式”、社保部门偏爱“德国模式”、保险行业探索“美国模式”。“模式之争”恰恰反映了部门、行业发展目标的不统一。人们通常会在既定的目标下考虑采用哪种模式能更快地发展自己或符合本部门利益。各部门、行业目标不统一，所偏爱的模式就不尽相同。卫生部门认为政府在医疗卫生领域（即所谓的供方）的投入明显不足，而社保部门则认为政府在医疗保障领域（即所谓的需方）的投入明显不足。

（四）补充医疗保险基本化

在基本保险制度没有完善的条件下，社保部门在基本保险的基础上举办各种形式的补充医疗保险，这既遏制市场发挥作用，限制商业健康保险的发展，又会无形中增加企业和财政的负担，并且存在基本保险基金与补充保险基金混用的财务风险。政府未能统筹考虑社会医疗保险和商业健康保险的协调发展，城镇职工基本医疗社会保险和商业健康保险的定位不清。导致的直接结果是商业健康保险可操作的市场空间小，难以充分满足保险经营大数法则的要求，从城镇职工基本医疗保险参保对象看，它基本囊括了城市居民中最优质的投保人资源——他们有相当的固定收入，年龄结构也比较理想。而商业保险公司只能做一些补充险或是面向没有固定工作的人群，风险明显偏高。此外，社保机构强制推出企业大额补充医疗保险，商业保险失去了在健全多层次医疗保障体系中发挥作用的空间。从各国经验来看，企业补充医疗保险属于市场范畴，是商业保险发挥作用的重要领域。1998 年国务院 44 号文件规定，对超过基本医疗保险最高支付限额的医疗费用，鼓励企业建立大额补充医疗保险，通过商业医疗保险等途径解决。但在实际操作过程中，各地社保机构在经办社会基本医疗保险的同时，利用地方法规或行政条例等形式，强制推出企业大额补充医疗保险。目前，全国大部分地市级城市以及部分县级城市都建立了大额补充医疗保险，绝大部分是社保机构以强制方式推出的，有社保机构自办自营、整体转包商业保险经营、委托商业保险提供管理服务等三种方式，其中以社保机构自办自营方式为主。社保机构强制推出大额补充医疗保险的做法，严重影响社会保障制度的公平，降低医疗保障体系的运行效率，限制企业建立补充医疗保险的自主选择权，加重困难企业的经济负担。同时，社保机构一家包揽基本医疗基金和大额补充医疗基金，容易造成资金混用等财务管理风险。

（五）基本保险运行效率低

这主要表现在：（1）城镇职工基本保险费率高。从医保资金总量控制来看，城镇职工基本医疗保险制度的全国平均总费率在10%以上，比国家制度规定的平均水平高1/4以上。据有关统计表明，在全国不同经济地带选取的15个统筹单位中，仅有甘肃定西地区的费率是国家规定的基准水平，即“6% +2%”，其他地区都高于这一基准水平。实际上，这15个地区的平均总和费率为10.2%，比制度规定的基准值高出27.5%。（2）基本医疗保险基金节余率高。2007年城镇基本医疗保险基金（含城镇职工与居民）总收入2257亿元，支出1562亿元，分别比上年增长29.2%和22.3%。年末基金累计结存2477亿元。如表7－7所示，中国新型农村合作医疗虽然筹资水平不高，但每年还有不少的节余，平均每年节余率在20%以上。（3）社会医疗保险立法滞后。政府行为表现出较大的随意性，缺乏对政府行为的有效约束。（4）缺乏配套措施和政策，制度设计上缺乏有效的约束和激励机制，难以有效激励劳动者参保，也难以有效约束其不当利用制度的行为，影响体系整体作用的发挥。（5）基本医疗保险个人账户的作用未发挥。个人账户与社会统筹基金相结合是中国城镇职工基本医疗保险和新型农村合作医疗制度的一个基本原则和突出特色。目前各地个人账户的使用和管理办法不同，如北京市城镇职工基本医疗保险的个人账户资金的用途主要有：用来支付个人门诊、急诊的医疗费用；可以用来到定点药店购药；支付基本医疗保险统筹基金起付标准以下的医疗费用；支付超过基本医疗保险统筹基金起付标准，按照比例应当由个人负担的医疗费用。但实际操作过程中，允许个人从其医疗账户中直接提现。总体而言，对个人账户缺乏管理，资金没有得到合理有效利用，资金结余比较多。据统计，2004年城镇职工个人医疗账户节余405亿元，2005年节余528亿元。

表 7－7　　中国新型农村合作医疗基金使用情况

年　度	当年筹资（亿元）	支出总额（亿元）	资金使用率（%）	基金结余率（%）
2004	37.24	26.37	70.8	29.2
2005	75.35	61.75	82.0	18
2006	213.59	155.81	72.95	27.05
截至 2007 年 6 月 30 日	241.47	133.38	55.24	待定

资料来源：2004、2005 年数据来源于卫生部《全国新型农村合作医疗基本信息报表》；2006 年数据来源于《关于 2006 年全国新型农村合作医疗运行情况的通报》；2007 年数据来源于 http：//www.china.com.cn/news/2007－09/05/content_ 8804963.htm。

（六）“三改并举”的协同机制有待完善

由于医药卫生体制和机制上的问题尚未得到根本解决，与医疗保障制度协同发挥作用的有关机制尚未形成，目前还缺乏有效的服务监管和费用控制，医疗费用上涨速度还很快，既增加群众医疗费用负担，也给医疗保障基金带来很大压力，影响医疗保障制度良性发展和稳健运行。主要原因在于：一是医疗保障经办机构作为需方利益代表，目前监管地位不明确，监管手段比较弱，对于在医疗服务市场中形成供需平衡关系和对供方进行有效制衡的作用尚未有效发挥，监管力度还不够。二是在现有办医模式和运行机制下，医疗机构争相扩大规模、引进高新设备，形成无序竞争，大处方、滥检查等过度医疗行为经常发生，监管和控制的难度很大。三是药品和医疗服务的定价机制不完善，价格形成过程没有形成需方参与的供需双方谈判机制。四是诊疗规范和技术标准体系不完善，医疗保障对医疗服务实施监管缺乏依据和标准，医疗机构之间患者医疗信息共享难以实现，重复检查、重复治疗问题突出。

（七）商业健康保险发展严重滞后

虽然商业健康保险发展取得了令人欣慰的成绩，特别是近 5 年来，实现了跨越式的发展，但总体来说中国健康保险依然处于初级阶段：一方面，商业保险在医疗保障体系中的作用小；另一方面，健康保险在人身保险业的比重小。国际经验显示，一个成熟的保险市场，健康险保费收入占总保费的比例一般要在30%左右。而2007年中国健康保险占总保费的比重为5.5%，占人身保险业的比重为7.6%，远低于世界平均水平。

中国健康保险发展与全面建设小康社会和构建社会主义和谐社会的要求不相适应，与建立完善的社会主义市场经济体制不相适应，与经济全球化、金融一体化和全面对外开放的新形势不相适应。商业健康保险发展滞后的原因主要有两点：

1. 从行业内部来讲，关键是还没有找到一条成功的、适合中国国情的健康保险专业化发展道路。专业化经营是健康保险发展的方向，这一点已经是保险行业的共识。但对于如何达到专业化的目标，如何实现专业化发展的要求等等关键性问题还存在不同的认识。有人认为目前专业化经营条件不成熟，健康保险必须依赖寿险业务才能生存；或认为必须给予市场垄断才能实现专业化，要求监管机关授予健康保险业务的专营权；或认为成立专业化健康保险公司或者专门健康保险管理部门就是健康保险专业化经营。保险公司缺乏清晰的专业化经营理念，没有投入足够资源去建立专业化经营模式，相对于寿险而言，对于健康保险经营规律的掌握显得不足，而且健康保险存在比寿险更大的经营风险；反过来，公司更不愿投入资源加强健康保险专业化经营的基础建设，如此形成恶性循环。探索专业化发展的实践过程中，存在一些点上的成功案例，但还没有面上非常成熟、成功的经营模式和盈利模式，部分公司在战略上甚至出现大幅度的调整和摇摆。特别是专业公司成立近3年来没有出现较为理想的经营结果，部分公司停而不前，部分公司违规行为不断，普遍面临较为严峻的生存和发展困难。部分寿险公司在开拓健康保险经历失败后，采取消极的策略，甚至逐步退出了健康保险市场。

导致这一问题的原因是多方面的。首先，健康保险保障的对象是医疗费用风险，而医疗是一种特殊的服务，在很大程度上需要根据患者量身定做，而且利益主体各方信息不对称问题非常突出。因此健康保险经营的复杂程度及技术要求相对较高，而且经营结果受到方方面面因素的影响，不确定性很高。其次，中国健康保险经营时间相对较短，而且相对于寿险来说，开放程度更小，国外的经验和技术还没有很好地引进或消化。再次，中国保险市场短期行为问题突出，而健康保险的经营需要长期投入和经验的积累。找到一条适合中国国情的健康保险发展道路是推进健康保险跨越式发展、使健康保险真正产业化的关键所在，这需要保险行业知难而上，也需要保险行业充分学习借鉴国际先进经验和技术。

2. 从外部环境来讲，还没有建立有效支持商业保险在医疗保障体系中发挥重要作用的政策体系。

首先，社会保险与商业保险的关系没有完全理顺。从国际经验来看，商业保险作为国家医疗保障体系的重要组成部分，在不同领域发挥着不同的作用。从保障人群来看，对已经具有社会医疗保险的人群，商业保险提供补充性医疗保险，提高医疗保障水平。例如，在法国，参加社会医疗保险的人，由于25%的医疗费用需要自付，大部分人还要购买商业补充医疗保险。在加拿大，对社会医疗保险不负担的牙科服务等项目，近70%的人口是通过购买商业医疗保险解决的。对社会医疗保险没有覆盖到的（或暂时覆盖不到的）人群，商业保险提供灵活多样的保险产品，满足不同收入群体医疗保障需求。例如，在荷兰，社会医疗保险只覆盖中低收入人群，高收入者的医疗保险通过商业保险提供。从参与管理来看，商业保险发挥精算技术、专业人才、服务网络和风险管理等优势，按照自愿协商原则，接受政府或企业的委托，提供医疗基金管理、医疗费用报销等第三方管理服务，收取一定管理费用，不承担医疗基金运行风险。例如，美国政府将 Medicare 与 Medicaid（均为政府举办的社保项目）的管理和赔付工作委托给蓝十字公司承担，从而节省政府成本，提高效率。但在中国现有体制下，政府未能统筹考虑社会医疗保险和商业保险的协调发展，基本医疗保险和健康保险的定位不清，其直接结果是商业保险可操作的市场空间小，难以充分满足保险经营大数法则的要求。

其次，配套措施还不到位。（1）没有税收方面的支持政策。国际经验表明，税收优惠是拉动商业医疗保险发展最有效的政策杠杆，但目前我国还没有出台鼓励企业和个人购买商业医疗保险的税收优惠政策。（2）缺乏医疗基础数据。商业医疗保险产品开发和经营管理都需要基础精算数据。但目前医疗机构、社保部门和商业保险之间，没有建立信息发布和数据共享机制。这一方面加大了商业保险经营风险，另一方面不利于形成社会合力，控制医疗费用不合理上涨。

最后，医保合作模式尚未取得实质性突破，对医疗费用的不合理上涨缺乏有效的控制手段。商业保险覆盖面低、谈判能力有限，很难与医院建立可以影响其医疗行为的深层次合作机制。保险公司还主要依靠报销病人的医疗单据进行理赔，没有实现对医院的直接供款，没有形成“风险共担、利益共享”的利益联系纽带，难以介入医疗服务过程，难以控制医疗费用。保险公司还没有一张覆盖广、效率高、可控制的合作医院网络，在这一点上，健康保险甚至落后于社会医疗保险，后者的社保定点医院已经初步成型。近年来，个别保险公司也在尝试收购医院的股权，通过资本纽带加强对医院的控制，但由于投资政策限制，保险公司也不可能大量收购医院，而且不一定具备经营医院的能力，效果尚不明显。

造成这一问题的原因既有认识方面的原因，也有制度设计方面的原因。中国社会主义市场经济体制初步形成，政府对市场及其作用的认识还有待于深化，商业保险发展时间相对较短，一些政府部门忽视商业保险的社会管理功能，对商业保险的认识还停留在“赚钱”的层面，对充分发挥商业保险在健全医疗保障体系中的作用缺乏深入理解认识，主动运用市场机制和商业保险的意识不强，甚至对商业保险参与社会管理服务还存在抵触。例如，商业保险参与新型农村合作医疗能够将其专业技术、服务网点和风险管理等优势转化为新型农村合作医疗的经办资源，提高制度效率，这一点得到了国务院领导的高度肯定。但目前保险业参与新型农村合作医疗难以得到相关配套政策支持，有些地方政府及有关部门对此存在偏见，甚至设置准入障碍。在制度设计中，部分学者和政府部门片面理解政府主导作用，忽视市场机制作用，不能把商业保险作为重要的社会资源加以充分利用，在制度设计和具体实施中，甚至把商业保险排除在保障体系之外。在原有的医疗保障制度框架下，社会医疗保险与商业医疗保险之间边界不清晰。例如在补充医疗保险领域，部分地方社保机构强制推出企业大额补充医疗保险，争夺商业保险在多层次医疗保障体系中应有的空间。

在分析中国健康保险发展的困难与问题时，要避免“外因至上”的悲观情节。有人认为，中国健康保险发展不起来的根本原因是社会保险与商业保险不正当竞争，抢占了商业保险市场。目前部分地方社会保险部门在封顶线之上举办形式不同的大额互助保险，对商业保险的发展空间有很大的负面影响，在一定程度上替代和挤出了商业保险。但笔者认为，在造成中国健康保险市场发展滞后的原因中，外因是第二位的，内因是第一位的，关键的问题是没有找到成功的经营模式和盈利模式。我们可以看到，即使在建立国家卫生保健制度的英国，也有11.5%的人口购买了商业医疗保险；实行高福利的全民社会医疗保险的德国，商业医疗保险占医疗总费用的10%以上。而相对于这两个国家而言，中国的社会医疗保险项目无论是在保障范围、覆盖面，还是保障水平上，都显得不足。但中国商业健康保险在医疗保障体系中所发挥的作用，远低于世界平均水平，也低于这些高福利国家。

第三节

经济背景：市场化及其不平衡

一、经济快速发展

市场经济体制进程的加快推动了经济快速发展，如图 7－4 所示，2007 年国内生产总值达到 24.66 万亿元，比上年同比增长 11.4%。以中国现有的经济发展水平与国家财力，建设一个水平适度、覆盖城乡居民的医疗保障体系是完全能够做到的。

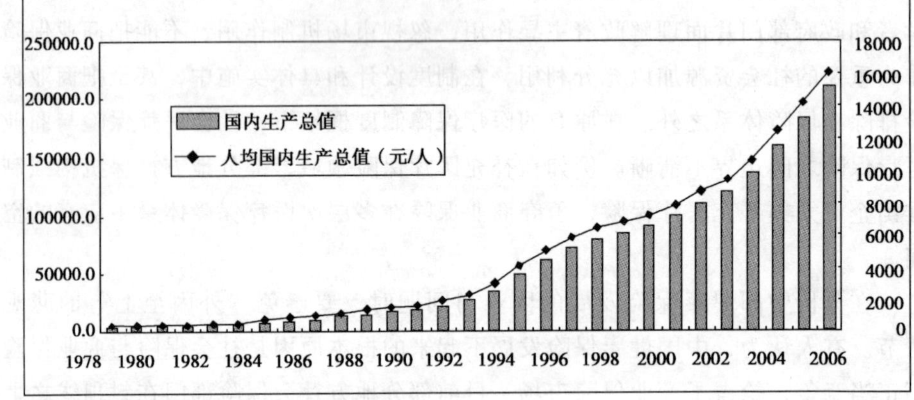

资料来源：1978—2005 年的数据来源于国家统计局：《中国统计年鉴（2006）》，中国统计出版社。2006 年的数据来源于国家统计局：《中华人民共和国 2006 年国民经济和社会发展统计公报》，2007 年 2 月 28 日。

图 7－4 中国（人均）国内生产总值的变化趋势（1978—2006 年）

经济发展对医疗保障体系建设会产生三方面的影响：其一是在经济发展过程中，其他领域的经验，特别是如何发挥市场基础性作用的经验和宏观调控的经验，可以应用于医疗保障体系的建设与改革；其二是经济发展可以为医疗保障体系建设与改革提供物质基础。社会生产力有了较大发展，社会产品和剩余就会更加丰富，政府直接掌握的物质和货币财富就会更多，也就有能力对医疗保障体系给予财政扶助；与此同时，企业和个人也有足够的能力和意愿参与保险。其三是随着经济发展，民权主义会不断提升，居民需要层次会不断提高，要求分享经济发展成果的呼声会越来越高，对于安全保障层次的需求会越来越迫切，这将推动医疗保障体系建设的步伐①。

二、财政实力增强

随着经济的快速发展，中国政府财政实力得到进一步增强，应该有足够的财政实力支持全民医疗保障体系的建设。

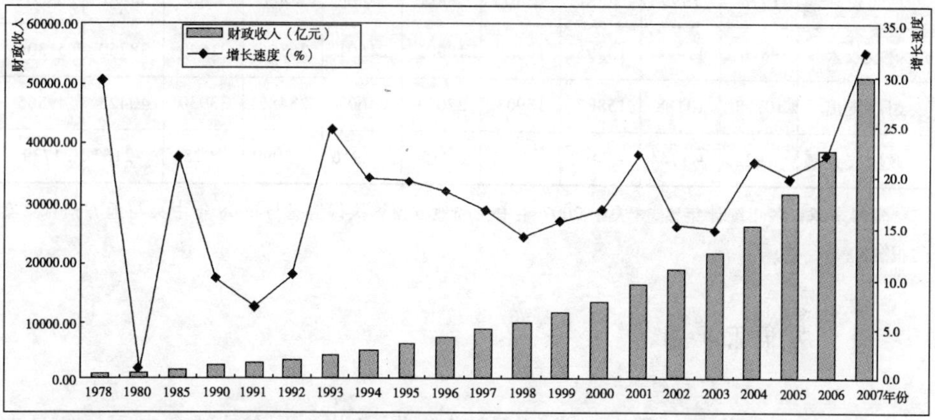

资料来源：1978—2005 年的数据来源于国家统计局：各年统计年鉴及财政部《关于 2007 年中央和地方预算执行情况与 2008 年中央和地方预算草案的报告》。

图 7－5　中国财政收入的变化趋势（1978－2007 年）

如图 7－5 所示，改革开放以来，中国政府财政收入呈现较快的增长，增长速度超过国内生产总值的增长，几乎所有的年份都以两位数的态势增长。2007 年全年税收收入 49449 亿元（不包括关税、耕地占用税和契税），比上年增加 11813 亿元，增长 31.4%。财政收入超过 5 万亿元。财政实力的增强为提

① 根据马斯洛的需要层次理论，人有生理需要、安全需要、社交需要、尊重需要和自我实现需要等五类基本需要。衣食住行等生理需要是最原始、最基本的需要，经济发展后，居民收入提高了，在满足基本生理需要后，就对疾病的预防与治疗、保健、养老等安全需要迫切要求，以使生活更稳定和自由。

升政府在医疗保障体系中的作用奠定了物质基础。从理论上讲，政府可以拿出更多的钱来解决医疗保障问题。但另一方面，财政收入快速增长的背景下中国财政赤字问题依然突出。如表 7 - 8 所示，1998 年以来，中国每年的财政支出要大于财政收入，两者差距呈现加大的趋势；到 2007 年情况出现好转，当年财政收入 51304 亿元，支出 49565 亿元，全年财政节余 1739 亿元。这种情况下，一方面要求进一步加大财政对医疗保障与卫生的投入；另一方面，医疗保障与卫生的财政投入要与经济发展实际相结合，应发挥好财政以外各种经济社会资源和力量在建设医疗保障体系中的作用。

表 7 - 8　中国 1998—2007 年 GDP 及财政收支情况统计表　（单位：亿元）

年份	1998	1999	2000	2001	2002	2003	2004	2005	2006	2007
财政收入	9876	11444	13395	16386	18903	21691	26396	31649	38760	51304
财政支出	10798	13188	15887	18903	22053	24607	28486	33930	40423	49565
财政收支差额	-922	-1744	-2492	-2517	-3150	-2916	-2090	-2281	-2163	1739

资料来源：各年统计年鉴，《关于 2007 年中央和地方预算执行情况与 2008 年中央与地方预算草案的报告》。

三、发展不平衡

在经济市场化的过程中，发展不平衡问题突出。无论是城乡之间，还是在城乡各自内部，均存在严重的贫富两极分化问题①，并有扩大的趋势，社会公平问题突现，并成为影响我国社会经济稳定的重要因素之一。主要表现在三方面：

① 郑功成教授认为，中国贫富差距扩大主要表现为：以基尼系数反映的居民收入总体性差距逐年拉大、城乡居民收入差距逐渐拉大、地区间差距扩大、行业间收入差距进一步扩大、不同经济性质单位职工的收入差距越来越大、城镇内部各阶层之间收入差距扩大速度明显加快，以及财产集中度越来越强，居民家庭财产差距越来越大。贫富差距的存在和不断扩大造成了社会阶层的分化，造成了城乡矛盾、地区矛盾、行业矛盾和阶层矛盾，严重损害了社会和谐。参见鲁全："贫富差距与和谐社会——第二届中欧论坛分论坛综述"，《社会保障研究》2007 年第 2 期，第 60 页。吴敬琏甚至认为，目前中国居民之间、城乡之间收入水平的差别已经扩大到引致社会不稳定的危险程度。参见吴敬琏："建立政治文明下法治的市场经济"，《比较》2007 年第 10 期。

（一）不同区域（省、市、区）经济发展不平衡

2006 年全国平均人均 GDP 为 16084 元，其中有三个省的人均 GDP 不足万元，分别是贵州（5758 元）、甘肃（8757 元）和云南（8970 元），而北京（50467 元）和上海（57695 元）则超过 5 万元，人均 GDP 最高的地区与最低的地区相差近 10 倍。

（二）城乡经济二元结构

城乡经济二元结构是决定当前中国社会保障城乡二元结构的重要因素。以城乡居民收入和消费能力为例，两者差距呈现不断拉大的趋势，如表 7－9、图 7－6 所示，2001—2007 年农村居民全年可支配收入净增 1774 元，平均每年增加 296 元，而同期城镇居民全年可支配收入净增 6929 元，平均每年增加 1154 元，城镇居民全年可支配收入的净增总额比农村居民高出近 4 倍，城乡居民收入比（以农村为 1，下同）2001 年为 2.89:1，到 2007 年扩大为3.33:1，差距之大，已超过改革之初的 1978 年。

表 7－9　　2001—2007 年中国城乡居民收入及生活改善情况

指　标	单位	2001	2002	2003	2004	2005	2006	2007
城镇居民人均可支配收入	元	6860	7703	8472	9422	10493	11759	13786
农村居民人均纯收入	元	2366	2476	2622	2936	3255	3587	4140
城镇居民家庭恩格尔系数	%	38.2	37.7	37.1	37.7	36.7	35.8	36.3
农村居民家庭恩格尔系数	%	47.7	46.2	45.6	47.2	45.5	43	43.1

参见国家统计局《2005 年国民经济和社会发展统计公报》、《2006 年国民经济和社会发展统计公报》。

此外，同一区域不同层次居民之间收入差距加大[①]，基尼系数已经超过了警戒线 0.4。如图 7－7 所示，农村居民家庭恩格尔系数明显高于城镇地区，2007 年农村居民家庭恩格尔系数为 43.1%，比城镇居民家庭恩格尔系数高出近 7 个百分点。

---

① 国际上采用基尼系数和洛仑兹曲线的方法来评价收入的差距。基尼系数是一个由人口和收入参数计算出来表示收入不平等程度的参数，基尼系数的变化范围是从 0（完全的平等）到 1（完全的不平等）。

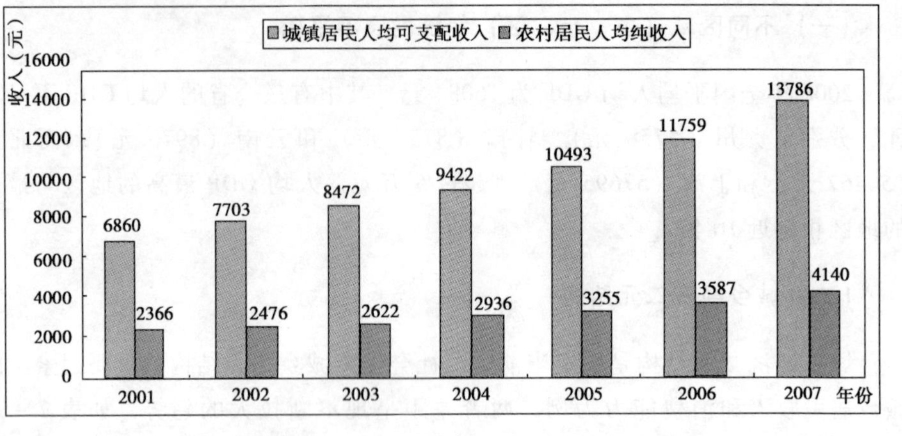

图 7－6　2001—2007 年城镇与农村居民收入对比

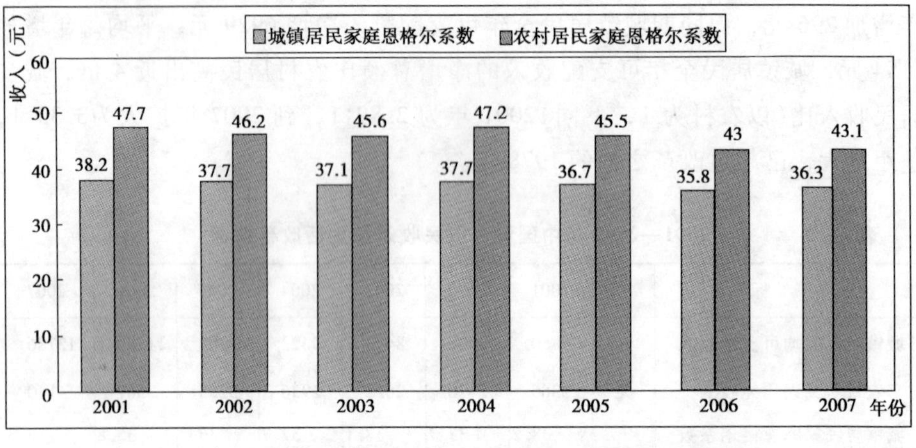

图 7－7　2001—2007 年城镇与农村居民收入恩格尔系数对比

（三）同一区域不同层次居民之间收入差距加大①

在城镇地区，下岗、失业问题突出，从而形成一个相对贫困的群体，使城镇居民之间的收入差距加速扩大，甚至超过了城乡之间居民的收入差距。据统计，2003 年占总体 20% 的最高收入组，家庭人均可支配收入为 17472 元，比上年增加 2012 元，增长 13%；占总体 20% 的最低收入组家庭人均可支配收入为 3295 元，比上年增加 263 元，增长 8.7%。最高组与最低组的收入之比由

① 国际上采用基尼系数和洛仑兹曲线的方法来评价收入的差距。基尼系数是一个由人口和收入参数计算出来表示收入不平等程度的参数，基尼系数的变化范围是从 0（完全的平等）到 1（完全的不平等）。

2002 年的 5.1:1 扩大到 5.3:1。

经济发展不平衡是建设和改革医疗保障体系时需要考虑和试图缓解的问题，这既要考虑制度的统一性，又要考虑不同地区经济发展的实际，坚持统一性与多样性相结合，同时要考虑制度之间的衔接以及转续。政府基本医疗保障项目要立足于“底线”公平或“基础性”公平，否则依据“体面性”公平理念建立的基本医疗保障制度，一方面部分省份可能没有足够的经济实力和财政负担能力来支撑，另一方面可能会形成基本医疗保障待遇刚性，很容易使我们患上贫穷国家的富贵病，脱离中国社会主义初级阶段的基本国情，最终影响制度的可持续发展。对于基本医疗保障之外的医疗保障需求，要发挥市场的力量和商业保险的补充作用，开发丰富多样的商业健康保险产品以满足不同收入层次居民的多样化医疗保障需求。

第四节

人口背景：老龄化及贫困人口

人口是医疗保障的对象和标的，人口结构的变化成为影响医疗保障制度模式可持续发展的重要变量。

一、人口老龄化及其影响

计划生育政策的实施使得中国在较短时间内遏制了人口的过速增长，完成了人口转变过程，加之预期寿命提高，共同推动人口老龄化进程加快，老年人口比例迅速提高。人口老龄化是中国经济社会发展中一个不容回避的发展趋势。中国五次人口普查数据显示，65 岁及以上人口在总人口中所占的比例，1953 年为 4.4%，1964 年为 3.6%，1982 年为 4.9%，1990 年为 5.6 %，2000 年上升到 7.0%。如表 7－10 所示，按照人口老龄化[1]的标准，2000 年第五次人口普查时，

---

① 人口老龄化是指人口中老年人比重日益上升的现象。促使人口老龄化的直接原因是生育率和死亡率降低，主要是生育率降低。一般认为，如果人口中 65 岁及以上老年人口比重超过 7%，或 60 岁及以上老年人口比重超过 10%，那么该人口就属于老年型。

中国已经基本进入老龄化阶段。2007年中国60岁及以上人口在总人口中所占的比例达到11.6%，65岁及以上人口在总人口中所占的比例则为8.1%。

表7－10　中国人口的总体情况表

指　标	1995年	2000年	2005年	2006年	2007年
总人口（万人）	121121	126583	130756	131448	132129
其中：城镇	35174	45844	56212	57706	59379
农村	85947	80739	74544	73742	72750
家庭户（万户）	31676	34837	—	—	—
户均人口数（人）	3.23	3.13	—	—	—
平均预期寿命（岁）	70.8	71.4	—	—	—
各年龄段人口比例（%）					
0～14岁	26.6	22.9	20.3	19.8	19.4
15～65岁	67.2	70.1	72.0	72.3	72.5
65以上	6.2	7.0	7.7	7.9	8.1
全国从业人员年末数（万人）	67947	71150	75825	76400	76990
占总人口的比重（%）	56.1	56.2	58	58.1	58.3
其中：城镇从业人员（万人）	19093	21274	27331	28310	29350
乡村从业人员（万人）	48854	49876	48494	48090	47640

资料来源：郑功成等著：《中国社会保障制度变迁与评估》，中国人民大学出版社2002年版，第414页。《中国统计年鉴》（2001）；2005年、2006年、2007年国民经济和社会发展统计公报。

中国人口老龄化有以下特点：

1. 人口年龄结构老龄化的趋势非常明显，并将在未来进一步加强。如图7－8所示，国家计生委对中国人口老龄化的预测表明，到2020年中国60岁以上老年人口将达到2.43亿人，占比为16.97%；2030年中国60岁以上老年人口则达到3.57亿人，占比接近25%。

2. "未富先老"。西方国家是在基本实现现代化的条件下进入老龄社会的，属于"先富后老"或"富老同步"，而中国则是在尚未实现现代化，经济尚不发达的情况下提前进入老龄社会的，属于"未富先老"。发达国家进入老龄社会时人均国内生产总值一般都在5000到1万美元以上，而中国目前人均

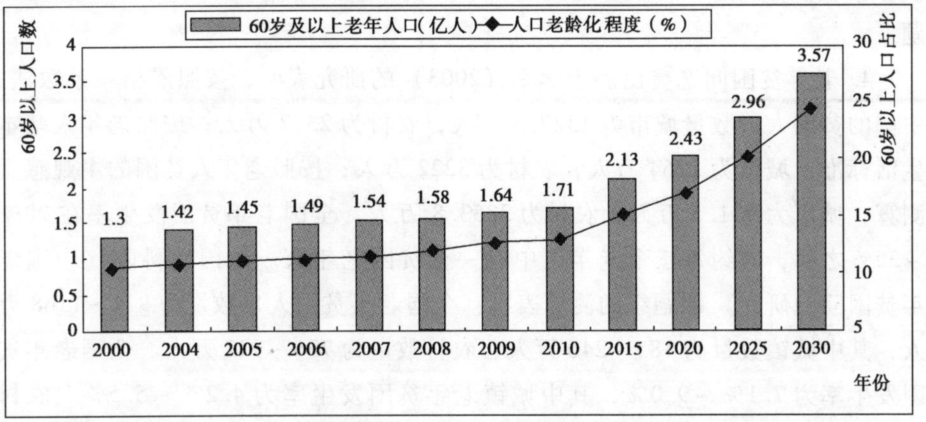

资料来源：国家计划生育委员会，转引自福建农村社保模式及其方案研究课题组著：《农村社会养老保险制度创新》，经济管理出版社2003年版，第203页。

图7－8 国家计生委对我国人口老龄化预测表

国内生产总值才刚刚超过1000美元，仍属于中等偏低收入国家行列，应对人口老龄化的经济实力还比较薄弱。据统计，65岁以上的老年人比重从7%上升到14%，法国用了115年，美国用了66年，日本用了30年，而我国大约用了不到25年①。中国人口老龄化的发展速度大大超过经济发展的速度，现已超过发达国家的程度，而经济水平则仍处于发展中国家的阶段。这就给我国的现代化建设带来沉重的压力。

3. 农村人口老龄化问题突出。中国是一个农业大国，与此相应，农村的老年人口总数也远高于城市。2005年，农村人口近8亿人，占全国人口的50.91%，其中60岁以上农村人口0.91亿人，65岁及以上人口达0.63亿人，农村老年人口占中国老年人口的比例达到61.36%。与此同时，农村人口老龄化速度快于城市。由于城镇化发展以及人口计划政策在农村地区的实施，对农村人口结构的影响将不断突出，未来农村人口老龄化问题，是我国社会亟待解决的问题。据有关专家预测，到2030年6.64亿农村人口中，65岁以上的老年人口将达到1.29亿人，占19.4%②。这就提醒我

① 转引自中国保监会人身保险监管部：《商业保险与和谐社会——专题报告及优秀论文汇编》，第15页。

② 参见戴卫东："流动大潮背后的农村养老保障"，《社会保障制度》2002年第10期，第37页。

们，在解决我国人口老龄化问题时，一定不能忽视农村的人口老龄化问题。

4. 老年贫困问题突出。于学军（2003）的研究表明，按照恩格尔系数法，中国的贫困人口数量城市为1327.5万人，农村为2337万人；按照老年人基本生活标准，城市为1264万人，农村为3222万人；按照老年人贫困的主观感觉测算，城市为931.5万人，农村为3353.8万人。全国老年贫困发生率在28%~35%之间，即约每三个老年人中有一个贫困老年人。中国社科院《中国老年贫困问题研究》课题组的测算表明：全国老年贫困人口数量为921~1168万人，其中城镇数量为185~246万人、农村数量为736~922万人。全国老年贫困发生率为7.1%~9.0%，其中城镇老年贫困发生率为4.2%~5.5%、农村老年贫困发生率为8.6%~10.8%。

人口老龄化问题使医疗保障体系建设与改革面临特殊的政策挑战。人口老龄化意味看老年人口占总人口的比重不断提高，这将对医疗保障制度的运行产生影响，主要有以下几点：

1. 影响医疗保障基金的资金来源。中国政府医疗保障项目（特别是城镇职工基本医疗保险）的主要筹资方式是用人单位和在职职工的缴费，一般不要求离退休人员缴纳医疗保险费，因此人口老龄化将减少医疗保险基金的资金来源。据统计，2007年在职职工基本医疗保险参保人数中，参保职工13420万人，参保退休人员4600万人，分别比上年末增加1840万人和448万人。大部分地方的城镇职工基本医疗保险要求基金“以收定支、收支平衡”，平均2.9个职工就要负担1个退休人员的医疗保险费，在实行新制度时已经退休的“老年人口”所需要的医疗保费实际已成为城镇职工基本医疗保险运行中的“隐性债务”。城镇居民基本医疗保险与新型农村合作医疗情况基本类似，所不同的是，政府对于60岁以上的人群的保费给予更高的补贴。例如在城镇居民基本医疗保险中，政府对试点城市的参保居民每年按不低于人均40元给予补助；同时对于60周岁以上的老年人等困难居民参保所需家庭缴费部分，政府每年再按不低于人均60元给予补助，其实际效果也是免除了老龄人口免缴保费的要求。

2. 影响医疗保障基金的支出。人口老龄化会加大医疗保障基金的支出。对此在第一章已做论述。从发达国家的经验来看，65岁以上老年人的人均医疗费用是此年龄段以下人口人均医疗费用的5倍。中国从1993年到2003年门诊和住院费用由1363亿元增加到5838亿元，其中30%归因于老年人医疗费用的增长①。

3. 影响医疗保障项目的发展。人口老龄化意味着家庭越来越难以承担老年人的医疗照顾和看护工作，还意味着对与年龄有关的医疗服务项目需求的上升，比如医疗护理、康复以及长期护理等。大部分国家推出长期护理保险是与人口老龄化有一定的关联的，该项目主要是向因高龄或老年性疾病等导致个人独自日常生活有困难的老人提供身体活动以及家政支援等长期护理给付或服务。

二、流动人口及其影响

流动人口是指在某一时间范围内居住地发生跨越一定地域界限变动的人，包括所谓的“外来人口”、“农民工”、“暂住人口”等等。在市场化、工业化、城镇化的过程中，大量人口，特别是农民开始寻找新的就业机会，成为中国经济社会发展进程中令人关注的社会现象，并对中国现代化进程以及医疗保障制度的建立产生影响。据统计，1994 年中国农民工数量为 6000 万人，1999 年达 8200 万人，2000 年达 8840 万人，2003 年则达到 1.14 亿人。而流动人口的规模则远大于这一数据，根据 2000 年第五次全国人口普查，从户籍人口外出情况看，全国外出半年以上者有 13611.1 万人，外出半年以下者有 2374.9 万人，外出人口合计 15986 万人。2003 年中国流动人口达 1.4 亿人，超过总人口的 10%。2005 年全国 1% 人口抽样调查数据显示，2005 年底全国流动人口达 14735 万人，其中跨省流动人口 4779 万人。

流动人口处于相对弱势地位②。这些人口在一定程度上脱离了地缘、亲缘的社会支持系统，收入低、保障弱。人口流动性强的特点，为按属地原则实施的政府医疗保障项目带来很大的管理困难。流动人口的医疗保障问题越来越突出，给当前和未来流动人口的生活、社会稳定都留下较大的隐患③。流动人口

① 参见饶克勤、刘新明主编：《国际医疗卫生体制改革与中国》，中国协和医科大学出版社 2007 年版，第 2 页。

② 大部分流动人口属于弱势群体。弱势群体通常是指“那些依靠自身的力量或能力不能保持个人及其家庭成员生活水准、需要国家和社会给予支持和帮助的社会群体”。参见孙志祥：“流动人口社会救助问题研究”，《社会保障制度》2007 年第 6 期，第 45 页。

③ 部分地区对于解决农民工医疗保障问题做了有益的探索。如 2004 年 7 月北京市颁布《北京市外地农民工参加基本医疗保险暂行办法》，将农民工纳入城镇职工医疗保险覆盖范围内。部分地方对医疗保障政策做了调整，如农民工个人不缴费的而由用人单位缴费，并降低了保险给付的标准和最高支付限额等。

多的现状对医疗保障制度建设的影响在于：

1. 增加管理的难度。流动人口，特别是农村人口对城镇医疗服务的使用，使部分农村医疗服务支出货币化。而且人口流动也增加了患病机率及个人对身体健康的重视程度。属地化管理的现有医疗保障制度，很难满足流动人口的医疗保障需求，也难以对其进行有效的管理与服务。

2. 要求提高统筹的层次。目前基本医疗保障制度以县市统筹为主，统筹水平和层次非常低，这一方面难以形成有效的疾病风险集中与分散机制，另一方面容易形成小的利益团体，不同区域之间医疗保障资金条块分割，无法对流动性较大的人口提供医疗保障服务。流动人口多的现状客观上要求提高基本医疗保障统筹的层次，同时也要求尽快实现不同统筹主体之间的对接与接续。

3. 加大对医疗救助的需求。流动人口大多数属于弱势群体，贫困人口占多数，客观上要求政府分担其部分缴费责任，以帮助其参加基本医疗保障，提高其抵御疾病风险的自由能力。

三、非正规就业主导的就业格局

非正规就业是指在非现代行业或非正规经济部门（有别于机器大工业、信息产业或现代金融服务业等现代产业的经济部门）就业①，这些就业者主要包括农业、渔业、林业从业人员以及家庭手工业者，以及小商小贩、家政、临时工等。目前中国非正规就业占大多数。据统计，2007 年末全国就业人员 76990 万人，比上年末增加 590 万人。其中，第一产业就业人员 31444 万人，占全国就业人员的 40.8%；第二产业 20629 万人，占 26.8%；第三产业 24917 万人，占 32.4%。年末城镇就业人员 29350 万人，比上年末净增加 1040 万人。

---

① 国际劳工局在《1998—1999 年世界就业报告》中把非正规部门划分为三种类型：第一类是微型企业，指在经济上相对比较活跃和强大的非正规部门单位，它们往往通过承包或分包协议与正规部门联系在一起，可视为正规部门的延续；第二类是家庭企业，指经营活动大多由家庭成员承担的非正规部门单位；第三类是独立服务者，指街头小贩、清洁工、街头理发师、擦鞋工等。就人数而言，独立服务者是非正规部门的主体。参见刘燕斌主编：《面向新世界的全球就业》，中国劳动社会保障出版社 2000 年版，第 158 页。

其中，城镇单位就业人员12024万人①，比上年末增加311万人；城镇私营个体就业人员7891万人，比上年末增加924万人。在城镇单位就业人员中，在岗职工11427万人，比上年末增加266万人。

2007年，城镇职工基本医疗保险参保职工13420万人，基本上与城镇单位就业人员数相齐。除此之外，大部分就业人员大多都供职于非正规部门，难以进入正规的政府医疗保障体系之中。此外还有城镇登记失业人数830万人。如果以城镇单位就业人员作为正规部门就业人员计，中国非正规就业人员占总体就业人员的比例超过84%。

非正规部门就业一方面能够创造大量的就业机会，减轻就业方面的压力，并减轻城市贫困，满足社会生产生活需求；另一方面非正规就业占主导的就业格局，也对现行的政府医疗保障体系提出了挑战。以正规就业为条件的城镇职工基本医疗保险项目，无法将政府医疗保障项目惠及非正规就业人群，而这部分人群经济收入及稳定性往往比正规部门就业人群差。以正规就业为条件的医疗保障制度将事实上拉大不同阶层的差距，从制度上恶化健康交换权利及医疗保障能力的不平等。完善和改革医疗保障制度，要使之适应新形势下的就业格局，满足劳动方式多样化的医疗保障需要。

四、贫困②人群多

改革开放前，贫困人口主要为农村收入性贫困的人口、靠民政救济的

① 按照国家统计局发布的统计指标解释，单位就业人员是指在各级国家机关、政党机关、社会团体及企业、事业单位中工作，取得工资或其他形式的劳动报酬的全部人员。包括在岗职工、再就业的离退休人员、民办教师以及在各单位中工作的外方人员和港澳台方人员、兼职人员、借用的外单位人员和第二职业者。不包括离开本单位仍保留劳动关系的职工。

② 阿玛蒂亚·森认为，识别贫困有直接方法和收入方法两种，前者指直接考察人们的消费组合是否满足基本需要；后者指考察人们的实际收入是否处于贫困线（满足指定最低需要的最低收入水平）之下。国际上比较流行的贫困概念是世界银行使用人均收入确定贫困线的方法，世界银行在《1990年世界发展报告》中将贫困定义为：缺乏达到最低生活水准的能力，以贫困线来识别贫困，通过收入和支出的最低生活标准来表示，并将贫困分为绝对贫困和相对贫困。不同国家和地区的贫困标准是不同的。世界银行的贫困标准是1985年平价购买力的1人1天消费1美元，即年收入365美元，如果低于270美元，则为赤贫；中国政府的贫困线是1980年不变价人均收入200元，1998年为635元。此后的研究进一步扩展了贫困的含义，如阿玛蒂亚·森认为，贫困意味着贫困人口缺乏获得和享有正常生活的能力，贫困的真正含义是指贫困人口创造收入的能力和机会的贫困，甚至是他们获取收入的能力受到剥夺以及机会的丧失，包括低收入、疾病、人力资本不足、社会保障系统的软弱无力、社会歧视等。参见刘家强、唐代盛、蒋华："中国新贫困人口及其社会保障体系构建的思考"，《人口研究》2005年第5期。

“三无对象”和因意外事故、意外灾害导致的城镇贫困人口。随着社会转型和经济体制转轨，还产生了新的贫困人口。根据刘家强的研究，新贫困人口包括：（1）因体制性因素下岗的职工、企业破产的失业职工、企业停产或半停产的在职职工。这三种人员中的贫困人口以及他们的赡养人口。（2）由农村流入城镇，靠打短工为生并经常处于失业状态的农民工。（3）在快速推进的工业化和城市化过程中的被征地的农民。目前中国贫困人群依然庞大。据统计，2007年按农村绝对贫困人口标准低于785元测算，年末农村贫困人口为1479万人，比上年末减少669万人；按低收入人口标准786～1067元测算，年末农村低收入人口为2841万人，减少709万人。在城镇地区，年末全国领取失业保险金人数为286万人。全年2271万城镇居民得到政府最低生活保障，比上年增加31万人；3452万农村居民得到政府最低生活保障，增加1859万人①。将领取失业保险金以及城乡最低生活保障的人数三者加起来，匡算中国贫困人数，计6109万人。而实际上可能会略高于这一数据②。

由于经济条件的限制，贫困人口承受疾病风险的能力非常低，没有政府医疗保障的人群一旦患病，极易陷入贫困状态。据调查，中西部农村地区约有38%～39%的贫困户是由于疾病陷入贫困，东部地区50%左右的贫困户是由于疾病陷入贫困，个别地区甚至高达70%③。贫困问题与疾病问题往往交织在一起，并形成恶性循环：疾病—贫困—无力医治—无法就业—更加贫困—病情加重。第三次卫生服务调查结果表明，未采取任何治疗措施的门诊患者中，38.2%是由于经济困难；应住院而未住院的患者中，70%是由于经济困难。贫困本身对于其家庭及社会的影响是深远的，按照美国人类学家奥斯卡·刘易斯关于贫困文化的著名理论，由于社会中穷人与其他人在社会生活方面相对隔离，就会产生出一种与社会主流文化相脱离的贫困亚文化。这种文化通过贫困群体内部的交往会得以自我加强，形成贫困文化的代际传递，这对整个国家的发展来说是相当不利的④。贫困人口作为全社会人口的组成部分或子系统，长

① 参见国家统计局：《2007年国民经济和社会发展统计公报》。

② 如2003年湖南省民政系统对湖南省农村五保户、特困户、低保户中因病致贫、因病返贫情况进行专门核查，确认湖南省有416万农村贫困人口。参见杨立雄、刘湘玲：“农村新型合作医疗试点中需要解决的几个问题——对湖南省的调查”，《社会科学研究》2006年第2期。

③ 参见沈蔚如：“发达地区新型农村合作医疗实践探索”，《卫生经济研究》2004年第4期。

④ 参见蒋积伟：“当前城市低保家庭的医疗困境”，《社会保障制度》2007年第7期。

期处于贫困状态并脱离主流社会，这与当前社会主义和谐社会和小康社会的建设目标是不吻合的。

贫困本身意味着不平等，贫困人口不仅仅存在温饱之忧、忍受疾病之痛，而且还意味着在很大程度上被剥夺了在社会政策制定（如医疗保障政策的制定）过程中的利益表达与博弈。贫困人口的大量存在，迫切需要政府加大对医疗救助的投入，需要主动将贫困人口的医疗保障问题纳入解决的范围并完善相关制度，提高医疗救助资金的使用效率，有效缓解贫困人口的医疗困境，并帮助其早日摆脱贫困的状态。

第五节

社会文化背景：风险社会化及改革政治化

一、风险社会化

市场化、工业化、城镇化进程的加快，加之家庭保障功能的弱化以及居民传统观念的改变，推动了疾病风险社会化的进程。疾病风险社会化进程实质上是社会或政府将为疾病风险承担越来越大的外部成本的过程，这将催生社会化的医疗保障制度的建立与变革，因为在疾病风险社会化的进程中，从社会或政府的角度来看，解决好公民疾病风险问题所获得的社会收益，或者说解决不好疾病风险问题所承担的社会成本，将越来越大。

（一）市场化、工业化、城镇化

多年来中国实行“优先发展工业，在工业内部优先发展重工业”的战略，农村社会通过农产品剪刀差来支持工业经济的发展，并且推动了工业化和城镇化进程。如表 7 - 11 所示，从第二产业、第三产业增加值占 GDP 的比重以及城镇人口比重这三项衡量工业化和城市化水平的指标来看，2007 年中国已经处于工业化中期阶段。

表 7－11 中国的工业化、城市化水平 （单位：%）

序号	指标	国际标准			中国（2007 年）
		工业化初期	工业化中期	工业化后期	
1	第二产业增加值/GDP	20～40	40～70	下降趋势	49.2
2	第三产业增加值/GDP	10～25	30～60	上升趋势	39.1
3	城镇人口比重	10～35	35～50	上升趋势	44.9

资料来源：汪泽英："论经济转轨过程中的社会保障制度完善"；国家统计局《2007 年国民经济与社会发展统计公报》。

市场化、工业化和城镇化助推疾病风险社会化，风险从个人、家庭，向企业组织和社会转移。一方面，在工业化进程中，大批农业人口开始向城市迁移，劳动者与生产资料迅速分离，导致社会结构和家庭结构发生重大变化，促使以家庭为主的传统生产与生存方式解体，削弱甚至破坏了传统医疗保障方式的基础，家庭保障和土地保障功能不断弱化，家庭呈现小型化、核心化趋势，而且有越来越多的农民在工业化进程中失去土地①，个人或家庭疾病风险及医疗保障问题外溢，城市中雇佣劳动者规模的集中与扩大，疾病风险不断集中并社会化。城市的社会经济方式给人们带来了新的风险，如工伤事故、传染疾病危害性可能更大等。另一方面，市场化、工业化和城镇化会影响社会分层。在分层体系中，社会经济地位有差别的、不平等的，个人获得、保持并改进这种有差别的、不平等的社会经济地位，主要是通过继承机制和自致机制两种方式进行的，前者是指从家庭或血缘关系中继承某种社会经济地位，后者是指通过自身努力谋取社会经济地位的改善。继承机制是农业社会分层体系的根本特征，并导致地位不流动。而在市场经济背景下，自致机制占主导地位，并引起地位的流动。我们会发现，在市场经济大潮中，部分人致富，而部分人可能会成为需要政府或社会救助的对象。在这种背景下，建立一种社会化的医疗保障机制，成为社会发展的客观要求，解决疾病风险问题或医疗保障问题是全社会的责任，包括政府、集体、企业，包括社区、家庭和个人各个方面，起主导的应该是政府。最后，市场化、工业化和城镇化的进程伴随着劳动生产率的提高，劳动生产率的提高为制度建立积累和提供足够物质财富，也有可能在全社

① 国务院发展研究中心课题组提供的数据表明，1987—2001 年间，至少有 3400 万农民因征地失去或者减少了土地；以现在的经济发展速度，未来 30 年间，失地农民和部分失地农民将超过 7800 万。参见李扬、陈文辉主编：《中国农村人身保险市场研究》，经济管理出版社 2005 年版，第 200 页。

会范围内解决医疗保障问题。

（二）家庭保障功能式微

传统的家庭保障功能受到人口老龄化、家庭规模缩小、文化观念变更、计划生育效应等多种因素的冲击。在社会化大生产和市场化的背景下，家庭已经不能对疾病风险起到有效的保障作用。

如图 7－9 所示，中国家庭规模在不断缩小，家庭保障功能随着家庭规模的缩小而弱化。家庭户平均规模的缩小，加上完全核心家庭的增多，导致纯老年户不断增加。随着疾病谱的变化和医疗费用的攀升，家庭内部分散疾病风险的功能减弱。在时间和精力上，年轻人无法顾及老年人的医疗护理和照顾问题。此外，越来越高的离婚率使得家庭变得越来越不稳定。家庭对疾病风险的保障功能弱化，将在一定程度上导致疾病风险从个人或家庭外溢到社会，这就要求有一个组织作为社会的代表来承担这部分风险，通常认为政府是这一社会代表的最佳选择。政府与其他组织有两点不同之处：一是政府是对全体社会成员具有普遍性的组织。二是政府拥有其他经济组织所不具备的强制力。政府的这两个特性导致其介入经济过程展开的交易和其他组织间的交易不同，是具有强制性特征的“有管理的交易”，都有利于政府作为社会的代表来组织对疾病风险的管理。

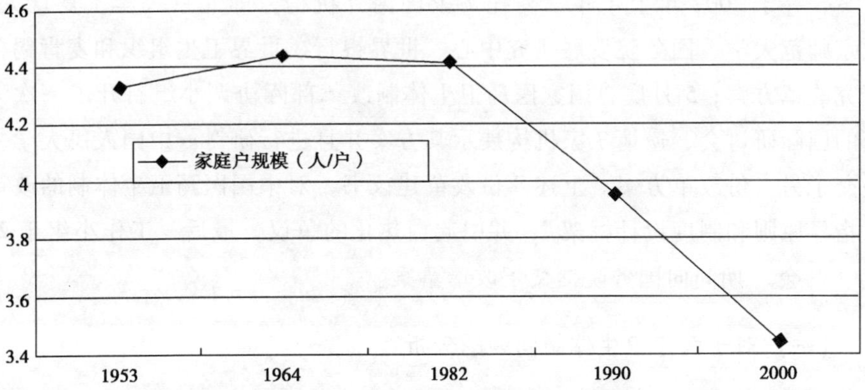

资料来源：五次全国人口普查人口基本情况。转引自国家统计局：《中国统计年鉴（2006）》。

图 7－9　中国家庭户结构的变迁（1953—2000 年）

（三）居民观念的变化

随着社会经济的发展，年轻人价值观不断在变化，老年人独立意识也在增强，老年人不愿意依附年轻人，甚至不愿意与自己成年的儿女住在一起。与此同时，孝道观念式微，子女对老人不孝的比例在上升。在农村，由于现代社会人口流动越来越快，大量的年轻人进城打工。在城镇，迫于岗位的竞争压力，忙于工作和事业，儿女无暇顾及老父和老母；同时，一些青年夫妇较重视子女的教育和成长问题，有限的时间、精力和财力都向独子或独女倾斜，产生了“重幼轻老现象”，这对老年父母的心理健康和实际的生活质量都产生了负面影响。

二、全民医保深入民心：中国深化医药卫生体制改革述评

中共中央的纲领性文件也多次强调要尽快解决好“看病难、看病贵”等民生问题，做到“病有所医”。2006年8月，国务院成立16个部委联合组成的“深化医药卫生体制改革工作小组”，启动新一轮的包括医疗保障制度在内的医药卫生体制改革，医疗保障改革作为此次医药卫生体制改革的主要内容纳入讨论的范围。工作小组成立后，各部委之间多次组织调研、讨论和起草改革方案，并于2007年上半年，委托7家国内外机构，即北京大学、复旦大学、北京师范大学、国务院发展研究中心、世界银行、世界卫生组织和麦肯锡公司研究改革方案；5月底，国家医药卫生体制改革部际协调小组召开了一次大规模的国际研讨会，邀请7家机构展示其方案并且进行研讨。中国人民大学主动提交了另一份改革方案。上述8份改革建议书，对中国医药卫生体制的改革提出指导原则和制度设计框架①，并引起白热化的争议，最后，工作小组于2008年“两会”期间向国务院提交了改革草案。

（一）对于医疗卫生体制问题的分析

在启动改革前后，对于医药卫生体制问题的争论就没有停止过。启动、深化医药卫生体制改革工作之前，对医药体制改革的话题焦点集中在过去20多

① 参见中国经济体制改革研究会公共政策研究部：“走向高度行政化还是有管理的市场化——新医改八家方案评述”，内部资料。

年医药体制改革的评价上，尤其是对于以往改革的方向及成败争论不休。2005年7月，国务院发展研究中心发布《中国医疗体制改革的评价与建议报告》指出："改革开放以来，中国的医疗卫生体制发生了很大变化，在某些方面也取得了进展，但暴露的问题更为严重。从总体上讲，改革是不成功的。"几乎与此同时，中国卫生部原部长高强同志在一次专题报告会上，在肯定我国卫生事业50多年来取得的成就的同时，充分论述了卫生工作所面临的严峻挑战。深化医药卫生体制改革于2006年重新启动，从社会政策的角度评价了以往改革的成果以及现行体制的适应能力，改革就意味着对现状的不满。

对于中国医药卫生体制的弊端，也就是改革所急需解决的问题，如表7－12所示，8份改革建议的分析大同小异，基本上可以归纳为公平缺失和效率低下两个方面，并最终体现在医疗卫生服务的可及性不公并下降，即所谓的"看病难、看病贵"问题。造成这些问题的主要原因是政府失责和市场失灵等两方面，具体的原因包括：政府对卫生投入不足、公共支出效率低下、服务提供体系重叠，合格卫生人才缺乏、按服务项目收费、费用保障功能弱、政府条块分割和责任不清、立法、监督和执法不力等。

表7－12　8份改革建议对现行医药卫生体制弊端的分析

机构名称	存在问题
世界卫生组织	费用快速上涨、卫生服务不公平、服务质量参差不齐、缺乏安全保证
北京大学	保障力度不够、制度不公、覆盖不足、费用控制不力、效率不高
麦肯锡	对医疗卫生资源的需求问题和流向分配缺乏足够的优化管理、医疗费用的筹集缺乏风险统筹和国家对于贫困人群的补助不足、医疗服务的供给方本身存在资金不足和效率不高的双重问题、医疗体系改革未形成真正的系统工程
国务院发展研究中心	大多数居民缺乏最基本保障、卫生投入绩效低下
世界银行	公平性、卫生服务的可负担性、服务质量、公共卫生等
北京师范大学	没有分析
复旦大学	看病难、看病贵
中国人民大学	公共卫生体制、医疗体制、药品生产流通、医疗保障等

注：笔者根据有关资料整理而成。

对于现行医药卫生体制中存在的问题，笔者认为应该把握以下几点：(1) 医药卫生体制领域存在很突出的问题，但并非"今不如昔"。部分人看到体制中存在的问题，就否定以往改革所取得的成绩，否认自己和广大群众是改革的受益者，从而犯了“非是即非”的错误。(2) 医药卫生领域存在的问题，不是局部的问题，而机制上或体制上存在问题。而且在新的形势下，问题更加复杂化。(3) 问题的存在，不是改革之过而是改革不到位之过，或是“似是而非”执行改革措施的结果。(4) 进一步深化改革是解决问题的必由之路，而且在改革中应该坚持政府与市场并重的方向，充分发挥各种社会资源的作用，提高健康保障资源的投入，并改善其分配的不公平性。

(二) 改革方向：政府化还是市场化

对于改革方向存在以政府为主导，还是以市场为主导的争论，并由此将学者划分为政府主导论和市场主导论两个阵营①。政府主导论者认为：当前医疗服务市场上出现的“看病难、看病贵”等现象，根源在于我国医疗服务的社会公平性差、医疗资源配置效率低，而要解决这两个难题，主要靠政府，而不是让医疗卫生体制改革走市场化的道路。并主张进一步的医疗卫生体制改革中应由政府占据主导地位。市场主导论者认为：改革不成功的关键恰恰在于市场化的不完善和国家职能的定位不清，因此改革的方向应当是在进一步市场化的过程中重新定位国家的职能②。市场主导论者体现出对“大政府”模式的担忧，认识政府部门责任的缺位才是医疗改革走向歧途的根本原因，医疗费用无节制的上涨，中低收入人群医疗费用负担的日益加重，表面上是医疗服务市场的失灵，其实是政府部门失灵，而政府的主导不仅会带来巨大的医疗财政压力，也可能在干预市场的同时抑制社会参与对解决医疗问题所能起到的巨大作用。

---

① 有趣的是，我们可以看出，这两个阵营的学者或官员有着截然不同的学术背景或工作背景。例如，有留美经历的学者更强调市场的作用，而在英国、德国等福利国家学习过的学者则更强调政府的作用。卫生部的官员则希望建立类似英国 NHS 的制度，劳动保障部则希望参照德国的模式，中国保监会则希望进一步发挥商业保险等市场的力量，财政部、发改委等综合性部委则希望更好地界定政府的责任，尤其是财政上的支出及其有效性。

② 例如，顾昕（2005）考察了各国医疗体制改革，发现存在一个共同的趋势——走向有管理的市场化。顾昕认为，中国医疗体制改革不成功的根源在于市场化过程中政府职能的缺位：首先，政府未能有效推动医疗保障的普遍覆盖，从而导致医疗费用负担的极大不公平；其次，医疗保障组织者未能有效行使第三方购买的职能，代表病人对医疗服务提供者实施有效的监控，导致医疗费用的快速增长；第三，作为医疗服务的重要监管者之一，政府与医疗服务提供者的关系没有理顺。因此他认为，中国医疗体制进一步改革的战略选择，并不是放弃市场化，而是走向有管理的市场化，探寻将国家介入与市场竞争有效结合的新路。

（三）关于医疗保障制度改革的争论

医疗保障制度是医疗卫生体制的重要组成部分，各国普遍建立多种保障方式组合的医疗保障制度，中国自改革开放以来，也一直努力探索建立类似的制度框架。但学界对于以往中国医疗保障制度改革的评价不一。有持批评态度的，如刘继同（2005）认为[①]，改革开放前的医疗保障制度建设非常成功、卓有成效；用世界卫生总费用的2%解决了世界总人口的22%的基本医疗问题，极大地改善了国民的健康状态；总体来说，20多年来包括医疗保障制度在内的医疗卫生体制改革基本是失败的，没有受益者，医疗保险成为制度性不平等的根源，基本医疗保险覆盖范围越来越小。胡苏云（2005）[②]在分析中国健康和医疗卫生制度设计问题时，重点指出（基本）医疗保险个人账户的不合理性。他认为，个人医疗账户制约道德风险和应付老龄化作用有限，个人账户设计的目的难以达到；根据卫生经济学理论，个人医疗账户不利于社会保险，而且可能会产生资源浪费和抑制消费。刘军民（2005）[③]认为，目前只面向部分人的选择性医疗保障不仅违背了公平性，而且成本其实很高。国际劳工组织（2001）在对中国医疗保险制度的评议中直接指出个人医疗账户的负面作用，个人医疗账户导致社会医疗保障水平的降低，主要原因是个人医疗账户丧失医疗保险和社会保险功能，因而加剧不平等，包括男女之间、代际之间和不同收入人群之间的不平等，使弱势群体在健康风险方面处于更容易被伤害的境地[④]。更多人持两分法的态度，在肯定成绩的同时，指出存在的突出问题。如仇雨临（2005）[⑤]认为，中国医疗保障制度改革已经取得重要的进展，其主要标志是确立了新型的城镇职工基本医疗保险制度模式，但同时也存在社会医疗保险覆盖范围狭窄、多层次的医疗保障体系尚未真正形成、医疗卫生体制改革与医疗保险制度改革不配套、政府对医疗资源投入不足等问题。丁继红、朱铭

---

① 参见刘继同：“中国：骄人的成绩与巨大的失误”，《社会保障制度》2005年第12期，第18页。

② 参见胡苏云：“健康与发展：中国医疗卫生制度的理论分析”，《社会保障制度》2005年第10期，第42页。

③ 参见刘军民：“重构政府与市场、政府层级间规范的卫生支出责任”，《中国经济时报》（京）2005年9月9日第4版。

④ 参见国际劳工组织：“对中国社会保障制度改革的评论和建议”，《社会保障制度》2001年第2期。

⑤ 参见仇雨临：“中国医疗保障体系的现状与完善”，《社会保障制度》2005年第2期。

来（2004）[①] 分析了我国城镇社会医疗保险制度和医疗费用开支的现状，指出现行的基本医疗保险制度采用社会统筹和个人缴费相结合的方式，取得一定的成效，也存在两个急需进一步改革和完善的问题：一是目前的基本医疗保险覆盖率低，承保范围和水平也有一定不足；二是现行基本医疗保险尚未建立对医疗服务供给方合理、高效利用资源的激励机制和监督机构，因此医疗费用上涨的趋势并未得到有效抑制。对于2003年开始正式恢复重建的新型农村合作医疗，同样是褒贬不一。曾祥炎等人（2005）[②] 分析了政府信誉缺失对推行新型农村合作医疗的影响。新型农村合作医疗作为一种由政府部门提供的垄断医疗保险，从政府机制本身出发，很难建立一种能使农村居民相信政府部门经济信誉的长效机制，要使政府行为变得可信，就只能借助于"承诺行动"，包括借助市场的力量和健全的规范政府部门及其成员行为的法律法规。这些结论对于在基本医疗保险层面积极引入市场机制，以及在医疗保障体系建设过程中加强对政府行为的规范，具有一定的启发意义。周浩杰（2005）[③] 认为，目前新型农村合作医疗制度面临组织管理成本高、模式选择、医疗费用补偿和控制等三大挑战，政府的重视和负责到底是这一制度成败与否的关键。为促进新型农村合作医疗制度的可持续发展，应强化政府作用、防范逆向选择和道德风险、出台相关法律法规、加强宣传教育和引导，并且取信于民。在新的形势下，医疗保障体制建设何去何从，医疗保障制度建设的关键是什么，是我们在改革现有医疗保障制度时急需解决的问题。社会医疗保险计划应该覆盖所有人口，还是只覆盖那些无力购买商业医疗保险的人？社会医疗保险应该保障所有医疗服务成本，还是只覆盖那些超出多数人普遍承受范围之外的成本？对于这些问题争议很大。丛树海（2006）[④] 认为，现行的医疗保险制度仍然没有解决医保的核心问题，核心问题主要表现在医药费用的控制机制尚未形成和医疗保险的保障作用不充分两个方面。我国医疗保障制度事实上难以在一个不太长的时间内实现国家福利提供制度，所以要建立以大病保障为主的医疗保障制度，并进一步健全医疗照顾和社会服务体系。

---

① 参见丁继红、朱铭来："试论我国医疗保险制度改革与医疗费用增长的有效控制"，《南开经济评论》2004年第4期。

② 参见曾祥炎、曾祥福、周良荣："政府信誉缺失对推行新型农村合作医疗的影响及对策"，《社会保障制度》2005年第4期。

③ 参见周浩杰："新型农村合作医疗制度：经验、挑战和对策"，《中国卫生经济》（哈尔滨）2005年第1期。

④ 参见丛树海："论构建以大病保障为核心的医疗保障制度"。《上海财经大学学报（哲学版）》2006年第1期。

大部分学者认识到建立和完善医疗保障制度对于医药卫生体制改革的重要意义，也提出许多有启发意义的方案。如刘继同（2005）[①] 提出要重构全民医疗保障制度，应按照“一个制度，多个标准”原则，改革现有医疗保险制度框架，重新构建现代的、覆盖全民和具有社会平等取向的基本医疗保险制度。仇雨临（2005）提出：加大政府对医疗服务领域的资金投入；推动医保、医疗、医药“三改联动”；发展社区卫生事业，理顺医疗卫生服务体系；加快社会医疗保障的立法步伐；扶持商业医疗保险的发展，真正形成多层次医疗保险体系；建立科学的医疗保障评价系统等六方面的建议。刘军民（2005）提出，医疗卫生事业的最终目标是要走向全民健康保障，实现全民医疗保障一个有效的途径是建立一个覆盖全社会的卫生基本服务包。林枫（2005）[②] 针对国务院发展研究中心的有关报告指出的“目前中国的医疗卫生体制改革基本上是不成功的”论调，呼吁“医疗卫生体制改革不应该走回头路”，并提出要构建城乡一体医疗保障体系，城镇医疗保障体系要逐步向城镇其他就业人员、城镇其他居民扩展；农村合作医疗保障水平要逐步提高，与城镇医疗保障体系缩小差距，最终实现全民一体化保障。

在此次医改中，8 家机构均把建立和完善全民医疗保障制度，视为新医改的重点之一，但对于我国如何实现全民医疗保障体系，8 家机构存在着不同的观点和看法，如表 7 - 13 所示，大部分机构认同“社会医疗保险 + 公共医疗救助 + 商业医疗保险”的总体框架。

表 7 - 13　　8 份改革建议关于全民医疗保障的制度框架

机构名称	医疗保障方案
世界卫生组织	社会医疗保险 + 公共医疗救助 + 商业医疗保险
北京大学	基本医疗卫生制度 + 社会医疗保险 + 公共医疗救助 + 商业医疗保险
麦肯锡	社会医疗保险 + 公共医疗救助 + 商业医疗保险
国务院发展研究中心	国家基本卫生保健 + 社会医疗保险 + 公共医疗救助 + 商业医疗保险
世界银行	英国的 NHS 模式 + 商业医疗保险
北京师范大学	社会医疗保险 + 公共医疗救助 + 商业医疗保险
复旦大学	社会医疗保险 + 公共医疗救助 + 商业医疗保险
中国人民大学	社会医疗保险 + 公共医疗救助 + 商业医疗保险

资料来源：中国经济体制改革研究会公共政策研究部：“走向高度行政化还是有管理的市场化——新医改 8 种方案评述”。

① 参见刘继同：“中国：骄人的成绩与巨大的失误”，《社会保障制度》2005 年第 12 期。

② 林枫：“医疗卫生体制改革不应该走回头路”《中国劳动保障报》（京）2005 年 9 月 16 日。

但即使在一样的制度框架下，其内含是不同的。这8家机构的方案大体上可以归纳为两条全民医保之路：其一，政府通过补助公立医疗机构，直接以低价格为全体公民提供医疗服务；其二，通过社会保险或税收筹资建立覆盖全民的公共医疗保障制度，实行政府（或社会保险机构）购买医疗服务。其中，北京大学、国务院发展研究中心和世界银行主要倾向于前者，而其余5家机构大体上赞成后者。此外，8家机构都赞成政府财政出资建立公共医疗救助制度，来帮助贫困人群提高医疗服务的可及性。8家机构均支持商业保险的发展及其在医疗保障体系中发挥积极作用，赞成通过商业性医疗保险来为一些发病率低且费用奇高的疾病治疗筹资，为高收入人群提供服务更加全面而精良的医疗保障。但对如何支持商业健康保险发展，几乎没有具体的政策建议，几乎所有的篇幅都集中在基本卫生保健制度和基本保险上。

我们再来看看参与医改研究与咨询工作的部分学者和机构的观点，李玲（2006）主张建立以“广覆盖、低成本”为发展原则的“全民基本健康保障体系”。刘国恩（2007）主张政府应放弃补贴供方，采取建立“补需方”的国民基本医疗保险的路径，同时通过医疗卫生服务机构的市场化竞争，提高机构自身的运行效率并降低服务价格。周其仁（2006，2007）认为免费医疗缺乏存在基础，反对“全盘公费医疗”。顾昕（2006）主张城市和农村都通过社会保险的方式实现全民医保。葛延风（2007）主张区分基本医疗与非基本医疗，基本医疗由国家直接提供，非基本医疗由个人和社会分担。世界卫生组织（2007）提出，要通过完善各种医疗保障计划，更公平地为全民提供费用保障；通过加强财政税收对健康保障制度的支持、增强服务购买能力以及推进补充健康保险发展等措施来完善医疗保障制度。世界银行（2007）主张由一个卫生筹资机构为所有人提供覆盖面广的保障，同时通过公共管理的自愿补充保险提高保障水平。麦肯锡公司（2007）主张，全民医保计划包括满足基本医疗需求、全国统一、强制参加的基础部分和满足更高需求、存在地区差异、自愿参加的附加部分。可见，尽管扩大医疗保障覆盖面，最终实现全民医保已成共识，但在改革思路和路径上却存在差异：在医疗保障筹资模式方面，有的主张选择保险方式，而有的主张财政预算投入方式；在补贴对象方面，有的主张补贴供方，有的主张补贴需方；在基本保障水平方面，有的认可差别，有的追求统一，等等。

三、改革政治化

中国政治体制改革作为全面改革的重要组成部分，随着经济社会发展而不断深化，社会主义民主法治、自由平等、公平正义等理念不断树立，人民参与体制改革与政策制定的积极性与程度不断提高。包括医疗保障制度在内的社会政策改革呈现两大特点：一是决策民主化。这一点可以从近期进行的医药卫生体制改革中看到。2006 年 9 月，由发改委、卫生部牵头，组成了十余个部委协同的医改协调小组，全面启动新医改方案的拟定。在政策制定过程中，各利益集团的利益诉求和呼声得到不同程度表述，这在一定程度上提高了决策的科学性①。二是强调社会公平。社会政策和社会建设强调以改善民生为重点，要使公民分享经济社会发展成果，特别是要保证公民的基本生存权。对于社会保障体系，党的“十七大”报告明确要求，“坚持广覆盖、保基本、多层次、可持续的指导方针，以社会保险、社会救助、社会福利为基础，以基本养老、基本医疗、最低生活保障制度为重点，以慈善事业、商业保险为补充，加快建立覆盖城乡居民的社会保障体系。”进一步强调了社会公平和对基本生活的保障。大部分人认为，政府有责任保障居民的健康，即“国家以一定的作为或不作为来保障公民所享有的保持其身体机能正常、精神状态完满并由此对社会适应的权利”②。从这种意义上来讲，医疗保障制度改革也就不仅仅是一项社会政策的改革，而且或更多的是政治任务。

改革政治化对医疗保障制度改革的影响包括以下几方面：一是改革协调的过程可能会拉长，改革付出的成本会加大；二是如何综合、平衡和协调好各方的利益，可能会成为改革成败的关键；三是改革过程中，需要严防改革的成果被部分利益集团所占有。

---

① 同时该文指出，“不同的思路头绪繁杂，表面上，分歧在于筹资模式和医疗服务的支付方式，而背后则隐含着不同部门的权力之争和利益之争。”由此可见，改革协调的难度在加大。参见赵何娟、任波：“医改方案冲刺”，《财经》2007 年第 23 期。

② 参见杜承铭、谢敏贤：“论健康权的宪法权利属性及实现”，《河北法学》2007 年第 1 期。

第八章

走向全民医疗保障

建立全民医疗保障制度已经深入民心既是近60年来社会主义经济社会建设的必然结果，也是未来全面建设小康社会的必然要求①。时代发展要求加快建设覆盖全体居民的医疗保障制度，建设全民医疗保障制度与和谐社会建设目标是一致的，而且经济社会发展已具备加快建设覆盖全体居民医疗保障制度的条件。建立全民医疗保障制度势在必行，这一改革方向已经在实际行动中明确，中央政府着手建立城镇居民基本医疗保险制度，并要求努力扩大城镇职工基本医疗保险与新型农村合作医疗保险制度的覆盖面。这些措施说明在不久的将来，所有的中国居民都会享受到政府举办的基本医疗保险的保障。方向明确之后的问题是确定目标以及选择什么样的道路达到这一目标。对于目标，我们

① 对于建设全民医疗保障制度的必要性，似乎无需进一步论述，如前所述，虽然含义、内容及重要性的认识不同，但目前关于中国医改的8份研究报告所提的建议，都要求为全体居民提供医疗保障。其中北京师范大学的顾昕教授认为：推进全民医保是中国建设和谐社会的必由之路。他认为，许多医疗体制改革的措施聚焦于供方，这种改革思路往往治标不治本，有些甚至连治标的目标都无法实现。推进全民医保，从加强医疗保障的风险分摊和服务购买功能入手，来恢复整个医疗卫生事业的社会公益性，才是新医改的正确方向。他还认为医疗保障体系是一个医疗费用风险分担机制，还可以派生出医疗服务的第三方购买机制。对于医疗保障在医疗卫生体制以及提高居民抵御疾病风险方面的作用，笔者完全赞同顾昕教授的观点。对于建设全民医疗保障制度的必要性，不仅要认识医疗保障在解决现有“看病难、看病贵”问题中的作用，更要认识到全民医疗保障体系建设是一种手段，是提高居民抵御疾病风险的自由能力，加快经济社会发展以及和谐社会建设的重要手段和途径。

还存在不少的争议，其核心的问题依然是政府与市场的关系问题，政府究竟应该而且能够承担多大的责任？多大的责任又应该而且能够由个人或市场承担？政府与市场又如何去承担好其应该而且能够承担的责任？我们又如何分步骤去实现这些目标？当然，我们考虑这些问题的立足点不仅仅是基本医疗保障，不仅仅是政府的责任与作用，而是要考虑整个体系，包括政府与市场，政府、企业与个人的作用与责任。

将理论分析应用于实践，才能最终体现出理论的价值，否则理论就成为“空中楼阁”。全民医疗保障制度建设的道路上，我们既不能照搬照抄西方国家医疗保障改革的路数，也不能轻视理论的指导作用，靠经验主义来进行制度设计、政策制定等改革。这里主要将前七章讨论的结论应用于解决建立多层次、覆盖全民、有效衔接的医疗保障体系的技术性问题，其目的是完善这一伟大的创举，并使之可持续。本章进一步阐述了医疗保障制度改革的目标——多层次、全覆盖、有效衔接的医疗保障体系，并提出从 2008 年到 2020 年分“三步走”，实现医疗保障体系从覆盖到衔接，逐步建立“城乡覆盖”的医疗保障制度、“城乡衔接”的医疗保障制度以及“城乡和谐”的医疗保障制度；并从基本医疗保障全民覆盖、政府财政的负担水平与能力、补充医疗保险的商业化与市场化、基本医疗保障制度的统一与衔接，以及配套的改革措施等五个方面，来论证这一改革规划的可行性。

第一节 改革目标——多层次、覆盖全民、有效衔接的医疗保障体系

当前，我们不仅需要改革和建设多层次、全覆盖、有效衔接的医疗保障体系，而且这项改革任务显得十分紧迫，原因在于：一是构建社会主义和谐社会，对完善城乡医疗保障体系提出新目标。党的十六届六中全会通过了《中共中央关于构建社会主义和谐社会若干重大问题的决定》，明确社会和谐是社会主义本质属性，是国家富强、民族振兴、人民幸福的重要保证，并提出了到 2020 年构建社会主义和谐社会的目标和主要任务，其中将“覆盖城乡居民的

社会保障体系基本建立”作为重要目标任务之一[①]。二是经济社会领域重大变革，对完善医疗保障体系提出新挑战。这些经济社会领域重大变革包括前面所述的工业化、城镇化、市场化进程加快，以及人口老龄化与贫困人口多，就业形势的多样化等等，这都在一定程度上要求改革现有医疗保障制度，呼唤加快建立和完善全民医疗保障体系。三是医疗保障制度可持续发展，对完善医疗保障体系提出新要求。现行医疗保障体系中各项制度本身存在着一定的局限性，缺乏统筹规划和协调，已不适应新形势的需要。

一、全民医疗保障制度改革的目标模式

医疗保障体系改革的目标是多层次、覆盖全民、有效衔接的医疗保障体系。但这一目标的实现并非一蹴而就，而是分步实现：从 2008 年到 2010 年实现政府基本医疗保障项目的全民覆盖；从 2010 年到 2015 年完成城镇居民与农村居民基本医疗保险项目的合并与统一；从 2015 年到 2020 年完成所有基本医疗保险项目的合并运行，商业健康保险等市场机制在医疗保障体系发挥更积极的作用。通过“三步走”战略，用 12 年的时间，到 2020 年小康社会建设目标实现之时，实现全民医疗保障体系的和谐、公平、公正发展，医疗保障体系公平与效率都得到明显的提高，制度整体上可持续发展。

全民医疗保障制度改革的目标模式具有以下特征：

1. 层次多样。这是指医疗保障体系由多种医疗保障形式构成，各种医疗保障形式之间组成一个多层次的体系。改革后的医疗保障体系应包括基本卫生服务包、医疗救助、基本保险和商业保险四个层次，由低至高，形成四张医疗保障安全网，以健康为中心（而不是以疾病治疗为中心），有效满足居民合理的疾病预防与治疗需要。多层次符合中国经济发展不平衡的基本国情，并能有效提高体系的效率与保障能力。确定好不同层次的功能定位，就能既保证医疗保障的底线公平，又能满足不同经济发展水平地区以及不同收入水平人群的多样化医疗保障需求。

2. 全民覆盖。这是指政府医疗保障项目要在制度上覆盖全体居民，所有

---

① 劳动保障部门认为，医疗保障体系作为社会保障体系的重要组成部分，通过完善城镇职工基本医疗保险，建立以大病统筹为主的城镇居民医疗保险，加快推进新型农村合作医疗，发展社会医疗救助，加快完善体系建设和协调制度发展，逐步覆盖城乡全体居民，对社会主义市场经济体制下经济社会发展的战略全局具有重要意义，是落实以人为本的科学发展观的重要体现，是实现社会公平和谐的重要制度保证，也是当前深化医疗保障体制改革的战略目标。

中国合法居民都有权享受政府提供的基本医疗保障，政府医疗保障项目覆盖率应该达到100%。居民享受政府基本医疗保障逐步成为居民的基本权利，并在法律层面得到保证。在改革前期，居民可根据其是否就业以及居住地的不同，选择参加不同的政府医疗保障项目，如特殊人群基本医疗保险（如公务员、军人等）、城镇职工基本医疗保险、城镇居民基本医疗保险或者农村居民基本医疗保险等。从长期来看，要使得基本医疗保障项目成为促进医疗保障公平性的重要手段，改革后，目前四个基本医疗保险项目将合并运行，为所有居民提供公平的医疗保障待遇。

3. 有效衔接。这是指体系中各项制度之间的有效衔接，互相促进，共同发挥作用。这包括四个层次：一是各项基本医疗保险制度之间的有效衔接。特殊人群的基本医疗保险、城镇职工基本医疗保险、城镇居民基本医疗保险以及新型农村合作医疗保险制度之间，在管理措施、保障水平、相互转换等方面应逐步统筹，并最终保持一致，形成统一的制度框架。二是政府举办的医疗保障项目之间的有效衔接。基本医疗保险、医疗救助以及基本卫生服务包要形成一个有机的、相互衔接的整体，在保障水平与内容等方面要根据经济社会发展水平进行合理的划分，避免重复保障和空白保障。三是政府与市场要形成一个相互衔接的有机整体。要将商业健康保险纳入体系之内，使之与政府医疗保障项目有效衔接。政府部门不应就基本保障论医疗保障，更要充分发挥好市场在医疗保障体系中的作用，调动个人、企业与市场的积极性，特别是要推进补充医疗保险的商业化和市场化，并对之进行规范，使之与基本医疗保险在保障项目、保障水平与管理方式等方面进行对接，形成一个有机医疗保险体系整体。四是医疗保障体系与医药卫生体系的有效衔接。要充分发挥好医疗保障体系在医药卫生体系中的第三方付费机制及其引导医疗卫生资源的作用，医药卫生体制改革要为医疗保障体系建设服务，筹资体系与服务提供体系形成有效衔接，共同努力为居民提供满意的医疗服务。

4. 筹资持续。在筹资机制上坚持费用共担、收支平衡、持续稳定等原则，积极拓宽医疗保障资金的来源渠道，保障医疗基金的稳定、充足和可持续。主要体现在两方面：一是政府、企业（单位）、个人和社会多方筹集资金。政府为基本卫生服务和医疗救助提供全部财政补助，并承担基本医疗保险项目的管理费以及部分低收入人群的保费补助。企业（单位）支付医疗保障费或税，并鼓励企业资助其职工购买商业健康保险。个人为参加基本医疗保险以及商业健康保险项目支付保险费，并分担一定比例的医疗费用。二是税费结合，以费为主。按工资总额征缴医疗保障税，专项用于补助低收入人群参加基本医疗保险；个人缴纳社会保险费作为其参保的义务。商业健康保险按风险与保费对价的原则定价，并由个人或用人单位缴纳全额保险费。

5. 服务优良。保险经办机构向医疗服务机构购买医疗服务，并向患者提供。建立分级就诊机制，通过利益机制引导患者在不同等级的医院网络就医。通过基本医疗保险用药范围、基本保险诊疗项目、医疗服务设施范围和支付标准，以及基本医疗保险费用结算办法等管理措施加强对医疗机构行为的约束，促使其提供效率更高、成本更低的医疗服务。实现医疗服务提供者与保险经办机构（付费的第三方）之间信息系统的联网，在建立统一的电子病历数据库的基础上，患者就诊可从其定点社区医院或乡镇医院开始，接受治疗后，患者只需支付其自付部分，即可出院，其余部分由保险经办机构（包括社会保险机构和商业保险机构）直接向医院支付费用。

二、全民医疗保障体系制度框架

中国医疗保障体系的改革应结合中国经济社会发展及改革进程的实际，坚持“广覆盖、保基本、多层次、可持续”的指导方针，推进体系、组织、机制和政策方面的创新。统一并不等同于单一，而是在统一的制度框架下，根据不同区域或人群特点有所侧重，呈现多样化，以提高制度的适应能力。如表8－1所示，改革后的全民医疗保障体系主要由四大块计划组成。一是基本卫生服务计划，完全由政府财政支持，主要提供疾病预防及公共卫生服务；二是完全由政府财政支持的医疗救助计划；三是政府主导或经办的基本医疗保险计划；四是企业和个人自愿参加的商业健康保险计划。

表8－1　有中国特色的医疗保障制度模式

<table>
<tr><th colspan="2">层　次</th><th>覆盖人群</th><th>保障内容</th><th>主要资金来源</th><th>监管主体</th></tr>
<tr><td colspan="2">商业保险</td><td>自由选择、自愿参加</td><td>大病为主、大额医疗费用为主</td><td>个人、企业或单位、税收鼓励</td><td>中国保监会</td></tr>
<tr><td rowspan="4">基本保险</td><td>特殊人群基本保险</td><td>公务员、军人等</td><td rowspan="4">设定起付线及封顶线内的医疗费用</td><td rowspan="4">个人、企业或单位、政府经办并补贴</td><td rowspan="4">人力资源与社会保障部</td></tr>
<tr><td>城镇职工基本保险</td><td>企事业单位职工</td></tr>
<tr><td>城镇居民基本保险</td><td>城镇无就业人员</td></tr>
<tr><td>新型农村合作医疗</td><td>农民</td></tr>
<tr><td colspan="2">医疗救助</td><td>特困及低收入人群</td><td>资助参与基本医疗分担大额医疗费用</td><td>政府负责</td><td>民政部</td></tr>
<tr><td colspan="2">基本卫生服务包</td><td>全体居民</td><td>公共卫生及基本医疗服务</td><td>政府负责</td><td>卫生部</td></tr>
</table>

不同层次的功能定位如下：

（一）基本卫生服务包

基本卫生服务包[①]由国家财政统一出资，为所有居民提供以公共卫生为主的卫生服务，并由卫生部门组织提供和监管。世界银行的《世界发展报告——投资与健康（1993）》[②]认为，在世界范围内，政府可实施的效益成本比高的公共卫生干预领域包括：幼儿疾病免疫、学生卫生服务、家庭计划生育、削减烟草和酒精消费计划、环境卫生、健康教育、艾滋病预防。而最有效的医疗服务则包括：母婴保健、计划生育、肺结核化疗、性传播疾病控制、对幼儿疾病病例的管理。应该逐步与世界标准对接，将以上内容纳入基本卫生服务包覆盖范围，由中央政府和地方政府财政分担基本卫生服务包所需要的费用（以中央财政为主），免费或基本免费向全体居民提供。

（二）医疗救助

医疗救助由中央和地方两级财政负责为低收入人群提供，保证这部分人群加入基本医疗保险项目，由民政部门负责组织及监管。医疗救助定位于满足低收入人群的基本医疗保障需求，但标准要低于或同于基本医疗保险待遇，医疗救助要遵循“选择性”原则，可以引入家庭收入调查等目标定位手段，对救助对象进行目标定位或调查，以提高救助资金的使用效率。医疗救助在医疗保障体系中属于救济性质的防线，其目标是确保社会成员不因疾病而跌落到贫困陷阱中。此外，可探索通过社会慈善等方式解决低收入人群的高额医疗费用及自付额部分的保障问题，以提高这部分人群的医疗保障水平（因为这部分人

---

① 医疗卫生服务可以区分为两大类：第一类是公共卫生服务，例如免疫接种、传染病防治等；第二类是普通的医疗服务，即对于个体疾病的诊断和治疗。对于公共卫生服务属于公共物品的性质，基本形成一致的意见。普通医疗服务不具有公共物品的特性，并可以进一步划分为基本医疗服务、补充医疗服务和高档医疗服务几个层次。对于基本医疗服务，政府有责任组织提供，以保障居民基本医疗服务的平等可及性。而对于补充医疗服务和高档医疗服务则应该完全由市场组织提供，政府负责监管，或制定政策促进发展。

② 世界卫生组织也建议，卫生和医疗领域的公共筹资主要管辖四个部分：一是具有良好成本效果的公共品，如预防。二是有大的外部性，而无充足的需要但成本效果好的，如传染病控制。三是不具有外部性，但会造成重大费用，而一般保险无法承担、成本效果又好的医疗服务，如主要的慢性病；对于一般保险能胜任的则可以由公共筹资，或者由商业保险承担。四是不具有外部性，也不造成重大费用，但对穷人有利，且成本效果好的医疗服务。参见胡苏云：“健康与发展：中国医疗卫生制度的理论分析”，《社会保障制度》，2005 年第 10 期。

缴不起保费而参加不了商业补充医疗保险计划）。

（三）基本保险

基本保险是医疗保障或疾病风险安全网的“主干”或“中坚”，由人力资源与社会保障部负责组织提供并监管。现有公费医疗、城镇职工基本医疗保险、城镇居民基本医疗保险、新型农村合作医疗等多元化基本医疗保险制度，要逐步改造成“政府负责提供、全民普享、制度统一、待遇相当”的基本医疗保险制度。基本保险定位于满足全体居民基本医疗保障需求，保障水平、范围与程度应该与经济发展水平、财政负担能力及单位和个人缴费能力相适应，并以促进医疗服务的可及性及公平性为目标。所有居民，无论其职业、地位、年龄、性别、出生地等的不同，都能享受到同样待遇的基本医疗保障，使基本医疗保险成为促进医疗保障及健康公平的重要手段。

（四）商业保险

对于基本保障之外的需求应该发挥商业保险的作用，由单位或个人自愿购买商业保险满足高端医疗保障需求，条件成熟时，可出台税收政策鼓励单位或个人购买商业保险。商业保险主要起补充的作用，市场定位主要体现在三方面：一是提供补充医疗保险，包括 A、B 两个方案：A 方案承保基本医疗保险封顶线以上医疗费用风险；B 方案承保起付线以上封顶线以下共付段医疗费用风险及自费医疗项目。从补充医疗保险推进时间表来看，应该优先考虑覆盖基本医疗保险封顶线以上的医疗费用风险（即 A 方案），其次有条件的地方再考虑覆盖起付线以上封顶线以下共付段医疗费用风险及自费医疗项目（即 B 方案）。二是参与基本医疗保险项目的经办。三是直接提供基本医疗保障。在条件成熟的地方，应允许高收入人群自由选择参加商业保险，还是参加基本医疗保险项目；在一定条件下适当鼓励市场与政府的竞争。对于参加商业保险的，商业保险产品的保障范围与水平应符合相关要求，能较好地满足其基本医疗服务的需求。

综上所述，改革后的医疗保障体系如图 8－1 所示。全体居民享受如下医疗保障：

一是免费享有基本卫生服务（主要是公共卫生服务），基本卫生服务由政府承担全部筹资责任。二是支付保费参加基本医疗保险，基本医疗保险通过政府、企业（单位）和个人三方筹资。个人需要支付保费，如个人经济收入低

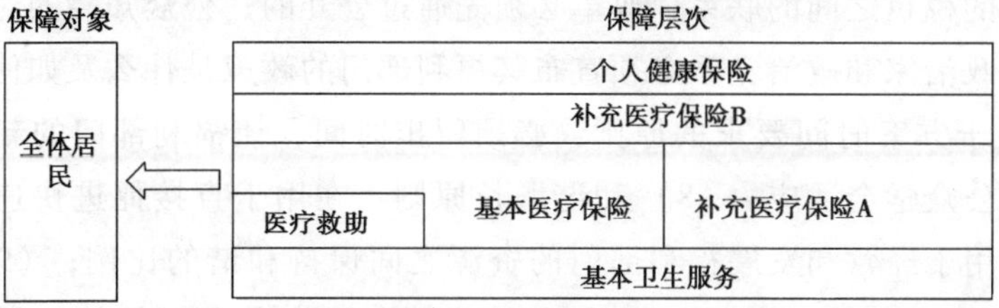

图 8－1 全民医疗保障体系制度框架示意图

于一定水平，政府通过医疗救助资金给予一定的资助，以帮助其参加基本医疗保险；如个人经济收入超过一定水平，可自由选择参加基本医疗保险，或购买商业健康保险。基本医疗保险在“目录”范围内，对于起付线以上到封顶线以下部分的医疗费用给予较高比例的补偿，同时个人分担部分医疗费用。三是自由选择参加补充医疗保险 A 方案及 B 方案，这两个补充医疗保险方案完全由商业保险机构经办。四是个人还可以视其收入状况，自由选择个人健康保险，主要是保障 B 方案封顶线以上的医疗费用风险，或提高其医疗待遇，如高档病房、住院津贴等。医疗救助作为补救机制，一方面资助收入低于一定水平的人群参加基本医疗保险，另一方面视财政负担能力，可进一步资助低收入人群参加补充医疗保险计划，或直接对低收入人群的高额医疗费用进行分担。

三、全民医疗保障制度改革的总体原则

科尔奈、翁笙和[①]在总结分析东欧国家卫生部门改革后，对卫生部门的改革提出了九条原则：（1）个人自主权原则：要推进的变革必须增加个人在福利事务中的决策范围，减少政府的决策范围；（2）一致性原则：帮助受苦的人、困境中的人和处于劣势地位的人；（3）竞争性原则：不应该存在国家所有和控制的垄断，允许不同的所有制形式和协调机制之间存在竞争；（4）对效率激励的原则：必须建立鼓励效率的所有制和控制形式；（5）关于政府新角色的原则：政府在福利部门的主要功能必须是提供法律框架、监管非国有机构，并提供最后的救助与保险。政府有责任保证每一个公民享有获得基本教育和医疗保障的权利；（6）透明性原则：居民必须明确国家提供的福利服务与

① 参见科尔奈、翁笙和著：《转轨中福利、选择和一致性——东欧国家卫生部门改革》，转引自赵人伟：“对卫生部门改革的有益探索”，《比较》2008 年第 7 期，第 91 页。

为此进行融资的税负之间的联系，改革必须先通过公开的、公众知晓的讨论然后再行实施。政治家和政治党派必须宣布其福利部门的政策是什么及如何进行融资；（7）关于方案时间要求的原则：必须留出时间，让福利部门的新机构得到发展，让公众学会适应；（8）和谐增长原则：在用于直接促进快速增长的投资资源与用于经营和发展福利部门的资源之间保持和谐的比例；（9）持续地提供资金的原则：国家预算必须有能力为履行国家义务而持续地提供资金。

这九条原则虽然是为卫生部门改革而提出的，但对于医疗保障制度改革，乃至整个社会保障制度改革都是适用的。除此之外，当前和今后一段时间中国全民医疗保障制度改革还应遵循以下总体原则：

（一）立足国情原则

构建中国医疗保障制度，必须立足于当前中国的国情。目前中国经济社会发展还处于比较低的水平，地区发展极不平衡，城乡差距的不断扩大，这决定了中国目前不可能一步到位地在全国建立统一的、高保障水平的医疗保障制度，也不可能选择“福利国家”模式的医疗保障制度，也不能在城乡医疗保障制度建设中搞“一刀切”，也不可能将现有医疗保障制度“推倒重来”。立足国情原则主要体现以下几方面：

1. 医疗保障制度的建设要与经济社会发展水平及目标相适应。经济发展水平决定着医疗保障的发展水平，一个地区的经济发展状况决定着医疗保障的发展状况。医疗保障本质上是跨时期消费的问题，是对医疗资源的再分配，必须具备相应的经济基础才能加以实施，保障方式、保障水平取决于所在地区的经济发展水平，或者说是居民生活水平。脱离经济发展水平的医疗保障制度是不可持续的。

2. 医疗保障制度的建设要与中央和地方财政负担能力相适应。对于政府医疗保障项目，中央和地方政府都有不可推卸的责任。政府医疗保障制度建设与改革过程中，要明确各级政府的责任，这种责任要与政府的财政负担能力相匹配，以保证制度的可持续性。

3. 医疗保障制度的建设要与居民疾病保障需求和缴费能力相适应。经济发展地区之间、城乡之间以及不同收入阶层居民之间的严重不平衡，必然导致各地区之间、城乡、各社会群体之间的医疗保障方式、保障水平不平衡。经济条件好的富裕地区，可以适当提高医疗保障水平，而对于贫困地区，要加大政府财政的支持力度，防止政府医疗保障缴费成为居民的负担，影响群众的基本生活和生产。

（二）公平公正原则

保障不公最终可能会导致不同社会阶层群体之间的对立，造成社会的不稳定。公平是政府医疗保障项目的核心价值，医疗保障体系建设的最高目标是实现社会平等、社会公正。只有立足于公平的基本理念与规则进行制度设计和制度安排，才能更好提高政府医疗保障项目的群众满意度。公正是“道德范畴和道德品质之一，指从一定原则和准则出发对人们行为和作用所作的相应评价，也指一种平等的社会状况，即按同一原则和标准对待相同的情况的人和事。”[①] 中共总书记胡锦涛在一次讲话中[②]指出，“要适应我国利益格局变化和利益主体多元化的客观要求，在经济发展的基础上，更加注重社会公平正义，正确反映和兼顾不同方面群众的利益，抓紧完善利益协调机制，……，努力让全体人民共享改革发展的成果。”针对中国处于社会主义初级阶段的基本国情，医疗保障制度改革坚持公平公正原则，这主要体现在以下几方面：

1. 对于政府提供的医疗保障项目来说，公平公正是指“底线公平”，是基本保障水平的基本公平[③]，而不是体面性公平。改革过程中要突破和消除城乡二元分割分治的传统观念、意识与思维定势，要防止政府医疗保障项目成为扩大城乡医疗保障不公平的新根源。对于商业健康保险而言，则体现为权利与义务的对等，即多投多保，少投少保，不投不保。

2. 政府医疗保障项目的定位应该在于着力解决困难居民的医疗保障问题。

---

① 参见《辞海》，辞书出版社 1999 年版，第 793 页。约翰·穆勒在其《功利主义》一书中也指出：“社会应当平等地对待所有应当平等地获得这种平等待遇的人，这就是社会的和分配的正义所具有的最高的抽象标准。”罗尔斯总结了公正的两个基本原则，即平等自由原则和差别原则。前者是指每个人都拥有平等的政治权利，后者是指社会和经济的不平等，应当有利于最少受害者的最大利益，即在弱者受益的前提下，有条件地承认差别。即在政治领域，每个人都有平等的权利；在社会经济领域，主张剥夺高收入者的部分收入补贴低收入者，即平等优先于自由。参见张静主编：《转型中国：社会公正观研究》，中国人民大学出版社 2008 年版，第 51 页。

② 庆祝中国共产党成立 85 周年暨总结保持共产党员先进性教育活动大会上的讲话。

③ 基本公平的根本原因在于，个人健康保障需求的无限性与医疗卫生资源的有限性。健康、减少身体痛苦以及生存对于个人太重要，同别的事物相比具有特殊的、无可比拟的价值，健康越来越成为人们生活的核心追求目标。而且医疗科学技术的进步意味着维持健康能力的增强及费用的增加。但医疗卫生资源是稀缺的、有限的，尤其是对于一个像中国这一个人口众多的发展中国家，政府医疗保障项目保证“底线公平”，是减少资源浪费，提高资源使用效率，并保证制度可持续发展的关键。

这些困难居民包括：贫困的农村居民和城镇居民、下岗职工、老年人、儿童及伤残人员等，估计在1.5亿人左右，占总人口的10%左右。解决好这一群体的医疗保障问题，一方面对于个人来说，有利于帮助其摆脱困难状态；另一方面对于全社会而言，社会福利增进的幅度也最大，根据边际效用理论，政府帮助困难居民1单位，比帮助富裕居民1单位，所产生的福利增进要大得多。三是更好地发挥政府的再分配职能，提高社会公平程度。

3. 强调社会公平，并不意味着政府医疗保障项目就否认甚至排斥效率。在强调宏观公平的同时，也应注重微观效率，这样才能保证制度的可持续发展。

（三）制度统一原则

社会保障目标之一是减少贫困、减少收入不平等和社会地位不平等。从整个社会看，城乡居民收入不平等和社会地位不平等是中国社会主要问题之一，甚至有可能是一系列不平等问题中最主要的问题。改革医疗保障制度，树立全国“一盘棋”的理念，要防止制度本身成为不平等的新根源。坚持制度统一原则应注意以下几方面：

1. 城乡统筹。一方面，要适应工业化、城镇化和农村劳动力转移的要求，更加注重城乡统筹协调发展。在当前城乡医疗保障不公平程度比较高的情况下，要进一步加大对农村医疗保障体系建设及卫生体系的支持力度，尽可能逐步缩小城乡差距，努力实现城乡基本公共服务均等化。另一方面，在制度设计或战略规划上要注重和研究城乡医疗保障制度的过渡和衔接问题。政府应该在战略的高度统一规划城乡医疗保障体系，力求城乡协调均衡发展，制定医疗保障制度框架、远期建设目标和近期建设目标。

2. 远近兼顾。医疗保障制度的建设与改革会影响一代人甚至几代人的利益，不仅会影响居民的眼前利益，也会影响居民的长期利益。因此，医疗保障体系建设与改革既要注意明确和实现近期目标，更要做好中长期发展目标和发展战略的规划，做到前后衔接，才能维护医疗保障体系建设和发展的连续性和整体性。

3. 统分结合。制度统一并不意味着“一刀切”，而是要求全国“一盘棋”，不同地区之间医疗保障制度框架应该是一致的，在保障基本医疗公平的基础上，不同收入层次的人群能够在制度框架内实现其差异性。在制度框架统一的前提下，鼓励经济发达地区按照有关要求先行试点，为达到远期建设目标探索道路和总结经验。在统一的制度框架下，对不同经济发展水平的地区、不同的群体采取不同的方式，逐步推进，逐步扩大政府医疗保障的覆盖面。

（四）系统性原则

系统性原则要求不仅要把医疗保障看成一个系统来考虑改革的措施与步骤，而且要求将医疗保障看成经济社会大系统中一个子系统来考虑改革，提高医疗保障体系对经济社会的衔接程度与适应能力。医疗保障改革是一项复杂的系统工程。如果把医疗保障制度看成一个大系统，那么这个系统至少包括三个子系统，即资金子系统、服务子系统和管理（监督）子系统。资金子系统提供资金，通过有效的资金筹集、增值及发放渠道为居民提供医疗保障或身体健康所需要的资源；服务子系统提供服务，即向居民提供维护其健康或医疗的卫生服务；管理子系统则提供监督管理，保障上述两个子系统的高效有序运行。改革的系统性原则要求将医疗保障制度改革置于社会经济大系统之中，医疗保障改革不应“单边行动”，而是要医保、医疗医药改革联动，形成一个有机的整体。医疗保障不仅是目标，而且也是手段，要为经济社会发展的大目标服务。

（五）渐进式原则

渐进式改革的原则①是中国经济社会体制发展与改革的成功经验。医疗保障制度改革既要解决实施政策和监管的技术难题，同时也必须协调好各种错综复杂的利益关系，每个利益集团的既得利益根深蒂固，都希望改革能维护甚至提升其利益份额。医疗保障制度改革一方面要解决好现有的和历史性问题，另一方面要努力使新的医疗保障制度具有一定的前瞻性，能适应新形势发展的需要。这就加大了中国医疗保障制度改革的难度，这就要求医疗保障体系改革坚持渐进式改革原则，积极总结经验，有步骤、有节奏地引导改革。但强调渐进

① 对于经济社会政策的改革主要有全面快速的改革和循序渐进的改革两种方式，对于这两种方式的争论较多。支持快速改革的论据主要有：（1）在政治谈判中，改革的机会不多，所以当机会出现时应该抓紧时机；（2）改革会给某些人或某些团体带来痛苦，渐进改革延长了这种痛苦的过程，增加了整体改革的风险。（3）政策行动可以有效地将政府意图传递给金融市场和投资者。（4）改革的各个方面是策略性互补的，除非所有改革同时进行，否则就会形成糟糕的改革结果。支持循序渐进式改革的论据主要有两个：（1）激进改革由于造成剧痛，可能引起强烈的反对，因此加大了政治反对并导致改革失败的风险。（2）制度变迁是一个缓慢的过程，转为它要改变人们长期持有的那些预期。参见阿维纳什·迪克西特：“评估成功发展的处方”，《比较》2007 年第 32 期。

式改革原则，并不意味着中国医疗保障体系改革依然采取“摸着石头过河”的策略，而是要求有明确的目标与战略规划，并按这一目标与战略规划有计划、有步骤地实施，稳步推进改革与制度建设。

第二节

改革路径与任务
——从覆盖到衔接“三步走”战略

依然有学者认为，现阶段我国农村尚不具备全面推广以社会保险为核心，以社会救助为补充的，城乡衔接乃至整合的现代社会保障体系的条件①。但很显然这种论调已经与中国全面推进城乡医疗保障体系建设的实践不相吻合，与全面建设小康社会的目标不相符合。早在1998年王国军就具体论证了打破城乡二元社会保障结构对中国社会经济所具有的重要战略意义，并提出了“三维社会保障制度”的具体构想②。笔者认为，在社会保障体系建设方面，医疗保障体系的建设应该先行，有充分的证据证明，教育与医疗保障对于发展中国家的重要意义③。

要达到上述提出的“层次多样、全民覆盖、有效衔接、筹资持续、服务优良的医疗保障体系”改革目标，改革任务非常艰巨，无论是在覆盖面的扩

---

① 参见李迎生著：《转型时期的社会政策——问题与选择》，中国人民大学出版社2008年版，第250页。

② 王国军认为，受农业生产方式转变、公共选择的结果，以及经济增长的要求等方面的影响，中国城乡社会保障制度衔接是必然的趋势，并具有八个方面的社会效应，包括：（1）消除城乡壁垒；（2）推动工业化进程；（3）促进城市化的发展；（4）推动农村经济发展；（5）扩大国内需求；（6）迎接人口老龄化的挑战；（7）城乡间的公平与效率选择；（8）促进社会的稳定。三维社会保障制度的设想是：“全国统一的法定基本保障”——包括社会救助、基本卫生保健等，应当全国统一；“省市级统筹的补充保障”——主要包括各种社会保险项目，省级范围内统一，全国不统一；“以商业保障为主的附加保障”——即商业保险，个人自愿参与。参见王国军：“社会保障：从二元到三维”，《科技导报》1998年第8期、王国军：“中国城乡社会保障制度衔接初探”，《战略与管理》2000年第2期、庹国柱、王国军著：《中国农业保险与农村社会保障制度研究》，首都经济贸易大学出版社2002年版。

③ 阿马蒂亚·森认为，“有充分证据表明，即使收入水平相对较低，一个为所有的人提供医疗保健和教育的国家，实际上可以在全体人民寿命和生活质量上取得非常突出的成就。”“改善医疗保健和营养也会提高工人的生产力及其收入。”阿马蒂亚·森著：《以自由看待发展》，中国人民大学出版社2008年版，第136页。

大、加快立法，还是理顺政府与市场关系、加强管理等方面都还有很大差距。针对中国的国情，医疗保障制度改革应该通过分“三步走”，从“城乡覆盖”到“城乡衔接”，再到“城乡和谐”，到2020年小康社会建设目标实现之时，建立起城乡和谐的医疗保障体系，与和谐社会相匹配并为之服务。以下分别论述每一步骤的改革任务、目标与措施。

一、第一步（2008—2010年）：建立城乡覆盖的医疗保障体系

从2008年到2010年的三年时间，主要任务与目标是建立覆盖城乡全体居民的医疗保障制度框架，并且不断扩大覆盖面，初步理顺政府与市场之间的各种关系，实现“人人享有基本卫生健康”和“城乡覆盖”的目标。具体来讲，其内容包括：

（一）加强医疗保障体系建设规划与立法

此次深化医药卫生体制改革方案中已经提及医疗保障体系建设规划问题，但从一个体系的角度去考虑，现有的改革和规划是不足的。现有的医疗保障改革方案更多是考虑社会保险部门举办的医疗保障项目，没有将医疗救助、商业保险等纳入体系，作为一个整体来考虑，没有考虑各项制度之间的有效衔接和整合。应该在国务院领导下，成立发改委、财政部、卫生部、人力资源与社会保障部、保监会、民政部等多部委参与的非正式协调小组，共同研究制定医疗保障体系的制度框架及相关政策，推进医疗保障立法工作。2010年前完成并颁布医疗保险体系建设长期规划，并出台《社会保险法》①，调整包括基本医疗保险在内的各类社会保险活动的经济利益关系。

（二）不断扩大覆盖面

将基本医疗保险从城镇延展到农村，从正规就业部门延展到非正规就业部门，从就业人口延展到非就业人口，2010年实现应保尽保，全体居民都能享受到一类基本医疗保险。条件成熟时政府可以强制所有居民必须参加基本医疗保险，但在前期主要通过经济手段吸引居民参加基本医疗保险，将医疗救助对

① 中国的《社会保险法》已经在征求各方意见之中，但各方的争议较大。无论是从内容还是形式上来看，很难摆脱部门法的影子。

象从“低保”对象扩展到低收入且没有医疗保险的家庭，逐步提高政府对低收入家庭，特别是贫困家庭参加基本医疗保险的财政补贴力度。从现有的中央文件来看，这项改革任务已经明确，如新型农村合作医疗保险和城镇居民医疗保险项目都明确了改革和扩大覆盖面的目标，到2010年应该基本能够实现全面覆盖的目标。而在东部发达地区，这一目标会提前实现。

（三）逐步缩小就业人员与非就业人员之间的基本医疗保险待遇差距

保持现有城镇职工基本医疗保险待遇不变，取消起付线和封顶线与当地社会平均工资挂钩的做法①，探索建立定期调整机制。对于封顶线以上的部分通过提高补充医疗保险待遇来解决，鼓励有条件的地方，根据经济发展水平和财政负担能力逐步提高基本医疗保险的报销比例，提高保障水平。对于城镇居民基本医疗保险和新型农村合作医疗保险，要逐步提高其保障待遇，缩小两者之间的差距。首先要提高新型农村合作医疗保险的待遇，缩小其与城镇居民基本医疗保险之间的差距。要逐年提高新型农村合作医疗的筹资水平，加大各级政府对农村参保的保费补贴水平，到2010年东部地区（经济发达地区）要实现城镇居民与农村居民基本医疗保险筹资水平和保险待遇的一致，并鼓励经济发达地区（特别是城镇化非常高的地区）探索城镇居民与农村居民基本医疗保险项目的一体化管理。中西部地区（欠发达地区）要明显缩小两者之间的差距，基本实现两者筹资水平的一致。

着手研究公务员等特殊人群的基本医疗保险制度改革问题，改革的方向应该是与现有城镇职工基本医疗保险靠齐，然后在基本医疗保险的基础上，由政府财政资助这部分人群参加补充医疗保险，以保持其现有医疗保障待遇基本不变。

（四）加强和改善基本医疗保险的经办与监管

鼓励有条件的地方将新型农村合作医疗移交社会保障部门经办与管理。城乡分割的基本医疗保障制度将必然被城乡一体的基本医疗保障体系所取代，户籍身份不应成为参加不同基本医疗保障体系并以此享受不同医疗保障待遇的资

---

① 这种做法导致城镇职工基本医疗保险待遇处于不断变动之中，不利于与之相衔接的补充医疗保险产品的开发、销售与管理。在改革的前期可以考虑在一段时期内（如5年内）将城镇职工基本医疗保险起付线与封顶线锁定在现有水平。

格条件。对于城乡基本医疗保障统一管理，有利于衔接速度的加快，以及公平程度的提高，也为信息共享和管理成本的节约提供了前提条件。在进一步理顺体系和目标的基础上，加快基本医疗保障制度统一管理的步伐，这主要是要将新型农村合作医疗保险划归劳动保障部门管理，并由劳动保障部门会同有关部门制定城乡基本医疗保障制度一体化的规划。不断提升基本医疗保障的统筹层次，到 2010 年东部等经济发达地区全部实现基本医疗保险的地市级统筹，鼓励有条件的地方探索基本医疗保险省级统筹。

（五）推进补充医疗保险商业化、市场化，并加强规范和监管

以政策法规的形式明确医疗保险体系和医疗保险体系的补充这两者之间，以及基本医疗保险与商业健康保险之间的关系。界定好政府和市场各自的职能、作用空间、保障范围和保障程度，并明确基本医疗保险和商业医疗保险双轨发展、各司其职、相互配合的发展方向。加强社保部门与商业保险公司之间的合作，使商业医疗保险真正成为医疗保障体系的重要组成部分。鉴于目前大部分地区社保机构强制举办大额补充医疗保险的实际情况，建议由中国保监会和劳动保障部共同研究，出台配套的衔接方案，指导各级社保机构有序退出大额补充医疗保险，通过市场机制，由具备相应经营和服务能力的商业保险公司逐步接管这项业务。在经济发达地区利用 3 年左右的时间，实现大额补充医疗保险从社保机构强制举办向企业自愿选择商业保险的方向转变，构建可持续发展的医疗保障体系，提升中国保监会对于补充医疗保险等商业健康保险领域的监管权限与能力。

（六）理顺政府与市场的关系

建立覆盖城乡居民的多层次医疗保障体系，要充分发挥政府的政策引导作用和市场的配置资源机制，以相应的法律法规界定政府承担的基本责任和各项保障制度的边界范围。政府举办的社会基本医疗保险，应与国家经济发展和财政负担能力相适应，努力扩大覆盖面，确保城乡居民享有平等的基本医疗保障，重点体现社会公平。在社会基本医疗保障以外的医疗保障需求，应充分发挥市场机制作用，运用商业化的手段，通过商业健康保险予以解决，重点体现个性化和高效率。例如，城镇职工基本医疗保险是强制性的社会保障内容，应明确基本医疗保障的提供标准和责任范畴。而城镇职工补充医疗保险是自愿性质的企业自主行为，社保部门不应强制干预，更不应该自己举办，应把建立补

充医疗保险的权利交还给企业，让企业自主选择保障方式和保障程度。在构建多层次医疗保障体系中，强调政府政策引导的同时，应充分发挥市场机制作用，通过社会医疗保险与商业健康保险的有机衔接，满足企业多元化的保障需求。按照基本医疗保险制度“保基本”的设计思路，政府提供基本医疗保障，担负有限的责任，基本保障之外的，交给市场领域，通过商业化经营，形成“政府保一块、市场办一块”的格局。为此，建议对未来多层次医疗保障体系做出清晰的界定，明确基本医疗保险的制度边界，明确提出“超过最高支付限额的医疗费用，应通过商业保险途径解决”，为企业大额补充医疗保险商业化经营创造良好的政策环境。同时，认真落实《国务院关于保险业改革发展的若干意见》[①]，把目前各种形式的企业补充医疗保险统一纳入保险监管，由保监会统一制定相关配套管理制度，规范和促进企业补充医疗保险的健康发展。

（七）支持商业健康保险发展

通过支持商业健康保险发展，进一步发挥市场机制在医疗保障体系的作用，丰富医疗保障层次，提高医疗保障水平，减轻基本医疗保险的压力，并与基本医疗保险共同形成对医药卫生体系的监督和制约机制，提高医疗卫生资源的使用效率。2010年前重点在于：一是通过补充医疗保险商业化经营，理顺社会保险与商业保险的关系；二是进一步完善和落实补充医疗保险税收政策。如补充医疗保险费在一定额度内（工资总额的4%）予以税前列支。在中国，给予商业健康保险等补充医疗保险税收优惠政策，其意义不仅仅在于提升国民的保险意识、风险意识和对自我医疗保障的责任意识，吸引更多的社会资源参与医疗保障体系建设，更为重要的是推动医疗保障产业化发展；三是促进医疗机构与保险公司的合作。卫生部、劳动保障部、中国保监会等相关部委共同协作，制定配套的政策措施，积极支持保险公司与医疗服务机构建立“风险共担、利益共享”的合作机制，积极支持保险公司投资医疗机构，拓宽医疗卫生领域的投资渠道，鼓励探索医疗服务与保险的一体化；四是支持有条件的地方探索商业保险参与基本医疗保险项目经办与管理工作的有效途径。

---

① 《国务院关于保险业改革发展的若干意见》中指出，“规范行业自保、互助合作保险等保险组织形式，整顿规范行业或企业自办保险行为，并统一纳入保险监管”。

（八）有效控制成本，提高效率

控制医疗保障成本，主要从两方面采取措施：一是降低医疗保险的慷慨程度，在保险人与被保险人之间建立风险共担机制。如减少医疗保障覆盖的医疗服务种类，或者增加被保险人共同支付的比例，以增加患者减少医疗费用开支的激励。当然这些措施的有效利用最终可以使被保险人少缴纳保费，医疗卫生资源的使用效率也提高了；二是加强对医院及医生等医疗服务提供者的控制、管理与合作，在付费方与医疗服务方之间建立风险共担与利益分享的机制。如对医院采用预付费方式结算费用，甚至控制医疗服务者的工资水平、医疗服务价格以及医疗卫生资源的供给等。控制成本、提高效率的核心和本质是建立“风险共担、利益共享”的激励约束机制，为提高医疗卫生资源的使用效率服务，而不是就控制成本谈控制成本。

二、第二步（2010—2015年）：建立城乡衔接的医疗保障体系

从2010年到2015年的五年时间里，主要任务和目标是：实现城镇居民与农村居民基本医疗保险合并，城镇职工基本医疗保险与公费医疗合并，理清社会保险与商业保险的关系，实现“人人享有医疗保障”的目标，建立城乡衔接的医疗保障体系。主要内容包括以下几点：

（一）完成基本医疗保险立法

通过对基本医疗保险单独立法，规范和调整基本医疗保险中的各种利益关系。通过基本医疗保险立法，不仅仅在于明确基本医疗保险经办机构、医疗服务提供机构、医疗保险参保人及其用人单位等行为主体的权利、义务和责任，明确强制性参保及医疗保险基金监督管理措施等，还在于规范政府的行为与边界，形成相对理想与稳定的制度安排，提升居民对社会主义经济政治体制的预期和信心。到2013年新一届政府换届之前应完成《基本医疗保险法》研究、制定和起草工作，到2015年前出台。

（二）完善个人医疗账户

目前中国城镇职工基本医疗保险以及部分地区的新型农村合作医疗保险，均采用了个人医疗账户。建立个人医疗账户的初衷在于兼顾效率，增加居民的

费用意识，起到控制费用和拉开保障待遇的双重功效。但实际运作事与愿违，受到诸多批评。有研究认为，中国采取个人医疗账户存在局限性，这种局限性[①]包括：一是个人医疗账户制约道德风险和应对老龄化作用有限，个人账户设计的目的难以达到；二是个人医疗账户不利于社会保险，个人账户并不能促进合理购买医疗服务；三是个人医疗账户可能产生资源浪费和抑制消费。但笔者认为，充分发挥个人医疗账户资金的保障作用，是提高体系可持续性以及保障能力的重要方面。尤其是对于中国而言，社会分化比较严重，不同地区、不同层次群体的医疗保障需求差异很大，经济负担能力差异很大。完善个人医疗账户能够起到：(1) 增加医疗保障资金的筹措渠道；(2) 增加医疗保障的多样性，以满足不同层次的医疗保障需求；(3) 在强调公平的前提下，可以更好地兼顾效率问题；(4) 增强医疗保障制度的灵活性。为此提出以下改革建议：

1. 扩大个人医疗账户的建立范围。为所有就业人员（包括正规部门和非正规部门）建立个人医疗账户，资金来源于个人的缴费和单位缴费两部分，对于公务员等特殊群体的医疗补助资金，也可以通过直接划入其个人医疗账户来实现。

2. 扩大个人医疗账户的使用范围。目前城镇职工个人账户主要支付门诊（小额）医疗费用，归个人使用，可以结转和继承，甚至部分地区将其等同收入，允许个人直接提现。改革后的个人医疗账户使用范围调整为：直接向医疗服务机构支付医疗费用，包括支付门诊（小额）医疗费用以及住院（大额）医疗费用中的自付部分；向商业保险机构投保补充医疗保险或其他商业健康保险；用于支付长期护理的费用及丧葬的费用；支付个人参加基本医疗保险的保费。

3. 增强个人医疗账户的可携带性。进一步加强医疗保障信息系统的建设，尽早实现医疗保险“一卡通”，实现医保人员可持本人医保卡支付医疗费用及

---

① 参见胡苏云：“健康与发展：中国医疗卫生制度的理论分析”《社会保障制度》2005 年第 10 期。刘国恩等认为，(1) 医疗服务市场存在严重的信息不对称，在没有医疗服务的市场中，供方起主导作用，它们在很大程度上决定了医疗服务的价格和服务量，个人账户只能控制需方的“道德风险”，而无法控制供方的诱导作用，因此个人账户是否能够控制医疗费用还是值得怀疑；(2) 个人账户增强需方自由选择的权利，但是同时增加了需方的医疗风险，由于需方的健康状况和经济能力差异很大，个人账户可能抑制部分人群对基本医疗服务的需求，从而导致了医疗服务利用的不公平和健康的不公平。参见刘国恩、董朝晖等：“医疗保险个人账户的能力和影响（综述）”，《中国卫生经济》2006 年第 5 期。

购药，并将个人医疗账户与医保卡挂钩。增强个人医疗账户的灵活性，研究制定个人医疗账户在不同地区接续的办法，实现个人医疗账户的可携带及在不同区域的使用。这一点对于农民工等流动性较大的人群显得尤其重要。

4. 完善个人医疗账户的激励政策。一是提高个人医疗账户的筹资能力①，在单位缴费划入比例不变的基础上，提高个人缴费的比例，允许个人按其工资2% ~5%的比例缴费并全部划入个人账户，缴费部分免缴个人所得税，以鼓励其医疗储蓄。二是不允许个人医疗账户提现，如提现，则要求补缴个所得税。三是要求用人单位为其雇佣人员建立个人医疗账户，并给予一定比例的资金支持。

上述改革建议应于2013年新一届政府换届前完成。

（三）开征医疗保障税

在中国开征医疗保障税，其意义不仅在于扩大和稳定医疗保障基金的筹资渠道，还在于更充分地发挥税、费两种筹资手段的优点，提高制度的再分配功能，提高制度对于公平与效率的兼顾能力；与此同时，还可以适当降低用人单位的劳动力成本负担，提升其竞争力。改革后的医疗保障筹资机制为：政府、用人单位和个人三方负担，税与费的筹资手段同时使用。具体政策建议如下：

1. 政府按工资总额的一定比例开征“基本医疗保障税”，用于为全体居民建立基本医疗保险制度（相当于目前的基本医疗保险中的统筹基金部分），用人单位不再为其雇佣人员参保基本医疗保险而缴费。具体税率及征收办法需要进一步研究。

2. 个人以其工资的2% ~5%比例缴费，并全部划入其个人医疗账户。缴纳的比例由个人视情况确定，并可免缴个人所得税。

3. 用人单位按一定比例向其雇佣人员的个人医疗账户缴纳一定的资金，不再另行缴纳基本医疗保险费（目前统筹基金的缴费部分）。

4. 个人参加基本医疗保险需要按固定金额缴纳保费，个人承担保费的比例应不低于30%，另外50%通过医疗保障税筹集，20%由各级政府财政负担。就业人员的保费从个人医疗账户中支出，非就业人员参加基本医疗保险的保费由各级政府按不同人群给予不同的补助，以资助其参加基本医疗保险。

---

① 目前中国城镇职工基本医疗保险个人账户的资金来源有两部分：（1）个人缴纳的本人工资的2%全部划入个人账户；（2）单位缴费的30%左右划入个人账户。

上述改革建议应于2013年新一届政府换届前完成，可分步实施。我们看到，改革后，体系的筹资功能更强了，医疗保障基金的来源会更稳定、更充足；个人医疗账户对于提升效率及控制医疗费用的功能更强；而基本医疗保险的再分配功能及提升体系公平性的功能更强，有利于对中低收入的收入转移与医疗保障能力的提升。

（四）理顺不同部门在医疗保障体系中的职责

组织创新是理清政府与市场、社会保险与商业保险等方面关系的关键，建议对医疗保障实行功能和项目监管。由卫生部负责组织并监管公共卫生服务的提供，监管医疗卫生服务，负责提供与监管基本卫生服务；由民政部负责城乡医疗救助等社会救助项目的管理与监督；由人力资源与社会保障部负责基本医疗保险项目的管理与监督；由中国保监会负责对补充医疗保险等商业健康保险的监管。基本医疗保障项目实行属地管理，由地方政府直接管理和监督。到2013年新一届政府换届之时，实现新型农村合作医疗全部移交社会保障部门经办与管理。社会保障部门有序退出补充医疗保险领域，专职于基本医疗保险的监督管理与经办。到2013年新一届政府换届之时，实现上述职能在不同部门之间的调整。

（五）完成基本医疗保障项目的初步整合与衔接

重新界定不同医疗保障项目的性质，探讨划分保障的范围和对象。到2013年前将基本医疗保险项目整合成就业人员的基本医疗保险和无就业人员的基本医疗保险两部分。具体改革建议如下：

1. 到2013年，全国所有地区实现城镇居民基本医疗保险与农村居民基本医疗保险制度的统一，制度框架进一步向城镇职工基本医疗保险看齐；完成公务员等特殊人群基本医疗保险制度的改革，并将其纳入城镇职工基本医疗保险制度。鼓励东部等经济发达地区探索基本医疗保险就业人员与非就业人员统一化管理，建立面对所有居民（包括就业人员和非就业人员）的统一的基本医疗保险制度（即真正意义上的全民医疗保障）。

2. 不断提高统筹层次，到2013年全国所有地区实现基本医疗保险市（地级）统筹。直辖市实现省级统筹，并鼓励东部等经济发达地区积极实现基本医疗保险省级统筹。

3. 进一步完善政府财政对非就业人员参加基本医疗保险的保费补贴制度，

形成全国基本统一的保费补贴方案，并根据不同地区经济发展水平合理划分中央财政与地方财政的责任，通过中央财政的保费补贴，实现财政的转移支付功能，并以此推动不同经济发展水平的地区统筹协调发展。

（六）基本理顺中央与地方政府的关系

理顺中央政府与地方政府关系的核心在于事权与财权的合理分配。长期来看，中央政府在医疗保障领域应该承担的责任主要包括：（1）立法；（2）统筹规划医疗保障制度建设，研究并制定医疗保障制度改革方案，并监督执行；（3）建立并执行中央层面的基本医疗保障项目监管制度，指导并监督地方政府经办基本医疗保障项目；（4）制定支持商业健康保险发展的政策，并执行；（5）对基本医疗保险、医疗救助等项目给予适当比例的财政补贴；（6）建立并监督医疗卫生及医药市场，使之为医疗保障市场健康可持续运行服务；（7）承担中央层面社会保障机构工作人员的管理费用。

地方政府在医疗保障领域应该承担的责任主要包括：（1）制定地方医疗保障实施细则；（2）经办基本医疗保障项目，负责医疗保障费的收支、管理和基金的安全及保值增值；（3）对基本医疗保险、医疗救助等项目给予适当比例的财政补贴；（4）承担地方层面社会保障机构工作人员的管理费用。

（七）规范推出补充医疗保险 A 款和 B 款

改革的目标是建立多层次、覆盖全民的、有效衔接的医疗保障体系，任何居民都享受一项基本公平的政府医疗保障项目，并可根据自己的收入水平选择性地提高保障水平。鼓励有条件的地区允许高收入人群在社会保险机构与商业保险机构之间自由选择，以通过竞争提高效率。在此基础上大力发展补充医疗保险等商业保险，其意义不仅在于拓宽商业保险的发展空间与服务领域，推动商业健康保险产业化发展，更在于使医疗保障体系化、层次化，提高其保障能力、灵活性，及其对变化的、多样化的经济社会的适应性。具体改革建议如下：

1. 在 2010 年前，通过国务院的文件明确界定医疗保障体系中商业保险与社会保险的关系与界限，明确政府的有限责任和基本医疗保险的制度边界，明确企业大额补充医疗保险商业化经营。到 2013 年前，社会保险经办机构只允许经办基本医疗保险业务，基本医疗保险之外的保障通过市场化、商业化的途径实现。

2. 将商业健康保险划分为享受税收政策的补充医疗保险和不享受税收政策的任意性商业健康保险。享受税收政策的补充医疗保险应符合一定的规范和条件，将其划分为 A 款和 B 款，A 款承保基本医疗保险封顶线以上医疗费用风险；B 款承保起付线以上封顶线以下共付段医疗费用风险及自付医疗项目。对于补充医疗保险，政府一方面允许参保人从其个人医疗账户中直接支付保费，保费免缴个人所得税；另一方面给予经办机构一定的税收政策，鼓励其积极开发产品。任意性商业健康保险则不享受这种税收鼓励政策。

3. 进一步推动商业健康保险条款的通俗化、标准化，并以团体保险为主，降低销售与经营成本。推动健康保险的专业化经营，提升专业健康保险公司的经营能力。到 2015 年，只允许专业健康保险公司经营补充医疗保险项目，并以此推动商业健康保险的产业化发展。

4. 进一步提升保监会对补充医疗保险等商业健康保险项目的监管能力与水平，要求保监会成立专门的部门监管补充医疗保险等商业健康保险项目。

（八）基本完成医疗卫生领域的配套改革

此次深化医药卫生体制改革方案提出了“一个目标、四大体系、八项支撑”的医药卫生体制基本框架，并将医药卫生体制划分为公共卫生服务体系、医疗服务体系、医疗保障体系和药品供应保障体系等四部分，分别提出改革的任务与目标。这四部分是一个有机的整体，医疗保障制度改革成功与否、制度运行的效果如何，不仅取决于医疗保障制度设计的合理性及管理有效性，还取决于医疗卫生领域其他配套改革措施是否到位，及其与医疗保障制度之间的衔接程度。2013 年前应基本完成此次深化医药卫生体制改革方案所提出的相关改革任务，主要包括①：（1）建立协调统一的医药卫生管理体制。（2）建立高

---

① 具体内容参见《关于深化医药卫生体制改革的意见》。2008 年 9 月 10 日国务院总理温家宝主持召开国务院常务会议，审议《关于深化医药卫生体制改革的意见》，会议认为：近期要从解决群众反映强烈的“看病难”、“看病贵”问题入手，重点抓好五项改革：一是加快推进覆盖城乡的基本医疗保障制度建设。较大幅度提高参保率，妥善解决流动人口医保问题，健全城乡医疗救助制度。二是建立国家基本药物制度。科学合理确定基本药物，控制基本药物价格，减轻群众药费负担。三是健全基层医疗卫生服务体系。加快农村乡镇卫生院、村卫生室和城市社区卫生服务机构建设。完善基层医疗卫生机构经费保障机制，加强队伍建设，提高服务水平。四是促进基本公共卫生服务均等化。完善城乡公共卫生服务体系，提高服务效率和质量。五是推进公立医院改革试点。改革公立医院管理体制和运行机制，推进结构调整和合理布局。加大政府投入，规范收支管理。改进医院内部管理，优化服务流程，规范诊疗行为。资料来源：http：//www. sina. com. cn 2008 年 09 月 11 日 03：59，人民网 - 人民日报。

效规范的医药卫生机构运行机制。(3) 建立政府主导的多元卫生投入机制。(4) 建立科学合理的医药价格形成机制。(5) 建立严格有效的医药卫生监管体制。(6) 建立可持续发展的医药卫生科技创新机制和人才保障机制。(7) 建立实用共享的医药卫生信息系统。(8) 建立健全的医药卫生法律制度。

三、第三步（2015—2020 年）：建立城乡和谐的医疗保障体系

在 2015—2020 年的五年时间内，主要任务是实现基本医疗保险大合并，促进医疗保障体系形成有机的整体，实现“建立与社会主义和谐社会相适应的医疗保障体系”的目标。建立城乡和谐的医疗保障体系的核心在于统筹兼顾，通过统一筹划，促进医疗保障体系从二元体制的断裂走向合一、统一、有序，并为社会主义和谐社会建设目标服务。

（一）完成医疗保障立法

将医疗保障体系作为一个整体来进行立法，有利于基本医疗服务、医疗救助、基本保险与商业保险之间的衔接，以提高体系的整体保障能力与效率；有利于增强不同部门之间的协调，减少部门利益及交易成本对制度的不利影响。由发改委牵头，相关部门参与，制定《医疗保障法》以调整医疗保障制度运行与监管过程中的各种利益关系，建议 2018 年前完成立法工作。与此同时，要加快卫生法的制定工作。

（二）实现基本医疗保险项目的大合并

统一管理的基本医疗保险制度有利于提高社会保险经办机构的能力和效率，有利于基本保障与基本医疗服务的均等化，更有利于提高制度维护社会公平和再分配功能的发挥。建议到 2018 年新一届政府换届之时，全国实现基本医疗保障项目统一管理、实现省级统筹，并实现省级属地化管理，由地方政府负责基本医疗保险项目的运行及基金总体平衡。合并后的基本医疗保险向全体居民提供基本均等的医疗保障，基本医疗保险基金主要来源于：(1) 政府征收的基本医疗保障税。(2) 参保人缴纳的基本医疗保险费。个人缴纳基本医疗保障费是其享受基本医疗保障待遇的前提条件，就业人员可以直接现金缴纳或通过个人医疗账户缴纳基本医疗保险费，非就业人员或没有建立个人医疗账户的人员可直接现金缴纳基本医疗保险费。(3) 各级政府对不同类别居民基

本医疗保险费的财政补贴。(4) 基金的增值。

基本医疗保险提供的保障应逐步达到两个指标：一是总体而言，基本医疗保险基金支出占卫生总费用的30%左右；二是个体而言，基本医疗保险补偿个人医疗费用的比例达到50%以上。

（三）实现基本卫生服务、医疗救助、基本保险以及商业保险之间的统筹协调发展

实现基本卫生服务、医疗救助、基本保险与商业保险之间的有效衔接，形成对疾病风险和健康保障的“四道防线”，特别是基本卫生服务、医疗救助与基本医疗保险之间要形成一个有机的整体，为全体居民提供基础性、底线性、公平的医疗保障。进一步发挥商业保险等市场化、社会化疾病风险分散与保障机制的作用，发挥大数法则和互助互济作用，提高体系和社会对疾病风险的保障能力。到2020年，商业健康保险的发展应达到以下三项指标：一是补充医疗保险等商业健康保险的覆盖面达到50%以上；二是商业医疗保险支出占卫生总费用的10%以上；三是商业健康保险保费收入占总保险费收入的30%左右。

（四）要处理好医疗保障体系中政府与市场的关系

界定政府职能的基本原则是拾遗补缺，凡市场能够有效配置资源的，就应该交给市场，发挥市场在配置资源中的基础性作用。处理好医疗保障体系中政府与市场的关系，应该坚持一个理念：政府起补救型作用，保证底线公平；要充分调动和发挥市场对于医疗卫生资源配置的基础性作用，通过市场和商业保险来满足多层次、多元化的医疗保障需求，丰富保障层次、提高保障水平和制度灵活性。但中国处于经济社会转型时期，最早只有政府举办的各类医疗保障项目，此后随着市场经济的发展，各类市场保障项目才逐渐发展起来。在处理医疗保障体系中政府与市场的关系时，要求政府主动积极地退出某些领域，并创造条件让市场发挥更大的作用。

（五）提高经办机构的能力，加强监督考核力度

应以法律的形式明确基本医疗保险经办机构的经营范围和职责。对于基本医疗保障项目应建立一个全国统一的绩效评估体系，针对医疗保障的运行特点，确定一套全面、科学的评价指标，对参保情况、基金的收缴、管理和使

用、医疗机构的服务和医药市场公平性与可及性、医疗保险基金的使用情况与效率、健康改善程度等进行综合评价，并将其纳入对当地政府领导考核的指标体系之中。

进一步加强对补充医疗保险等商业健康保险的监督管理，实现商业健康保险的专业监管。

（六）不断增加医疗卫生投入

增加政府及社会各界在医疗卫生及保障领域的投入力度，到2020年卫生总费用占GDP的比重由目前的不到5%，提高到8%左右，略高于中低收入国家（人均GDP低于2000美元的国家）的平均水平（7.5%），但要低于中高收入国家的平均水平（人均GDP高于2000美元国家的平均水平为9.2%）。在这一过程中，一是要逐步增加政府财政在医疗卫生及保障领域的投入，并明确界定不同层级政府在不同医疗保障项目中的财政责任与监管责任。要逐步提高政府卫生预算支出占财政总支出的比重，到2020年由目前的6%提高到7.5%左右。政府对医疗卫生事业及医疗保障的投入主要包括基本医疗服务费用、对特定人群基本医疗保险及补充医疗保险费的财政补贴、医疗救助费用以及社会保险机构等单位的事业经费等。二是充分利用好社会化保障机制，通过社会保险或商业保险的风险集合、分散及补偿功能，提高公共卫生支出占卫生总费用的比重。到2020年公共卫生支出占卫生总费用的比重由目前的35%提高到50%以上，达到2000年中等收入国家的平均水平（50.8%）。三是不断降低居民的医疗费用负担，减少个人对医疗费用的现金支出，特别是要减少中低收入人群的医疗费用负担，提高其抵御疾病风险的自由能力。

（七）完善医疗服务体系

要运用行政手段确保医疗卫生事业的有序进行，为医疗保障体系的有序运行提供一个很好的背景条件。一方面政府要制定严格规范的政策来调节医疗机构及医生的行为，确保良好的医风和医德得到维护；另一方面充分调动各种社会资源和利用市场机制来完善医疗服务体系，通过竞争来提高效率。放开医疗服务市场，改革医疗服务提供者的组织模式。在管理好公立医院的同时，鼓励社会资本进入医疗服务领域，增加和完善医疗卫生服务的供给。并不断优化医疗服务资源的结构布局与配置。调动社会资源和利用市场机制，可以补充公共资源的不足，扩张医疗卫生体系的供给水平，提高医疗卫生服务体系的运行效率。

（八）不断理顺保险机构与医疗机构之间的关系

从保险关系来看，医疗保险中由于医疗机构的介入，使得医疗保险的管理与利益关系比其他类型保险显得复杂得多。如何处理好医疗保险机构与医疗服务机构之间的利益关系，是医疗保险市场运行成功的重要影响因素。理顺医疗保险机构与医疗服务机构之间的利益关系，关键在于建立激励约束机制，使保险机构与医疗机构形成“利益共享、风险共担”的关系。进一步发挥医疗保障经办机构在引导医疗卫生资源配置中的作用，发挥医疗保障制度在医疗卫生领域的信息披露与监督作用，提高医疗卫生资源的使用效率。要充分发挥基本医疗保险和商业医疗保险的集中购买、信息披露及其监督管理的职能，对医疗机构建立激励约束机制，运用经济手段指导和影响医疗机构及医生的行为，引导医疗卫生资源的合理流动与配置，提高医药卫生资源的使用效率。与此同时，要积极探索有效的医疗费用控制方法，包括与参保人的管理与合作、与医疗机构的管理与合作，以及对医疗保险机构自身行为的管理与控制，其核心是要建立激励相容的机制，通过经济利益杠杆调动各方控制医疗费用不合理上涨的积极性。

第三节 可行性分析

在经济社会领域，一个行动、一种习惯、一项制度或一部法律，可能会产生不止一种效果，而是会带来一系列后果①，这些后果有些当时就能看到，有些则要过一段时间才能表现出来。医疗保障体系改革的最终目标是实现医疗保障制度运行与社会主义和谐社会建设目标相适应。要达到这一目标的改革任务非常艰巨，表 8－2 总结了各种改革措施的现状、最终目标，以及分“三步走”达到最终目标的过程。分步走是“渐进式改革”在医疗保障领域的具体表现，但分步走已经不是“摸着石头过河”式的改革。中国医疗保障体系改革既需要有明确的战略目标，还要有达到战略目标的具体步骤与措施，更要讨

① ［法］弗雷德里克·巴斯夏：《财产、法律与政府》，贵州人民出版社 2003 年版，第 1 页。

论这些改革的可行性。

表 8－2　　医疗保障体系的现状与改革目标

指标	现状（2007 年）	2008—2010 年	2010—2015 年	2015—2020 年	最终目标
立法	没有医疗保障方面的立法	研究、出台《社会保险法》	研究、出台《基本医疗保险法》	研究、出台《医疗保障法》	提高立法层次，出台专门法律
基本医疗保险覆盖面	城镇职工：80% 新型农村合作医疗：70% 城镇居民：10%	城镇职工：100% 新型农村合作医疗：90% 城镇居民：80%	城镇职工：100% 新型农村合作医疗：100% 城镇居民：100%	城镇职工：100% 新型农村合作医疗：100% 城镇居民：100%	全民覆盖：100%
基本医疗保险的衔接	四大基本医疗保险分离	理顺新型农村合作医疗的经办与管理	整合成就业人员与非就业人员两大类基本医疗保险	基本医疗保险大合并	统一化
投入	卫生总费用占 GDP 6%；公共卫生投入占总投入的 35%；基本保险支出占 15%	逐步增加政府财政在医疗卫生及保障领域的投入；充分利用好社会化保障机制，通过社会保险或商业保险的风险集合、分散及补偿功能，提高公共卫生支出占卫生总费用的比重；降低个人医疗费用负担，特别是现金支出			卫生总费用占 GDP 8%；公共卫生投入占总投入的 50%；基本保险支出占 30%
补充医疗保险	社保部门经办为主，与基本医疗保险混同管理	引导社保机构退出大额补充医疗保险	规范推出补充医疗保险 A 方案和 B 方案	补充医疗保险覆盖面达到 50% 以上，商业健康保险专业化监管	补充医疗保险市场化、商业化、规范化经营
基本医疗保险筹资	企业与个人缴费；统筹基金与个人账户相结合		开征基本医疗保险税；提高个人账户的使用范围		税＋费的筹资结构；充分发挥个人账户的作用
完善医疗服务体系	保险机构与医疗服务相背离	一方面政府要制定严格、规范的政策来调节医疗机构及医生的行为，确保良好的医风和医德得到维护；另一方面充分调动各种社会资源和利用市场机制来完善医疗服务体系，通过竞争来提高效率			医疗机构与保险机构的和谐

医疗保障制度改革的可行性分析不仅要考虑改革措施是否有条件实施，另一方面也要考虑改革所带来的影响。为达到全民医疗保障的改革目标，主要面临以下问题：一是要不断扩大基本医疗保险的覆盖面，最终覆盖全体居民；二是推进不同医疗保障制度之间的衔接，提高医疗保障体系的公平与效率，促进可持续发展；三是完善医疗卫生及保障基金的筹资及使用机制，保障医疗保障基金的充足性及筹资的有效性，并提高其使用效率；四是要促进商业保险发展，推动补充医疗保险市场化、商业化经营，促进社会保险与商业保险形成良性互动的关系。下面对于解决这四个关键问题的可行性分别讨论。

一、不断提高基本医疗保障覆盖面，最终覆盖全体居民

（一）部分国家扩大基本（社会）医疗保险覆盖面的历史

从表 8 – 3 可以看出，各国扩大基本医疗保险覆盖面的改革过程具有以下特点：

1. 各国着力推进政府医疗保障覆盖面的扩大是在 20 世纪 40 年代到 60 年代，发展中国家时间稍晚些。最早的是英国，该国 1948 年建成 NHS，就完成全民覆盖；此后，日本（1958—1961 年）、德国（1960 年）、加拿大（1966—1971 年）和法国（1967 年）相继完成基本医疗保障的全覆盖。

2. 全覆盖分步实施。以韩国为例，该国全民医疗保障制度的建立并不是一步到位的，而是根据经济发展变化不断扩大制度的覆盖面。1977 年着手建立社会医疗保险制度，首先是在 500 人以上的大企业进行，并为低收入者建立了医疗救助制度；1979 年开始建立政府公务员和私立学校教职员医疗保险制度，并将单位医疗保险扩展到 300 人以上企业；1981 年和 1983 年又先后将单位医疗保险扩展到 100 人以上企业和 16 人以上企业；1988 年建立地域医疗保险，为农村个体劳动者及家属提供保障，并将单位医疗保险扩展到 5 人以上企业；1989 年将最后一个群体——城镇个体劳动者及家属纳入地域医疗保险保障范围。到 2003 年韩国加入医保的人数约为 4700 万人，占总人口的 96% 左右。剩余的 4% 属于无收入和无财产者，由医疗救助制度提供保障。

3. 各国实现基本医疗保障全覆盖时的国民经济实力差别较大。一些国家

在经济高度发达时才开始强制立法推行基本医疗保障，如加拿大和美国，在推行政府举办的医疗保障项目时，按购买力平价计算的人均 GDP 已经超过 10000 美元；而大部分国家人均 GDP 在 5000 美元左右时，已经基本实现全覆盖，如法国、英国、意大利和德国等。

4. 扩大政府医疗保障项目覆盖面的难点在于将某些人群（比如临时工、自雇人员等）纳入覆盖范围，往往需要政府付出更大的努力以及更多的花费，耗时也长。比如，奥地利用了 40 年的时间（1890—1930 年）将社会医疗保险的覆盖面从 7% 提高到 60%，但为了将社会医疗保险扩大到农民和公务人员，又花了 35～37 年（1930—1965 年或 1967 年），最终才达到 96% 的覆盖率。同样在德国，社会医疗保险的覆盖面从 10% 提高到 50%，经历了 47 年（1883—1930 年），但为了将自雇人员涵盖进来，将覆盖率提高到 88%，又用了 58 年。

表 8－3　部分国家社会医疗保险覆盖历史

国家	医疗保障覆盖历史	人均 GDP（PPP）	公共支出占医疗总费用比例（%）	2001 年社会保险覆盖人口比例（%）
加拿大	1947 年第一个省医疗保险计划	6716（1947）		100
	1966 年 Medicare 实施	10665（1966）	51（1965）	
	1971 年最后一个省开始实施 Medicare	12280（1971）	70（1970）	
法国	1928 年部分行业低收入工人强制医疗保险	2849（1928）		99.9
	1939 年覆盖 2/3 人口	4004（1940）		
	1967 年所有雇员参加国家医疗保险	10041（1967）	75（1970）	
	1978 年统一覆盖	14456（1978）	80（1980）	
德国	1883 年低收入产业工人疾病保险	2237（1883）		90.9
	1960 年医疗保险覆盖 85% 的人口	8463（1960）	72（1970）	
意大利	“二战”后，互助会转化为地方性健康保障项目	1880（1945）		100
	1970 年达 90% 覆盖率	9508（1970）		
	1978 年开始创立国家医疗保障体系	11911（1978）	76（1985）	
日本	1922 年部分产业开始实施健康法	1762（1922）		100
	1958 年实施强制性国家医疗保险	3200（1958）		
	1961 年所有地方政府实施强制性国家医疗保险	4307（1961）	60（1960）	

续表

国家	医疗保障覆盖历史	人均 GDP (PPP)	公共支出占医疗总费用比例（%）	2001 年社会保险覆盖人口比例（%）
英国	1911 年覆盖手工工人和低收入工人	4815（1911）		100
	1946 年通过国家卫生服务体系法（NHS）	6440（1946）		
	1948 年实施 NHS	6441（1948）	85（1960）	
美国	1965 年创立 Medicare 和 Medicaid	13316（1965）	22（1965）	25.3
韩国	1977 年实施强制医疗保险，并首先从 500 人以上企业开始，并建立医疗救助制度	1021（1977）		14.5（1977）
	1979 年建立公务员、私营学校教职工强制医疗保险，企业医疗保险扩展到 300 人以上企业	1644（1979）		26.9（1979）
	1981 年扩展到 100 人以上企业	1734（1981）		29.6（1981）
	1983 年扩展到 16 人以上企业	2022（1983）		39.3（1983）
	1988 年扩展到 5 人以上企业，并建立农村个体劳动者及其家属强制医疗保险	4127（1988）		79.1（1988）
	1989 年覆盖城镇个体劳动者及其家属	4994（1989）		99.9（1989）

资料来源：白重恩、汪德华、张琼："发达市场经济国家医疗体制改革的经验"，《比较》第 32 期，第 136 页。人均 GDP 是按 1990 年国际美元核算的购买力平价（PPP）调整后的数据。韩国的数据引自胡爱娣："韩国医疗保险如何实现全民覆盖"，《社会保障制度》2005 年第 4 期，第 69 页。

（二）中国已经具备基本医疗保险全民覆盖的条件

让政府医疗保障项目惠及全体居民，特别是要保证穷人等社会弱势群体能享有与富人一样的基本就医权，提升其健康保障交换权利，并最终改善健康状况。一方面要在制度框架上，能够将不同就业方式以及无就业人群纳入到政府医疗保障项目范围之内；另一方面要加大政府财政对低收入人群的保费补贴力度，保证低收入人群有能力和意愿参加政府的医疗保障项目；其三是要提高政府医疗保障项目的运行效率，并建立有效的激励约束机制，提高制度的吸引力，使中高收入阶层有意愿参加政府医疗保障项目。政府医疗保障项目虽然带有强制性，但制度设计本身能否有效吸引更多的居民（特别是中高收入阶层和年轻的人群）参加到政府医疗保障项目之中，是评价制度有效性的重要指标之一，而且这本身也可以降低政府强制居民参加的成本。

基本医疗保险全民覆盖是经济社会发展的历史必然，从当前经济发展情况来看，中国已经具备基本医疗保险全民覆盖的条件，这主要包括：

1. 经济快速发展为全民医疗保障制度的建立与运行提供了物质基础。

2. 城镇化、工业化进程加快，以及人口结构的变化，使得农村人口的占比越来越少。

3. 部分地区在探索基本医疗保险覆盖全体居民等方面积累了有效的经验。在东部经济发达地区，城镇居民、新型农村合作医疗的全面推开，加上前期运行的城镇职工基本医疗保险，三大基本医疗保险制度使得基本医疗保险已经较好地覆盖了全体居民。

（三）推进基本医疗保障制度全民覆盖的步骤

盘点中国现行的基本医疗保险制度，发现中国离“全体居民均拥有一份基本医疗保险”的目标不远了。如表 8－4 所示，2007 年城镇职工基本医疗保险覆盖 17983 万人，其中包括 3131 万农民工；而当年城镇职工基本医疗保险目标人群 18988.5 万人，包括单位就业人员 11713 万人、退休人员 4154.5 万人、已纳入城镇职工基本医疗保险的 3131 万农民工。截至 2007 年 9 月底，开展新型农村合作医疗试点的县（市、区）达到 2448 个，占总数的 86%；参合农民 7.26 亿人，参合率 86%。2007 年底城镇居民基本医疗保险参保人数 4068 万人，其中 88 个试点城市参保人数 2583 万人①。

按照国务院的统一部署，城镇职工基本医疗保险要求应保尽保，预计 2008 年能够达到 100% 覆盖的目标（目前已经达到 94.7%）。2008 年城镇居民基本医疗保险试点城市将达到全国城市的 50% 以上；2009 年试点城市达到 80% 以上；2010 年在全国全面推开。2008 年新型农村合作医疗达到 100% 覆盖。2008 年 9 月 10 日国务院召开的常务会议上进一步强调要加快扩大基本医疗保险制度的覆盖面，显然，按照中央已有的部署，预计 2010 年前能实现“人人拥有基本医疗保险”的目标。我们可以看出，政府医疗保障项目覆盖全体居民的主要难点在于非就业人口、流动人口以及中低收入人群等社会弱势群体。

① 计算时应该进一步扣除享受公费医疗及军人保险的人员，估计在 1000 万人左右，由于数据不全，在此没有做相应扣除，但并不影响结果。

表 8－4　基本医疗保险全民覆盖的目标、差距及步骤

覆盖对象		目标人群数（2007）	已覆盖人数（2007）	推进全覆盖的步骤
城镇职工基本医疗保险	城镇所有用人单位，包括企业、机关、事业单位、社会团体、民办非企业单位、民间非营利组织及职工	18988.5 万	17983 万	2008 年实现 100% 覆盖；没有加入城镇职工基本医疗保险的农民工纳入到城镇居民基本医疗保险
城镇居民基本医疗保险	城镇非从业人员，主要包括中小学生、少年儿童、老年人、残疾人等，居民自愿参加	38717 万	4068 万	2008 年扩大到全国 50% 的城市，已试点城市要求参保率达到 60% 以上。2009 年扩大到 80%，2010 年达到 100%
新型农村合作医疗	农村居民	73742.1 万	73000 万	2008 年全国基本推行；覆盖达到 100%

注：乡镇企业及其职工、城镇个体经济组织业主及其从业人员是否参加城镇职工基本医疗保险，由各省、自治区、直辖市人民政府决定。笔者建议从制度上应该将这部分人群纳入到城镇居民基本医疗保险之中，因为目前相对而言，这部分人群的收入比正规部门职工收入要低得多，且工作不稳定。

二、推进不同基本医疗保障制度之间的衔接，提高医疗保障体系的公平与效率

“人人拥有基本医疗保障”是实现全民医疗保障的关键一步，但这一阶段离真正意义上的“全民医疗保障”目标还有很大的距离。“全民医疗保障”目标应该是兼顾公平与效率的体系。在现有基本医疗保险制度框架下，即使实现“人人拥有基本医疗保障”，由于不同基本医疗保险项目对于不同人群提供不同医疗保障待遇，政府更偏向于正规就业部门的人群、偏向于中高收入人群，这些人群从政府医疗保障项目中所享受的待遇远比其他人群要好。这反而使得基本医疗保险制度成为拉大医疗保障及健康不公平性的根源。因此，医疗保障制度的公平性，不仅要看是否对全体居民提供了基本医疗保障，还要看不同人

群所享受的基本医疗保障的待遇水平差距。为提高基本医疗保障制度的公平与效率，就需要积极推进不同基本医疗保障制度之间的衔接与统一。

（一）实现基本医疗保障统一与衔接的意义

部分地方在缩小城镇职工、城镇居民以及新型农村合作医疗保险之间的保障差距方面做了有益的探索。如广东佛山市于2006年推出居民基本医疗保险制度，参保对象分为两大类，第一类是凡不具备条件参加城镇职工基本医疗保险的佛山市户籍居民，都应以家庭为单位参加所在区的居民基本医疗保险。第二类是已参加佛山市农村居民基本医疗保险制度的居民，他们将全部转为参加居民基本医疗保险制度。这已经实现城镇居民与农村居民基本医疗保险的合并。而且从保障待遇来看，居民基本医疗保险的用药范围、费用支付范围、医疗服务项目、医疗服务设施应参照城镇职工基本医疗保险设置，年度累计最高支付限额为3万~6万元。同年该市城镇职工基本医疗保险也规定，每个社保年度累计医疗保险统筹基金最高支付限额不超过6万元，超过部分的金额由补充医疗保险（商业保险公司）负责赔付。这些措施基本消除了三类基本医疗保险项目之间的保障待遇与水平的差距。

改革的目标之一是要提高医疗保障制度的公平与效率，并使之成为提高健康公平的有效手段。这就需要缩小不同基本医疗保险项目之间的差距，防止形成人为的歧视，使原本改善健康保障的手段成为健康不公平的制度性根源。最终建立统一的基本医疗保障制度，并通过基本医疗保险项目的全民覆盖来提高医疗服务（特别是公共卫生服务和基本医疗服务）的平等可及性，提高医疗保障的公平性。实现基本医疗保险制度的统一与衔接的意义还在于：

1. 有利于缩小城乡之间、地区之间、不同收入人群之间基本医疗保障水平的差距，使全体居民共享经济发展成果，特别是有利于保障弱势群体的基本医疗保障权利。

2. 有利于降低制度运行成本，提高制度的运行效率和资源配置效率。

3. 有利于增强制度的灵活性和可携带性，增强医疗保障体系对变化中的经济社会背景的适应能力。

（二）第一阶段城乡基本医疗保险制度的衔接

如前所述，要实现城乡基本医疗保险制度一体化的目标，必须分步走。第一阶段的目标是建立正规就业部门基本医疗保险和城乡居民基本医疗保险两大体系，将现有的公费医疗制度整合到城镇职工基本医疗保险制度中去，将城镇居民基本医疗保险制度与新型农村合作医疗制度统一成城乡居民基本医疗保险制度。如表8－5所示，完成第一阶段改革目标后的基本医疗保险制度分为两大块：

表8－5 第一阶段城乡基本医疗保险制度衔接方案

制度类型	城镇职工基本医疗保险	城乡居民基本医疗保险
保障对象	城镇正规部门就业人员及退休人员	没有参加城镇职工基本医疗保险的人员
保障方式	社会统筹与个人账户相结合，主要保障住院费用，有条件的地方可探索门诊报销	
资金来源	国家、企业、个人等三方共同负担	
统筹层次	地级市统筹，条件不成熟的允许一定时期内县级统筹，并要求向市级统筹过渡	
保障性质	强制性	自愿性，通过经济激励提高参保率
缴费方式	用人单位按职工工资总额6%缴费，职工按其工资2%缴费。单位缴费的30%及个人缴费的全部划入个人账户；单位缴费的其余部分用于建立统筹医疗基金，用于基本医疗保险	人均缴费240元，政府根据不同类别提供不同的保费补贴
待遇水平	起付标准与最高支付限额内的医疗费用，报销70%～90%。起付标准为当地职工年平均工资的10%；最高支付限额为当地职工年平均工资的4倍，并最高控制在6万元以下	起付标准与最高支付限额内的医疗费用，报销60%～80%。起付标准原则控制在当地城镇居民人均可支配收入的10%；最高支付限额原则上控制在当地城镇居民人均可支配收入的4倍
管理机构	劳动保障部门	劳动保障部门或卫生部门，并要求向劳动保障部门过渡

注：城镇职工基本医疗保险方案基本参照国发［1998］44号文件的精神；城乡居民基本医疗保险参照佛山市城镇居民基本医疗保险方案（见附录佛禅劳社函［2007］81号），该市人均每年收取250元，为未参加城镇职工基本医疗保险的城乡居民提供如下医疗保障：起付标准以上、最高支付限额以下的住院费用报销60%～70%，其中起付标准为200元、500元和1000元三个等级，最高支付限额为45000元。

一类是城镇职工基本医疗保险，主要覆盖正规部门就业人员及其退休人员，基本维持国发［1998］44号文件的政策，只是将公务人员纳入覆盖范围，而不再将覆盖面扩大到乡镇企业及其职工、城镇个体经济组织业主及其从业人员，这部分人员统一纳入到城乡居民基本医疗保险制度的覆盖范围之中。在保障待遇方面，应将最高支付限额保持在现有水平（大多数地方在6万元左右）基本不变，以便通过逐步提高城乡居民基本医疗保险的最高支付限额和保障水平，使之与城镇职工基本医疗保险缩小差距，逐步对接。

另一类是城乡居民基本医疗保险，覆盖所有未参加城镇职工基本医疗保险的中国居民。包括在各类用工单位就业法定就业年龄内的人员、退休人员和个体及灵活就业人员，以及现行城镇居民和新型农村合作医疗保险包括的各类人群。逐步提高城乡居民基本医疗保险的筹资水平，到2015年达到人均240元的水平。

（三）第二阶段城乡基本医疗保险制度的衔接

到2020年将所有基本医疗保险项目合并为一个项目，表8－6列示了基本医疗保险制度一体化方案——“全民基本医疗保险”，这一方案综合了第一阶段城镇职工基本医疗保险和城乡居民基本医疗保险的特点。在保障对象上，全民基本医疗保险覆盖所有拥有中国国籍并缴纳基本医疗保险费的公民；在保障方式上，采取社会统筹与个人账户相结合的方式；在资金来源、统筹层次、保障性质、缴费方式、待遇水平以及管理机构等方面实现了制度的统一。对于缴费水平与待遇相匹配的问题，需要做进一步的测算和调整。

表8－6　　第二阶段城乡基本医疗保险制度一体化方案

制度类型	全民基本医疗保险
保障对象	拥有中国国籍并缴纳基本医疗保险费的全体公民
保障方式	社会统筹与个人账户相结合，保障医疗费用，有条件的地方可包括体检等保健费用
资金来源	国家、企业、个人等三方共同负担
统筹层次	地级市统筹，有条件的地方（如直辖市）可探索省市级统筹
保障性质	强制性与自愿性相结合，完善提高参保率的经济激励机制
缴费方式	用人单位按职工工资总额5%缴纳医疗保障税，职工按其工资2%缴费。单位缴费的20%及个人缴费的全部划入个人账户。 单位缴费的其余部分用于建立统筹医疗基金，用于全民基本医疗保险。参保人人均缴费240元，可从个人账户中直接支出或现金支出；政府根据不同类别提供不同的保费补贴
待遇水平	起付标准与最高支付限额内的医疗费用，报销70%～90%。起付标准原则上控制在当地人均可支配收入的10%以内；最高支付限额为人均可支配收入的4倍，并最高控制在6万元以下
管理机构	劳动保障部门，劳动保障部门不再经办基本医疗保险之外的保障项目

（四）提高医疗保障体系的保障水平

医疗保障体系既要坚持制度的统一性，又要保证制度的灵活性和生命力。制度的统一并不意味着对所有居民提供均一的医疗保障待遇，而是指制度框架的统一，在这统一的制度框架内，不同收入的人群的不同医疗保障需求都能够得到有效满足。针对当前医疗保障体系保障水平偏低的现状，要不断提高体系的保障水平，使之与经济社会发展水平及各行为主体负担能力相适应。这主要体现在两个方面：一是逐步提高基本医疗保障项目的保障水平。目前城镇职工基本医疗保险保障待遇水平相对较高，城镇居民次之，农村居民最低。在城镇职工基本医疗保障待遇水平保持基本不变的条件下，逐步提高农村居民和城镇居民基本医疗保险保障待遇，使之逐步与城镇职工的保障待遇基本靠齐，最终实现三种医疗保障待遇的相同，并为实现合并准备条件。二是要不断完善补充医疗保险制度，鼓励中高收入人群参加补充医疗保险，来体现差异性，这一方面可以提高制度的灵活性和生命力，另一方面可以提高体系的整体保障能力，满足多样化的医疗保障需求。

（五）提高医疗保障体系运行的效率

提高效率意味着要求花同样的投入办更多的事情（或保障更多的居民，或提供了更高的保障待遇），或者办同样的事情花更少的投入。对于许多发达国家而言，医疗保障体系效率低下，是改革的导火线及主要目标。对于中国而言，改革的主要源头还在于原有制度对于新形势、新环境的适应不足，以及由此引起的效率低下问题，首要的因素还在于制度的缺陷。提高效率就要求有效降低交易成本及资源的浪费。提高医疗保障体系运行的效率要解决好以下几方面的问题：一是提高经办机构的经办能力，包括社会保险机构和商业保险机构的有效供给能力和服务能力。对于社会保险机构而言，需要进一步完善其激励约束机制，一方面限制其行为，使其集中精力做其应该做的事情，如当前应该是“扩面、保基本”上，而不是发展补充医疗保险；另一方面加强考核和考查，建立运行结果与其自身待遇或晋升之间的联系，表彰先进、教育落后。对于商业保险机构而言，政府应该加强监督检查的力度，加大信息披露，鼓励其创新开发适合不同收入人群医疗保障需求的商业健康保险产品。二是要努力降低医疗保险的运行成本，医疗保险费用由纯保费和附加保费两部分组成，前者主要用于保障群体医疗费用损失的补偿，后者主要用于对经办机构运行成本的补偿。社会医疗保险项目的运行成本通常由政府财政直接负担经办人员经费等形式承担，商业健康保险则通过与纯保费合并成总保费的形式向投保人群收取。降低医疗保险的运行成本就意味着体系效率的提高，因为在相同的投入中，会有更多的资源用于对医疗费用损失的补偿。三是要完善医疗费用控制机制，这主要是要建立对医疗服务提供者的激励约束机制，使医疗资源的使用效率提高，减少不必要的治疗检查及药物使用。

三、完善医疗卫生及保障基金的筹资及使用机制

保证医疗保障基金的充足性，并不意味着要求对医药卫生领域投入越多的资源越好。医疗及医疗保障存在一个适度性问题，要求医疗卫生领域的投入与经济社会其他领域的发展相适应，因此首先要确定经济总量中投入医疗卫生领域的比例，以及通过医疗保障占医疗卫生总费用的比例，以及社会医疗保险在医疗保障中的比例等等基本指标和目标；其次才是确定通过哪些渠道来保证这些医疗保障资源和资金的筹措，无论是从短期来看，还是从长期来看，都要保证其充足性。

（一）建立全民医疗保障体系所需要的政府财政补贴水平测算

假定政府财政补贴方案如下：（1）正规部门就业人员及退休人员的保险费由其单位和自己缴纳，政府不给予财政补贴；（2）非正规部门就业人员，政府财政补贴其保费的1/3以支持其参加基本医疗保险，其余2/3由其自己或用人单位缴纳；（3）城乡非就业人员及个体、农户等的基本医疗保险费，政府财政补贴2/3，其余1/3由其自己或家庭缴纳；（4）城乡贫困人口的基本医疗保险费，由政府全额补贴。

如表8－7所示，按上述政府补贴方案，实现全民医疗保障，政府需要补贴1584亿元，届时基本医疗保险基金的规模将达到4500亿元左右。

表8－7　　基本医疗保险基金及政府财政补贴测算表

类别	总数（万人）	人均总缴费（元）	政府补贴（元）	政府补贴总数（万元）	基金总数（万元）
正规部门就业人员及退休人员	20439	882	0	0	18027198
非正规部门就业人员	30183	240	80	2414640	7243920

续表

类别	总数（万人）	人均总缴费（元）	政府补贴（元）	政府补贴总数（万元）	基金总数（万元）
个体及农户	30778	240	160	4924480	7386720
非就业人员	43799.5	240	160	7007920	10511880
贫困人员	6248.5	240	240	1499640	1499640
合计	131448			15846680	44669358

注：2006 年职工平均工资为 21001 元，按国发［1998］44 号文件的精神，城镇职工参加基本医疗保险的总缴费为 1680 元，其中 882 元为统筹基金，其余划入个人账户。正规部门就业人员是指在国有、城镇集体、联营、股份制、有限责任公司、城镇私营企业、外商和港、澳、台投资单位等就业的人员。非正规部门就业人员是指城镇个体等其他就业人员、农村地区乡镇企业以及私营企业的就业人员；个体及农户是指城乡就业人员减正规部门就业人员和非正规部门就业人员；贫困人员包括城镇最低生活保障人数，农村最低生活保障人数以及农村五保户人数。非就业人员为人口总数减上述人员。离退休人员数为估计数，估计根据在于 2007 年中国参加城镇基本养老保险的离退休人员为 4954 万人。

（二）中国具备建立全民医疗保障体系的财政负担能力

笔者认为，中国各级政府财政完全有这种补贴能力。改革开放以来，中国财政收入总额呈现较快增长的态势，特别是 1993 年以后每年财政收入的增长幅度均超过了国民经济增长的速度。这在一定程度上说明了中国政府财政对于医疗卫生及保障有更大的负担水平与能力。虽然财政收入增长较快，便几乎所有的年份，中国财政都出现了收支赤字，而且到 2000 年以后每年财政赤字均超过了 2000 亿元。但笔者依然认为，中国政府应该为医疗卫生及保障领域投入更多的经济资源，投资于医疗卫生及保障就相当于投资于社会基础设施。政府也有能力为医疗卫生及保障领域投入更多的经济资源，一方面增加政府的医疗卫生及保障投入主要还是一个理念问题，也就是政府愿不愿意增加投入，而不是能不能投入的问题，对于这一点印度学者阿马蒂亚·森做了较好的说明；另一方面中国经济处于快速增长之中，每年的铸币税是惊人的，这其中一部分就可以投入到医疗卫生领域，此外还应该节省各级政府的行政经费开支，并将其一部分投入到医疗卫生和保障领域。为此建议逐步增加各级政府的医疗卫生及保障投入，到 2020 年医疗卫生总费用占 GDP 的比重、公共卫生支出占医疗卫生总费用的比重，以及政府医疗卫生预算占财政总支出的比重等指标基本达到中等收入国家的平均水平。

对于究竟政府需要增加多少投入才能建立覆盖全体居民、保障水平基本一致并适度的基本医疗保险制度，不同学者进行了测算和估计。需要说明的是，在医疗卫生及保障领域，投入及其使用效率比其他领域有更大的弹性，换句话说，医疗卫生及保障领域“不怕钱多”，甚至在一定程度上可以认为，医疗卫生及保障是个“无底洞”。所以量力而行、逐步提高水平是关键；此外就是要注意提高效率，减少浪费。

（三）改革基本医疗保险筹资渠道，建立公平与效率相结合的筹资模式

现行的基本医疗保险资金是采取缴费的方式筹集，财政给予适当的补贴，但补贴的标准和方式没有制度化，随意较大。为此建议开征基本医疗保险税，建立税+费的基本医疗保险筹资模式，其意义在于：（1）提高筹资的公平性，企业和个人缴纳基本医疗保险税，发达地区、经营状况较好的企业、消费较多的个人，就可以多缴，而欠发达地区、亏损企业以及贫穷的个人，就可以少缴。（2）提高制度的再分配功能，实现向贫困地区、企业和个人倾斜。（3）实现公平与效率相结合。个人缴纳基本医疗保险费，并将此作为其享受基本医疗保险待遇的前提条件。企业不再缴纳基本医疗保险费，减轻企业的劳动力成本负担。

（四）理顺中央政府与地方政府职责分工与关系

与市场相对应的政府本身又划分为不同的层级和部门，不同层级与部门的政府拥有其自身的利益函数，这些利益函数各自之间存在差异，有时甚至与医疗保障制度的总体函数和目标存在差异与冲突。政府在医疗保障体系的作用主要体现在四个方面：一是统筹医疗保障制度建设，主导医疗保障立法、体系框架设计及政策措施制定等方面的工作；二是组织、提供基本医疗保险，为尽可能多的国民提供基本生活的收入保障；三是提供一定的财政补贴或税收优惠等方面的政策支持，鼓励或吸引企业或个人为老年生活进行理性规划；四是对基本保险和补充保险进行监督管理，维护受益人的合法权益和市场的稳定可持续。这些职责牵涉到不同部门（如财政部、发改委、卫生部、劳动保障部、保监会等）权力与职责的合理划分与配合，也牵涉到中央政府与地方政府的合理分工，明确不同层级政府的责任、事权与财权。

四、促进商业保险发展，推动补充医疗保险的商业化、市场化

全民医疗保障制度改革应坚持政府主导下的市场化方向，即国家政府在医

疗保障体系中发挥主导作用，同时积极调动市场发挥作用。政府主导意味着市场化改革进程及其作用掌握在政府手中，重大的改革都是根据国家利益而做出的长远规划与政策调整；同时市场机制对医疗保障体系的影响与作用，也交织着以多种方式表现出来的政府力量。理顺政府与市场关系的关键在于要厘清政府和市场的责任边界，即要明确哪些事该政府做，哪些事该交给市场？政府管多少？应该怎么管？“政府主导”并不是说，让政府大包大揽，排斥社会资源进入，让政府主导筹资、统一提供或介入医疗保障的各个层次，如果这样则无异于倒退回过去的计划体制。要合理界定政府的责任与作用，优化社会保险与商业保险的关系。要从制度保证市场在资源配置中的基础性作用，基本保障之外的各项制度的经营管理应实行完全的市场化运作，充分发挥各类商业机构的服务优势等。社会保险部门应该完全退出补充保险市场，专注于基本医疗保险的经办与提供，为全体国民提供最基本的医疗保障。即使对于基本保险层次，也可以积极引入市场机制和手段，甚至可以委托商业机构经办，以提高制度效率。在医疗保障领域引入市场机制，有利于进一步理顺政府与市场之间、社会保险与商业保险之间的关系，控制不合理的医疗费用上涨。

对于发挥市场在医疗保障体系中作用的问题，对于中国来说一个重要的问题是如何将现行社会保险部门经办的补充医疗保险市场化、商业化，从而为商业健康保险的发展腾出空间。目前中国大部分地区的城镇职工补充医疗保险是由当地社会保险机构直接经办或由社保机构转包给商业保险经办。在城镇职工基本医疗保险改革之初，社保机构举办大额补充医疗保险，对缓解职工保障水平下降、减轻自付医药费用负担，起到一定的促进作用。但是，随着基本医疗保险制度的深入推进，这种强制形式的大额补充医疗保险暴露出了很多问题，制约了医疗保障体系进一步完善和发展。推进补充医疗保险的商业化、市场化运作是扶持商业健康保险发展、拓宽商业保险的服务领域与空间的重要途径。

（一）补充医疗保险经办模式的比较

早在2000年，笔者承担《北京市补充医疗保险研究》课题时，就对北京、上海、厦门三地的城镇职工补充医疗保险制度进行了比较分析。三方的医疗保障方案如表8-8所示，比较分析可以看出，由于厦门采取了商业化、市场化运作，其保险费要明显低于北京和上海的方案。

表 8-8 北京、上海、厦门大额医疗费保险方案比较表

地区	运作部门	项目	保障范围	保险费
北京	医保中心	大额医疗费用互助	门诊：职工超过2000元的，支付50%；退休人员超过1500元的，支付60%（70岁以上的支付70%）。最高支付数额为2万元。 住院：超过基本医疗保险限额和血透等门诊医疗费用，支付70%，最高限额为10万元/年。	用人单位和个人共同缴纳，用人单位：工资总额的1%，职工和退休人员：3元/月。
上海	医保中心	地方附加医疗保险	门诊：（老人）个人账户用完后，由个人支付年平均工资的2%，超过部分支付85%；（中人）在职时，个人账户用完后，由个人支付年平均工资的10%，超过部分支付70%（或60%、50%）；退休后个人账户用完后，由个人支付年平均工资的5%，超过部分支付80%（或65%、50%）；（新人）个人账户用完后，由个人支付年平均工资的10%，超过部分支付50%； 住院：超过统筹基金支付限额以上部分，支付80%左右，无最高限额。	用人单位缴纳，按在职职工工资总额的2%缴纳。
厦门	太平洋保险公司	职工补充医疗保险	采用“通道式”。超过统筹基金支付限额以上的部分，由商业保险公司支付90%。	每人每年24元①。

资料来源：《北京市基本医疗保险规定》、《上海市贯彻〈国务院关于建立城镇职工基本医疗保险制度的决定〉的实施方案》、《厦门市职工补充医疗保险暂行办法》等。这三个地方的补充医疗保障制度2000年做了些微调，但核心内容及理念没有发生大的变化。

此外，社保机构直接经办补充医疗保险还存在以下问题：

1. 影响社会保障制度的公平。社保机构强制举办大额补充医疗保险，实质是变相提高了基本医疗保险4倍工资总额的封顶线，在一定程度上更改了国务院44号文件精神。目前，我国基本医疗保险制度只覆盖到1.5亿人城镇职工，与制度设计的覆盖4亿人城镇职工的目标还存在很大差距，还远未达到基本医疗保险“广覆盖”的要求。在这种情况下，由政府部门采用强制方式对已有基本医疗保障的职工提供更高的大额补充医疗保险保障，将进一步拉大城镇职工医疗保障的差距，严重影响基本医疗保险制度的社会公平性。

2. 影响医疗保障体系的效率。目前，各地社保机构人员和经费比较紧张，

① 到2007年调整到每人每年55元。

经办能力不足，基本医疗保险制度建设面临扩大覆盖面、提高服务质量等亟待解决的难点问题。在这种情况下，社保机构又以强制方式开办大额补充医疗保险，使原本十分有限的资源还要分散到大额补充医疗保险的经办事务中。经办大额补充医疗保险，社保机构要承担资金征缴、费用补偿、业务审核等纷繁复杂的工作，工作量很大，这势必影响社保机构经办基本医疗保险的时间和精力，降低基本医疗保险制度和大额补充医疗保险制度的运作效率，影响医疗保障体系的健康发展。

3. 限制商业健康保险的发展。企业补充医疗保险是市场化经营的业务领域，是商业保险发挥经济补偿、融通资金和社会管理功能的重要内容。各国对于基本医疗保障之上的保险需求，包括大额医疗费用的保险需求，都是由企业和个人在自愿的前提下，通过购买商业保险的途径解决。如果社保机构以强制方式经办商业性质的大额补充医疗保险，商业保险就难以进入这个领域，也就失去了商业保险在健全多层次医疗保障体系中发挥作用的空间，阻碍了商业健康保险的发展。

4. 限制企业自主权，加重企业经济负担。社保机构经营的大额补充医疗保险，通常采用强制方式，要求企业必须按照统一标准参加。一方面限制企业选择补充医疗保险的自主权，统一的标准难以满足不同企业对大额补充医疗保险多样化的需求。另一方面，社保机构自营自办的大额补充医疗保险，保费相对较高，对那些经营效益较差的企业，加重其经济负担，影响企业的生存和发展。

5. 存在风险管理隐患。目前，对于基本医疗保险基金实行财政专户管理，专款专用，但对社保机构经营的大额补充医疗保险，并没有资金管理方面的具体规定，缺乏相应的监督与规范。这种基本医疗保险基金与大额补充医疗保险基金由社保机构一家包揽的做法，容易造成资金混用和管理不顺，可能重蹈公费医疗、劳保医疗效率低下、浪费严重的覆辙。另一方面，由于社保机构缺乏大额补充医疗保险经办费用来源，部分地区或从资金中提取一定比例的管理费，或把这项业务整体转包商业保险，获取一定比例的手续费，这些都给财务管理带来风险隐患，甚至导致贪污腐败。在这方面，上海市社保基金案件给了我们深刻的教训和启示。

目前补充医疗保险的管理方式主要有捆绑式经营和商业化运作两类，使得商业保险与社会保险处于竞争状态，而不是合作状态。而在这种竞争状态下，政府行为的边界没有受到有效约束，政府部门往往利用其行政权力优势，使其处于竞争的优势地位。为此，建议社保部门尽快退出补充医疗保险的经营，将精力集中于基本医疗保险，在政府统一制度框架下，将补充医疗保险交给商业保险机构经营，充分发挥好商业保险的社会管理职能。

（二）补充医疗保险商业化经营的条件完全具备

目前加快推进补充医疗保险商业化经营的条件完全具备，主要表现在以下几点：

1. 对于补充医疗保险的商业化性质认识基本一致。企业补充医疗保险强调企业自主性，企业根据自身经济负担能力和职工收入水平，决定是否投保以及投保份额，多投多保，少投少保，体现投保人权利与义务的对等关系。在医改过程中，大部分部委认同补充医疗保险的商业化性质。补充医疗保险的商业化、市场化，其意义不仅仅在于为发挥商业健康保险的作用提供平台和创造环境，也是理顺社会医疗保险和商业健康保险关系的重要突破口。

2. 基本医疗保障扩面，使得社会保险机构无力经办好补充医疗保险。基本医疗保险覆盖全体居民以及其“保基本”的战略思想已经确立，并已经开始强有力推进。社保机构的经办能力做好基本医疗保险已经是难了，再插手补充医疗保险将使其难上加难。

3. 商业保险监管体系逐步建立。商业保险的监管机构，从人民银行非银行司下设保险处开始，到成为独立监管商业保险的人民银行保险司，再发展到成立国务院下属的专职监管机构——中国保险监督管理委员会，中国的商业保险监管机构经历了从无到有，从小到大的漫长历程。中国保险监督管理委员会已经是国务院下属的独立的保险监管机构，在全国设置了30余家派驻机构，对于商业保险的监管力度进一步加强，监管体系初步建立。保险经营与保险监管相分离，保险监管力度的加强，有效地防范了经办机构在小团体利益的驱动下违反财经纪律、扰乱保险市场等行为，督促商业保险经营机构严格按照《保险法》和相关法规经营商业保险业务，有效地保证了投保人和被保险人的合法利益，防范了金融风险。对于经营风险较高的补充医疗保险，监管体系的建立，为补充医疗保险的健康发展创造了良好的经营环境。

4. 商业保险在参加医疗保障体系建设方面积累了一定的经验。

5. 社保机构与商保机构在建立政策协调联动机制方面进行了有益的探索。企业大额补充医疗保险建立在基本医疗保险之上，与基本医疗保险密切衔接，是政策性很强的保险业务。基本医疗保险调整各项政策，例如用药目录、诊疗项目、共付比例、起付线和封顶线等，直接影响到大额补充医疗保险的责任范围和经营结果。近年来，部分地方社保机构和保险机构在建立政策联动机制，促进相互合作，建立数据共享和信息通报机制等方面做了探索，取得一定的经验。

此外保险公司已经在部分地区开展了各种形式的补充医疗保险，取得一定的经验。如新华人寿保险股份有限公司根据市场的需要，积极配合医疗保险改革，及时推出了对基本医疗保险和大额医疗互助保险职工自付段医疗费用的商业性补充医疗保险。新华人寿推出的“企业补充医疗保险”承保方案，在一定程度上实现了全面与基本医疗保险接轨，减轻参加基本医疗保险后职工的个人负担，化解了基本医疗保险“低水平”的矛盾；减少了基本医疗保险制度待遇调整后可能产生的震荡，并在投保、人员变更、理赔等诸多环节上突破了传统商业医疗保险的限制。新华人寿提供的补充医疗保险主要包括四个险种：“大额医疗互助门诊补充团体医疗保险”补充大额互助医疗保险的门诊赔付、“基本医疗住院补充团体医疗保险”补充基本医疗保险的住院赔付、“大额医疗互助住院补充团体医疗保险”补充大额互助的住院赔付、“附加超高额外负担住院补充团体医疗保险”补充赔付超过大额互助医疗住院赔付比例以上的住院费用。它们主要包括“四项保障”：（1）超过基本医疗“急诊”起付线，进入大额互助资金后需个人自付的部分，保险公司将报销个人自负部分60%或70%的医疗费用；（2）超过基本医疗“住院”起付线需个人自付的部分，保险公司将报销个人自付部分50%的医疗费用；（3）超过基本医疗“住院”起付线，进入大额互助资金后需个人自付的部分，保险公司将报销个人自付部分70%的医疗费用；（4）超大额补充保险，对超过基本医疗大额互助资金以上的医疗费用，保险公司将报销70%，最高给付金额为7万元。

保险费率在100元到345元不等。其中门诊每人每年保险费费率如下：

退休人员比	年保险费（元）	
	方案一：赔付退休人员1500元（在职人员2000元）以上至累计大额互助资金2万元个人自付部分的60%	方案二：赔付退休人员1500元（在职人员2000元）以上至累计大额互助资金2万元个人自付部分的70%
≤20%	164	196
≤30%	198	230
≤40%	256	299
≤60%	294	345

说明：退休人员比=退休人员数/（在职人员数+退休人员数）

住院每人每年（月）保险费费率如下：

赔付项目	赔（支）付限额（元）	赔（支）付个人自付部分比例	年保险费（元）
基本医疗	50000	50%	90
大额互助	100000	70%	27
超大额	70000	70%	30

（三）补充医疗保险方案改革

在现有各种补充医疗保险的基础上，将补充医疗保险划分为 A 款和 B 款两大类，如表 8－9 所示，A 款承保基本医疗保险封顶线以上医疗费用风险；B 款承保起付线以上封顶线以下共付段医疗费用风险及自付医疗项目。补充医疗保险要求具有“两个突破、三个统一”的特点。“两个突破”是指突破了商业医疗保险次健康体和非康体不予承保的原则；突破了商业医疗保险退休高龄人群不予承保的原则。“三个统一”是指保障责任与社会基本医疗保险和大额医疗互助保险责任相统一；保险范围与社保保障范围相统一；操作流程与社保经办机构流程紧密相接，数据共享、理赔口径一致。

表 8－9　　补充医疗保险 A 款和 B 款主要内容

	补充医疗保险 A 款	补充医疗保险 B 款
投保原则	投保自愿、自由的商业化原则；政府给予一定的税收优惠政策以激励居民购买补充医疗保险	
投保范围	凡已参加基本医疗保险的企业、事业单位或社会团体人员、民办非企业单位等均可作为被保险人，由投保人统一向保险公司投保。属于团体健康保险	
保障内容	基本医疗保险封顶线以上医疗费用风险	起付线以上封顶线以下共付段医疗费用风险及自付医疗项目
报销比例	70% ~80%	70% ~80%

参考文献

1. Schotter, A., The economic Theory of Social Institutions, Cambridge University Press, 1980.

2. [美] 肯尼思著：《人寿与健康保险》，经济科学出版社2003年版。

3. 《2004年世界发展报告：让服务惠及穷人》，中国财政经济出版社2003年版。

4. 《贝弗里奇报告——社会保险和相关服务》，中国劳动社会保障出版社2004年版。

5. Nicholars barr：《福利国家经济学》，中国劳动保障出版社2003年版。

6. Swiss Re："祝君健康：剖析医疗产业和全球商业医疗保险业的现状"sigma2007年第6期。

7. Timothy Evan等编著：《挑战健康不公平——从理念到行动》。

8. 阿尔蒙德、鲍威尔著：《比较政治学——体系、过程和政策》，东方出版社2007年版。

9. 阿马蒂亚·森著：《贫困与饥饿》，商务印书馆2001年版。

10. 艾维瓦·罗恩等编：《医疗保障政策创新》，中国劳动社会保障出版社2004年版。

11. 白重恩、汪德华、张琼："发达市场经济国家医疗体制改革的经验"，《比较》第32期。

12. 保罗·皮尔逊编：《福利制度的新政治学》，商务印书馆2005年版。

13. 彼得·林德特："福利国家是终将消亡还是要推广"，《比较》第32期。

14. 蔡江南、胡苏云等："社会市场合作模式：中国医疗卫生体制改革的新思路"，《世界经济文汇》2007年第1期。

15. 蔡仁华：《医疗保障培训教材》，北京医科大学出版社1999年版。

16. 曹乾、张晓："替代还是互补：社会保险与商业保险关系的理论和实证分析"，《金陵科技学院学报（社会科学版）》2006年12月。

17. 陈敦贤："流动人口社会保障体系论略"，《中南财经政法大学学报》（武汉）2005年第3期。

18. 陈浩："浅谈日、德医疗保险制度中对个人责任激励的经验与借鉴"，《生产力研究》2006年第7期。

19. 陈佳贵、王延中主编：《中国社会保障发展报告（2007）——转型中的卫生服务与医疗保障》，社会科学文献出版社2007年版。

20. 陈良瑾主编：《社会保障教程》，知识出版社1990年版。

21. 陈文辉主编：《健康保险管理办法指引》，中国劳动社会保障出版社2006年版。

22. 陈之楚、吴静瀛："提升中国医疗保障水平与公平性研究"，《现代财经》（天津财经大学学报）2007年第1期。

23. 仇雨临、孙树菡：《医疗保险》，中国人民大学出版社2001年版。

24. 仇雨临："基本医疗保险应正视人口老龄化"，《中国社会保障》2005年第1期。

25. 仇雨临："中国医疗保障体系的现状与完善"，《社会保障制度》2005年第2期。

26. 仇雨临："基本医疗保险应正视人口老龄化"，《社会保障制度》2005年第7期。

27. 朱泽民：《台湾地区全民健保实施现状及面临的问题》［中国台湾］，2005年海峡两岸健康保险新疆座谈会。

28. 达尔默等编：《21世纪初的社会保障》，中国劳动社会保障出版社2004年版。

29. 邓大松等著：《中国社会保障若干重大问题研究》，海天出版社2000年版。

30. 第二届中国社会保障论坛文集：《建立覆盖城乡的社会保障体系》，中国劳动社会保障出版社2007年版。

31. 丁冰主编:《现代西方经济学说》,中国经济出版社1995年版。

32. 丁纯:"当代四大医疗保障制度模式典型国家绩效实证比较",《世界经济文汇》2005年第4期。

33. 丁纯:"美国医疗保障制度现状、问题与改革",《财经论丛》2006年第5期。

34. 丁继红、朱铭来:"试论我国医疗保险制度改革与医疗费用增长的有效控制",《南开经济评论》2004年第4期。

35. 都加强:"论商业医疗保险与社会医疗保险的有效衔接",《保险研究》2000年第10期。

36. 段家喜著:《养老保险制度中的政府行为》,社会科学文献出版社2007年版。

37. 段家喜、庹国柱:"我国健康保险体系:现状、困境与突破",《中国保险前沿问题研究》,中国金融出版社2003年版。

38. 段家喜、王国军、庹国柱:"谁来关注农村医疗保险",《中国保险》2002年第8期。

39. 段家喜、王国军:"北京市社会医疗保险制度的评价及创新",《北京金融》2002年第7期。

40. 段家喜:"政府介入社保体系的经济学分析及启示",《首都经济贸易大学学报》2003年第3期。

41. 段家喜:"保险欺诈的博弈分析",《首都经济贸易大学学报》1999年第3期。

42. 段家喜:"韩国社会医疗保险制度",《中国社会科学院要报》2007年10月(总2931期)。

43. 段家喜:"健康险的新路标——解读《健康保险管理办法》",《大众理财顾问》2006年第10期。

44. 段家喜:"农村社会医疗保险路在何方?",《金融时报》2002年8月6日。

45. 段家喜:"商业健康保险市场回顾与展望",《中国保险报》2007年3月5日。

46. 段家喜:"医疗保险厦门模式及其启示",《北京金融》2001年第10期。

47. 段家喜:“医疗保险制度的关键是什么——建立一种风险与利益共担的激励机制”,《金融时报》2003年12月4日。

48. 段家喜:“政府介入医保市场的理论透视及启示”,《北京金融》2003年第1期。

49. 段家喜:“政府介入医疗保险市场的度该多深?”,《金融时报》2002年9月19日。

50. 段家喜:“商业健康保险的发展”,《中国社会保障发展报告(2007)》社会科学文献出版社。

51. 房莉杰:“我国城乡贫困人口医疗保障研究”,《人口学刊》2007年第2期。

52. 冯英、聂文清编著:《外国的医疗保障》,中国社会出版社2008年版。

53. 傅小强:“中国医改 该向谁借鉴——印度贫富各有所依”,《中国社会保障制度》2005年第12期。

54. 高芳英:“美国医疗保险体系初探”,《苏州大学学报(哲学社会科学版)》2007年第5期。

55. 高连克:“美国医疗保障制度的变迁及启示”,《人口学刊》(长春)2007年第2期。

56. 高连克、杨淑琴:“英国医疗保障制度的变迁及其启示”,《北方论丛》2005年第4期。

57. 高连克:“德国医疗保障制度变迁及其启示”,《社会科学辑刊》2005年第6期。

58. 葛延风:“德国的医疗卫生体制及对中国改革的启示”,《医院领导决策参考》2006年第14期。

59. 顾海等:“英国医保模式对我国医保制度的启示与借鉴”,《世界经济与政治论坛》2007年第5期。

60. 顾昕、高梦滔、姚洋著:《诊断与处方——直面中国医疗体制改革》,社会科学文献出版社2006年版。

61. 顾昕:“全球性医疗体制改革的大趋势”,《社会保障制度》2006年第3期。

62. 顾昕:“通向全民医保的渐进主义之路”,《社会保障制度》2008年第5期。

63. 郭金龙、段家喜:“韩国社会医疗保险制度及其启示”,《中国社会科学院要报—领导参阅》2007 年第 24 期。

64. 郭学勤、魏炜："职工互助保障与社会医疗和商业医疗保险的比较"，《经济分析》2007 年第 1 期。

65. 郭之纯："医改新方案：模式之争是否仍是权力之争"，《医院领导决策参考》2006 年第 19 期。

66. 国锋、孙林岩："医疗保险中的逆选择问题研究"，《上海经济研究》2003 年第 11 期。

67. 国际劳工组织："对中国社会保障制度改革的评论和建议"，《社会保障制度》2001 年第 2 期。

68. 韩颖等："我国社会医疗保险改革研究文献综述"，《经济与社会发展》2007 年第 3 期。

69. 侯立平："试论德国的医疗保险体制改革"，《西北人口》2006 年第 2 期。

70. 侯立平："英国医疗保险体制改革"，《中国改革》2006 年第 8 期。

71. 胡爱娣："韩国医疗保险如何实现全民覆盖"，《社会保障制度》2005 年第 4 期。

72. 胡苏云："健康与发展：中国医疗卫生制度的理论分析"，《社会保障制度》2005 年第 10 期。

73. 黄海霞："对建立老年人医疗保险制度的设想"，《卫生经济研究》2005 年第 9 期。

74. 黄学军、吴冲锋："社会医疗保险对预防性储蓄的挤出效应研究"，《世界经济》2006 年第 8 期。

75. 霍奇逊著：《经济学是如何忘记历史的：社会科学中的历史特性问题》，中国人民大学出版社 2008 年版。

76. 吉利斯等著：《发展经济学》，中国人民大学出版社 1998 年版。

77. 蒋积伟："当前城市低保家庭的医疗困境"，《社会保障制度》2007 年第 7 期。

78. 靳勇："社会医疗保险中的道德风险及其控制机制"，《平原大学学报》2007 年第 1 期。

79. 凯恩斯：《就业、利息和货币通论》，上海人民出版社 1963 年版。

80. 考夫曼著：《社会福利国家面临的挑战》，商务印书馆 2004 年版。

81. 考斯塔·艾斯平·安德森著：《福利资本主义的三个世界》，法律出版社2003年版。

82. 黎仲剑等主编：《台湾地区全民健康保险制度研究与借鉴》，中国金融出版社2007年版。

83. 李好好等："社会养老保险改革对商业人寿保险业的影响研究"，《中国管理科学》2003年11月。

84. 李连友著：《基本养老保险制度中政府作用研究》，湖南人民出版社2004年版。

85. 李路路、边燕杰主编：《制度转型与社会分层》，中国人民大学出版社2008年版。

86. 李瑞全："台湾医疗健保制度之公平性：一个初步分析"，《社会保障制度》2008年第5期。

87. 李薇："中国转型期医疗保障制度改革的制度经济学分析"，《社会保障制度》2006年第11期。

88. 李扬、陈文辉主编：《国际保险监管核心原则——理念、规则及中国实践》，经济管理出版社2006年版。

89. 梁鸿、赵德余："中国基本医疗保险制度改革解析"，《复旦学报（社会科学版）》2007年第1期。

90. 刘继同、陈育德："'一个制度、多种标准'与全国性基本医疗保险制度框架"，《人文杂志》（西安）2006年第3期。

91. 刘继同："中国：骄人的成绩与巨大的失误"，《社会保障制度》2005年第12期。

92. 刘家强、唐代盛、蒋华："中国新贫困人口及其社会保障体系构建的思考"，《人口研究》2005年第5期。

93. 刘见祥：《全民健康保险与各国健康照护服务系统现状比较》，2002年全国健康照护研讨会，美国哈佛大学。

94. 刘军民："重构政府与市场、政府层级间规范的卫生支出责任"，《中国经济时报》（京）2005年9月9日。

95. 刘鑫："中国农村社会保险缺失的政治学分析"，《民主与科学》2004年第6期。

96. 刘子操主编：《中国社会保障制度研究》，中国金融出版社2008年版。

97. 卢梭著：《社会契约论》，商务印书馆2006年版。

98. 鲁全："贫富差距与和谐社会——第二届中欧论坛分论坛综述"，《社会保障研究》2007 年第 2 期。

99. 吕随启等编著:《国际金融教程》,北京大学出版社 1999 年版。

100. 吕学静主编:《现代社会保障概论》,首都经济贸易大学出版社 2005 年版。

101. 罗世瑞、刘择:“论新时期商业医疗保险与社会医疗保险之关系”,《经济师》2001 年第 5 期。

102. 曼瑟尔·奥尔森著:《集体行动的逻辑》,上海人民出版社 1995 年版。

103. 美国社会保障总署:《全球社会保障制度》,北京华夏出版社 1996 年版。

104. 米香:“福利经济学概观:1939 年—1959 年”,《经济学杂志》1960 年 6 月。

105. 皮建才:“政府与市场的权衡:一个比较分析”,《财经科学》2008 年第 1 期。

106. 戚聿东著:《中国经济运行中的垄断与竞争》,人民出版社 2003 年版。

107. 齐良书:“收入分配、医疗资源与人口健康:一个跨国研究”,《南方经济》2008 年第 4 期。

108. 乔治·亚罗夫:“公共服务供给的政府监管”,《比较》第 16 期。

109. 曲玉波等:“德国医疗保险制度的社会学思考”,《中国社会医学杂志》2006 年第 3 期。

110. 史文璧、黄丞:“道德风险与医疗保险风险控制”,《经济问题探索》2005 年第 2 期。

111. 斯蒂格利茨著:《经济学》,中国人民大学出版社 1997 年版。

112. 孙秀清:“论社会保障制度对人身保险发展的影响”,《山东经济》2004 年第 6 期。

113. 孙志祥:“流动人口社会救助问题研究”,《社会保障制度》2007 年第 6 期。

114. 锁凌燕、孙祁祥:“英美医疗保险体系比较研究及对中国的启示”,《保险研究》2007 年第 7 期。

115. 谭崇台主编:《发展经济学的新发展》,武汉大学出版社 1999 年版。

116. 汤晓莉:“德国医保改革:左右为难”,《中国社会保障》2005 年第

12 期。

117. 朱铭来、丁继红："我国医疗保障制度再构建的经济学分析"，《南开经济研究（津）》2006 年第 4 期。

118. 庹国柱、王国军著：《中国农业保险与农村社会保障制度研究》，首都经济贸易大学出版社 2002 年版。

119. 庹国柱主编：《保险学》（修订第三版），首都经济贸易大学出版社 2004 年版。

120. 万明国：《社会保障的市场跨越》，社会科学文献出版社 2005 年版。

121. 汪德华、白重恩："政府为什么要干预医疗部门"，《比较》第 36 期。

122. 汪泽英："论经济转轨过程中的社会保障制度完善"，《经济体制改革》（成都）2004 年第 5 期。

123. 王国军："社会保障：从二元到三维"，《科技导报》1998 年第 8 期。

124. 王国军："中国城乡社会保障制度衔接初探"，《战略与管理》2000 年第 2 期。

125. 王玉芳："我国社会医疗保险模式兼容性问题研究"，《医学与哲学（人文社会医学版）》2007 年第 12 期。

126. 王泽民、杨振君："墨西哥的医疗保险制度"，《医学与哲学（人文社会医学版）》2007 年第 12 期。

127. 卫生部统计信息中心著：《中国新型农村合作医疗进展及其效果研究》，中国协和医科大学出版社。

128. 魏华林、李琼："中美商业健康保险税收政策比较"，《保险研究》2006 年第 8 期。

129. 魏杰、王韧："我国医疗服务体系的内在特性与改革思路"，《社会保障制度》2006 年第 6 期。

130. 魏众、古期塔夫森："中国居民医疗支出不公平性分析"，《经济研究》2005 年第 12 期。

131. 乌日图：《医疗保障制度国际比较》，化学工业出版社 2003 年版。

132. 吴定富主编：《中国保险市场发展报告 2008》，电子工业出版社 2008 年版。

133. 吴敬琏："建立政治文明下法治的市场经济"，《比较》第 10 期。

134. 吴军："美国医疗保险体系对我们的启示"，《中国老年健康医学》

2007 年第 2 期。

135. 夏晃："医疗保障领域中政府行为与市场行为分析"，《卫生经济研究》2005 年第 9 期。

136. 杨辉："社会保障制度与政府责任的重新定位"，《财经论坛》2007 年第 8 期。

137. 杨立雄、刘湘玲："农村新型合作医疗试点中需要解决的几个问题——对湖南省的调查"，《社会科学研究》2006 年第 2 期。

138. 杨宜勇、吕学静著：《当代中国社会保障》，中国劳动社会保障出版社 2005 年版。

139. 于广军等："德国医疗保障制度改革及趋势分析"，《卫生经济研究》2007 年第 3 期。

140. 于坤、曹建文："以社会医疗保险为主体医疗保障制度国家间的比较和分析"，《中国卫生资源》2006 年第 6 期。

141. 余绪鹏、冷火萍："近年来中国医疗体制问题研究综述"，《重庆工商大学学报（西部论坛）》2007 年第 1 期。

142. 袁辉："我国商业健康保险发展的制度分析"，《中南财经政法大学学报》2008 年第 1 期。

143. 约翰·B·威廉姆森等：《养老保险比较分析》，法律出版社 2002 年版。

144. 岳颂东："法国医疗保险制度及其启示"，《管理世界》2000 年第 4 期。

145. 曾祥炎、曾祥福、周良荣："政府信誉缺失对推行新型农村合作医疗的影响及对策"，《社会保障制度》2005 年第 4 期。

146. 张芳、涂庆丰："社会医疗保险中的道德风险及其对策分析"，《科技与管理》2007 年第 3 期。

147. 张芳、黎玉柱："社会医疗保险中道德风险的表现与成因分析"，《中国卫生事业管理》2007 年第 5 期。

148. 张建平："发展中国家建立农村医疗保障制度的经验及其启示"，《西北大学学报》（哲学社会科学版）2007 年第 3 期。

149. 张静主编：《转型中国：社会公正观研究》，中国人民大学出版社 2008 年版。

150. 张立："医疗保险领域的道德风险及其控制"，《法制与社会》2007

年第1期。

151. 张奇林著:《美国医疗保障制度研究》,人民出版社2005年版。

152. 张奇林:“美国医疗保障制度评估”,《美国研究》2005年第1期。

153. 张群:“美国的医疗保险制度现状及引发的思考”,《中国卫生经济》2007年第6期。

154. 张维迎著:《博弈论与信息经济学》,上海人民出版社1996年版。

155. 张再生、陈军:“医疗保险制度改革的国际比较”,《天津大学学报(社会科学版)》2007年第1期。

156. 张子龙、周云:“医疗保险领域的政府角色分析”,《医学与社会》2007年1月。

157. 张左已主编:《领导干部社会保障知识读本》,中国劳动社会保障出版社2002年版。

158. 赵何娟、任波:“医改方案冲刺”,《财经》2007年第23期。

159. 赵曼、吕国营:“关于中国医疗保障制度改革的基本建议”,《探索与争鸣》2007年第7期。

160. 赵人伟:“对卫生部门改革的有益探索”,《比较》第7期。

161. 郑秉文、和春雷:《社会保障分析导论》,法律出版社2000年版。

162. 郑功成等著:《中国社会保障制度变迁与评估》,中国人民大学出版社2002年版。

163. 郑功成著:《社会保障学——理念、制度、实践与思辨》,商务印书馆2000年版。

164. 郑功成著:《关注民生——郑功成教授访谈录》,人民出版社2004年版。

165. 中国商业医疗保险研究课题组:《中国商业医疗保险研究》,中国金融出版社2002年版。

166. 中国社会保障论坛组委会:《第二届中国社会保障论坛文集》,中国劳动社会保障出版社2007年版。

167. 中华人民共和国卫生部编:《2007中国卫生统计年鉴》,中国协和医科大学出版社。

168. 中华人民共和国卫生部编:《2007中国卫生统计提要》,中国协和医科大学出版社。

169. 钟敬文:“透析我国医疗服务的供求状况”,《财经界》2005年第4

期。

170. 周浩杰："新型农村合作医疗制度：经验、挑战和对策"，《中国卫生经济》（哈尔滨）2005 年第 1 期。

171. 周浩礼等："21 世纪医疗保障制度改革的几种趋势"，《医学与社会》2000 年第 6 期。

172. 周绿林、李绍华主编：《医疗保险学》，科学出版社 2006 年版。

173. 朱俊生等："中国医疗保障制度改革：全民医保的三支柱框架"，《经济科学》2007 年第 5 期。

174. 朱铭来主编：《保险税收制度经济学分析》，经济科学出版社 2008 年版。

175. 段家喜："我国商业健康保险发展的历史机遇"，《中国保险》2008 年第 8 期。

176. 顾昕著：《走向全民医保——中国新医改的战略与战术》，中国劳动社会保障出版社 2008 年版。